全国中医药行业高等教育"十三五"规划教材

全国高等中医药院校规划教材（第十版）

壮药学

（供五年制壮医学专业使用）

主　编

秦华珍　　徐冬英

副主编

覃骊兰　周　蓓　黄燕琼

编　委（以姓氏笔画为序）

韦乃球　冯秋瑜　李　琦　吴燕春　郝二伟　柳俊辉

黄　萍　谢　滟

中国中医药出版社

·北　京·

图书在版编目（CIP）数据

壮药学/秦华珍，徐冬英主编．--北京：中国中医药出版社，2019.8（2024.8 重印）

全国中医药行业高等教育"十三五"规划教材

ISBN 978-7-5132-5640-7

Ⅰ．①壮…　Ⅱ．①秦…②徐…　Ⅲ．①壮医-药物学-高等学校-教材　Ⅳ．①R291.8

中国版本图书馆 CIP 数据核字（2019）第 142692 号

中国中医药出版社出版

北京经济技术开发区科创十三街 31 号院二区 8 号楼

邮政编码　100176

传真　010-64405721

北京盛通印刷股份有限公司印刷

各地新华书店经销

开本 850×1168　1/16　印张 22.5　字数 546 千字

2019 年 8 月第 1 版　2024 年 8 月第 3 次印刷

书号　ISBN 978-7-5132-5640-7

定价　99.00 元

网址　www.cptcm.com

服 务 热 线　010-64405510

购 书 热 线　010-89535836

维 权 打 假　010-64405753

微信服务号　zgzyycbs

微商城网址　https://kdt.im/LIdUGr

官 方 微 博　http://e.weibo.com/cptcm

天猫旗舰店网址　https://zgzyycbs.tmall.com

全国中医药行业高等教育"十三五"规划教材

全国高等中医药院校规划教材（第十版）

专家指导委员会

名誉主任委员

王国强（国家卫生计生委副主任　国家中医药管理局局长）

主 任 委 员

王志勇（国家中医药管理局副局长）

副主任委员

王永炎（中国中医科学院名誉院长　中国工程院院士）

张伯礼（教育部高等学校中医学类专业教学指导委员会主任委员

　　　　天津中医药大学校长）

卢国慧（国家中医药管理局人事教育司司长）

委　　　　员（以姓氏笔画为序）

王省良（广州中医药大学校长）

王振宇（国家中医药管理局中医师资格认证中心主任）

方剑乔（浙江中医药大学校长）

左铮云（江西中医药大学校长）

石　岩（辽宁中医药大学校长）

石学敏（天津中医药大学教授　中国工程院院士）

卢国慧（全国中医药高等教育学会理事长）

匡海学（教育部高等学校中药学类专业教学指导委员会主任委员

　　　　黑龙江中医药大学教授）

吕文亮（湖北中医药大学校长）

刘　星（山西中医药大学校长）

刘兴德（贵州中医药大学校长）

刘振民（全国中医药高等教育学会顾问　北京中医药大学教授）

安冬青（新疆医科大学副校长）

全国中医药行业高等教育"十三五"规划教材

前　言

为落实《国家中长期教育改革和发展规划纲要（2010-2020年）》《关于医教协同深化临床医学人才培养改革的意见》，适应新形势下我国中医药行业高等教育教学改革和中医药人才培养的需要，国家中医药管理局教材建设工作委员会办公室（以下简称"教材办"）、中国中医药出版社在国家中医药管理局领导下，在全国中医药行业高等教育规划教材专家指导委员会指导下，总结全国中医药行业历版教材特别是新世纪以来全国高等中医药院校规划教材建设的经验，制定了"'十三五'中医药教材改革工作方案"和"'十三五'中医药行业本科规划教材建设工作总体方案"，全面组织和规划了全国中医药行业高等教育"十三五"规划教材。鉴于由全国中医药行业主管部门主持编写的全国高等中医药院校规划教材目前已出版九版，为体现其系统性和传承性，本套教材在中国中医药教育史上称为第十版。

本套教材规划过程中，教材办认真听取了教育部中医学、中药学等专业教学指导委员会相关专家的意见，结合中医药教育教学一线教师的反馈意见，加强顶层设计和组织管理，在新世纪以来三版优秀教材的基础上，进一步明确了"正本清源，突出中医药特色，弘扬中医药优势，优化知识结构，做好基础课程和专业核心课程衔接"的建设目标，旨在适应新时期中医药教育事业发展和教学手段变革的需要，彰显现代中医药教育理念，在继承中创新，在发展中提高，打造符合中医药教育教学规律的经典教材。

本套教材建设过程中，教材办还聘请中医学、中药学、针灸推拿学三个专业德高望重的专家组成编审专家组，请他们参与主编确定，列席编写会议和定稿会议，对编写过程中遇到的问题提出指导性意见，参加教材间内容统筹、审读稿件等。

本套教材具有以下特点：

1. 加强顶层设计，强化中医经典地位

针对中医药人才成长的规律，正本清源，突出中医思维方式，体现中医药学科的人文特色和"读经典，做临床"的实践特点，突出中医理论在中医药教育教学和实践工作中的核心地位，与执业中医（药）师资格考试、中医住院医师规范化培训等工作对接，更具有针对性和实践性。

2. 精选编写队伍，汇集权威专家智慧

主编遴选严格按照程序进行，经过院校推荐、国家中医药管理局教材建设专家指导委员会专家评审、编审专家组认可后确定，确保公开、公平、公正。编委优先吸纳教学名师、学科带头人和一线优秀教师，集中了全国范围内各高等中医药院校的权威专家，确保了编写队伍的水平，体现了中医药行业规划教材的整体优势。

3. 突出精品意识，完善学科知识体系

结合教学实践环节的反馈意见，精心组织编写队伍进行编写大纲和样稿的讨论，要求每门教材立足专业需求，在保持内容稳定性、先进性、适用性的基础上，根据其在整个中医知识体系中的地位、学生知识结构和课程开设时间，突出本学科的教学重点，努力处理好继承与创新、理论与实践、基础与临床的关系。

4. 尝试形式创新，注重实践技能培养

为提升对学生实践技能的培养，配合高等中医药院校数字化教学的发展，更好地服务于中医药教学改革，本套教材在传承历版教材基本知识、基本理论、基本技能主体框架的基础上，将数字化作为重点建设目标，在中医药行业教育云平台的总体构架下，借助网络信息技术，为广大师生提供了丰富的教学资源和广阔的互动空间。

本套教材的建设，得到国家中医药管理局领导的指导与大力支持，凝聚了全国中医药行业高等教育工作者的集体智慧，体现了全国中医药行业齐心协力、求真务实的工作作风，代表了全国中医药行业为"十三五"期间中医药事业发展和人才培养所做的共同努力，谨向有关单位和个人致以衷心的感谢！希望本套教材的出版，能够对全国中医药行业高等教育教学的发展和中医药人才的培养产生积极的推动作用。

需要说明的是，尽管所有组织者与编写者竭尽心智，精益求精，本套教材仍有一定的提升空间，敬请各高等中医药院校广大师生提出宝贵意见和建议，以便今后修订和提高。

国家中医药管理局教材建设工作委员会办公室

中国中医药出版社

2016 年 6 月

编写说明

　　《壮药学》是"全国中医药行业高等教育'十三五'规划教材·壮医学专业"课程系列教材之一，主要供中医药院校壮医学专业使用；也可供中医学、中药学专业学习壮药学知识选用。

　　既往壮医学专业的壮药学内容是与壮医方剂学合为《壮医方药学》，供教学使用。壮医学与中医学相同，均为理、法、方、药的统一体，其中，壮药学是壮方的基础，其既与壮医方剂学有密切的联系，也有独特的理论与应用形式，在壮医学的诊治体系中居于不可或缺的地位。因此，本次重编壮医学专业系列教材，将《壮药学》与《壮医方剂学》各自独立出来，分开编写教材。

　　本版《壮药学》教材在吸取以往《壮医方药学》教材及其他壮药学专著精华的基础上，精心编写而成。旨在使学生掌握壮药学的基本理论和常用壮药的性能、应用理论知识及技能，为学习壮医方剂学及壮医各临床专业课程奠定基础。

　　本版《壮药学》教材分总论、各论、附录三部分。总论部分系统介绍壮药学的发展概况、壮药的产地与采集、壮药的炮制、壮药的基本知识与基本理论、壮药的应用等壮药学基本理论知识。各论共收载广西壮族地区常用壮药 389 味（其中正药 360 味、附药 29 味），按主要功效分列 17 章予以介绍。每章先列概述，介绍该章壮药的概念、药性特点、功效、适用范围、分类、主要配伍方法、使用注意等内容。每味药以来源、别名、壮名、性味、功效、主治、临床应用、用法用量、使用注意、参考资料（包括著作摘要、功用发挥）等项详细论述。附录是药物索引，有中文笔画索引、汉语拼音索引、拉丁学名索引、壮药名索引、壮文名索引共 5 种索引。

　　本版《壮药学》教材有以下特点：①因壮药别名多，特设有"别名"项，方便查找和辨识。②所收壮药以中药名为正名，特设有"壮名"项，收录壮药名与壮文名；"功效"项尽可能使用壮医药名词术语；"主治"项用中医术语和壮医术语同时描述，充分展现壮医药元素。③选用的药名有明显的地域特色，如用"田七"而不用"三七"、用"枸杞根"而不用"地骨皮"、用"广山药"而不用"山药"等。④注重继承，突出临床。各论部分药"临床应用"项所引的文献尊重出处，尽量维持原书原貌保留古籍剂量单位及表达方式。排列顺序为内服方在前，外用方在后。参考资料仅设与临床密切相关的栏目，如著作摘要、功用发挥，不设化学成分、药理作用等与临床联系不密切的现代研究内容。⑤注意与中药学相区别。壮药与中药没有截然的界限，许多壮药也是临床常用中药，为了避免与中药学教材内容雷同，除了在功效、主治的描述上尽可能用壮医学的名词术语外，"临床应用"与"著作摘要"项，所引文献以地方本草专著为主，不引用或较少引用主流本草专著。⑥检索途径多。本教材有 5 种索引，向学习者提供多种检索途径，以方便查找药物。

　　本版《壮药学》教材由广西中医药大学 13 名教师组成编写委员会，共同团结协作完成。其中总论由徐冬英教授编写；通气道药由黄萍讲师编写；通谷道药、调气药由覃骊兰副教授编写；通水道药由冯秋瑜讲师编写；通龙路、火路药由周蓓、郝二伟副教授，李琦、吴燕春、黄燕琼讲师编写；解毒药由秦华珍教授，郝二伟、柳俊辉副教授，黄燕琼讲师编写；打虫药由吴燕春讲师编写；止血药由黄燕琼讲师编写；调巧坞药和收涩药由韦乃球副教授编写；补虚药由周蓓副教授编写；拔毒杀虫药由谢滟讲师编写。在校研究生谢鹏、龙小琴、李明芳、罗君、翁铭钻、谭喜梅、陈俊其、尹优、何瑞坤、黄焕迪、戴庆玲等同学参与了目录及索引的编写、整理工作，在此向他们致以真挚的感谢。

　　编写《壮药学》教材是一项新的工作，由于可供参考的资料有限，编者水平参差不齐，本教材尚存在许多不足之处，恳请各位专家、同行不吝指正。

《壮药学》编委会

2019 年 5 月

目 录

总　论

在我国辽阔的大地上，养育着一个具有悠久历史和灿烂文化的民族——壮族。它源于我国南方古百越族群的西瓯、骆越部族，是世代繁衍生息在祖国南方的土著民族，也是我国少数民族中人口最多的民族。其中90%以上的壮族人口居住在广西壮族自治区（主要分布在南宁、柳州、河池、百色等地区）。壮族先民在长期的生活和生产实践中，逐渐积累了治疗疾病和预防疾病的宝贵经验，形成了具有独特民族特性的壮医药学。

壮药是壮医使用的药物，是在壮医药理论指导下，具有民族性、地域性、传统性，用来防治疾病的药物。壮药根据其来源，可分为植物药、动物药和矿物药三大类。壮医药是壮族及其先民千百年来与自然和疾病进行斗争而形成的科学文化结晶。具有2500年以上历史的古老的壮医药，经过20多年全面系统的发掘整理，已成为我国民族医药百花园中的一朵奇葩。现已知的壮药资源达两千多种，常用的有五百多种。壮药学是专门研究壮药的基本理论和各种壮药的来源、采制、性能功效及应用等知识的一门学科，是我国医学中的重要组成部分。壮药学与中药学的区别在于其理论体系不同，中药学是以中医药理论为指导，壮药学是以壮医药理论为指导，壮医药理论在其发展过程中虽然融入了中医药理论，但又有独特的民族性、地域性和传统性。

第一章　壮药的起源和壮药学的发展

第一节　壮药的起源

壮药的发现和应用，与中医学的发展一样，经历了漫长的实践过程，是伴随着壮族人民历史的发展而发展起来的，其历史悠久，源远流长。从在广西考古发现的"麒麟山人""灵山人""荔浦人""柳江人""甑皮岩人"等化石说明早在几万年前，壮族先民就在广西境内生活、繁衍。在漫长的岁月中，壮族人民与疾病进行斗争，积累了丰富的医药学知识和经验，由于壮族在历史上没有自己统一的、规范化的文字，未能形成系列的壮医药专著，但这些知识散在地方志、博物志、中医药著作、正史、野史等古籍文献资料和文人、岭表流官的诗词、著作中。

第二节 壮药学的发展

商周时期已有壮药的记载，《逸周书·王会解》中有壮族先民向商朝进贡珍珠、玳瑁的文字记载。《诗经》是我国第一部诗歌总集，收集了自西周初期到春秋中叶约500年的305篇诗歌，其诗歌中记载了100多种有益于健康的食品和药品，如采苻、采苓、采葛中就有壮药的体现。

春秋战国时期的《山海经》是我国的史地书，书中记载了许多药物，据郝懿行的《山海经笺疏》统计，共记载药物100多种，分别介绍了药物的产地、疗效和用法，部分药物产于壮族地区。

东汉时期，我国最早的一部药学专著《神农本草经》记载药物365种，其中包括主产于壮族地区的壮药，如牡桂、薏苡仁、钟乳石、丹砂等。

魏晋南北朝时期，中医药书籍中已经记载壮族人民的用药经验，如晋·葛洪的《肘后备急方》记载了岭南土俚治疗脚气病、沙虱毒时用生葛根、雄黄等解毒的经验。我国现存最早的植物学专著——晋·嵇含的《南方草木状》，记载了用吉利草解蛊毒的病例，"吉利草，其茎如金钗股，形类石斛，根类芍药，交广俚俗多畜蛊毒，惟此草能解之，极验。吴黄武中，江夏李候以罪徙合浦，始入境，遇毒。其奴吉利者，偶得是草，与候服，遂解，吉利即循去，不知所之。候因此济人，不知其数"。

隋唐时期，医药学有了较大的发展，药物的品种不断增加，壮医药方被收载于医药方书中。隋·巢元方的《诸病源候论》记载了岭南俚人使用的五种毒药的事例以及对于中毒的诊断方法，"岭南俚人别有不强药、有蓝药、有焦铜药、金药、菌药。此五种药中人者，亦能杀人。但此毒初着，人不能知，欲知是毒非毒者，初得便以灰磨洗好熟银令净，复以水杨枝洗口齿，含此银一宿卧，明旦吐出看之。银黑者是不强药，银青黑者是蓝药，银紫斑者是焦铜药"。唐代《新修本草》是我国也是世界上最早的一部药典著作，书中收载了许多壮药，如蚺蛇胆、钓樟根皮、狼跋子、滑石等。陈家白药和甘家白药是壮族地区常用的著名解毒药，被陈藏器的《本草拾遗》收载。李珣《海药本草》记载了许多壮族地区特产和主产的药物，包括蛤蚧、零陵香、荔枝等；并详细记载了蛤蚧的加工、主治、用法和鉴别。"蛤蚧，俚人采之，割腹以竹开张，曝干鬻于市。力在尾，尾不全者无效，彼人用疗折伤。近日西路亦出，其状虽小，滋力一般，无毒，主肺痿上气，咯血、咳嗽，并宜丸散中使。凡用，炙令黄熟后，捣，口含少许，奔走，令人不喘者，是其真也"。

宋金元时期，社会经济不断发展，壮族地区与中原的交流更频繁，用药数目大幅度增加，壮医方药的文献记载更多，如《本草图经》《证类本草》《日华子本草》《岭南卫生方》《太平圣惠方》等书中记载了大量的壮医药知识，反映了当时壮医药方的水平。这一时期，首次在医书分类中出现了"岭南方"，如1161年郑樵氏的《通志》医书部分列有"治岭南众疾经效方"。

明清时期，壮族医药发展迅速，出现不少壮族医药家，开办地方医药教育。壮医用药经验丰富，被大量地收载于医药方书和广西各地的地方志中。有关壮药的记载，不仅有产地、功效、主治，还有典型病例、药材的加工炮制，标志着壮族用药走向成熟阶段。明代代表性的本草著作为李时珍的《本草纲目》，其中收载了许多岭南地区盛产、常用的壮药，如三七、山豆根、莪术、郁金、荜茇、益智子、锦地罗、石硫黄、石钟乳等。明朝林富修、黄佐编纂的《广西通志》中记载100多种盛产于广西的药物。清朝编纂的广西各地地方志，如《临桂县志》《镇安府志》《玉林州志》《镇边县志》等，记载了罗汉果、羊桃、黑糯、山楂等许多药食两用之品。此时，壮药的应用广为人知。值得一提的是三七，广西俗称为"田七"，田指广西的田州，因为田州既是三七的产地又是三七的集散地，故有"田七"一名。据考证，三七最早的文字记载见于明朝，在《本草纲目》以前，三七的名称已散载于祖国医学书籍中，如《跌损妙方》（公元1523年）、《明代彝医书》（公元1566年）、《医门秘旨》（公元1576年），在张四维的《医门秘旨》中对三七的产地、名称、性味、功效、应用有了较详细的记载："三七草，其本出广西，七叶三枝，故此为名。其根类香白芷，味甘气辛，温性微凉，阳中滋阴，散血凉血，治金疮刀斧伤立效。又治吐血崩漏之疾。边上将官视为宝之为珍。如有伤处，口嚼吞水渣敷患处即安。血证之奇药也。"但比较系统全面记载三七的产地、名称、性味、归经、功效和应用的本草书籍当属李时珍的《本草纲目》。

中华民国时期，广西各地地方志收载了许多以前未收载的广西特产药材，如大罗伞、小罗伞、走马胎、松筋藤、独脚莲等。广西医药研究机构在中华民国二十三年以后相继成立，如省立南宁医药研究所、省立梧州医药研究所、省立桂林医药研究所。中华民国三十年，以上三个研究所合并为广西省立南宁区医药研究所，地址在南宁。随着医药研究机构的成立，壮药研究、教育逐渐步入正轨，并开展药物栽培、剂型制备等方面的研究。在此时期，还出现了不少壮医药的手抄本，迄今为止，据广西壮族自治区卫生健康委员会少数民族医药古籍整理办公室了解到其收集的手抄本达100多本。

新中国成立至今，党和政府十分重视民族医药的研究，特别是党的十一届三中全会以后，制定了一系列政策，促进民族医药的发掘整理和推广应用。壮医药的研究取得了突破性的进展，形成自己独特的理论体系和临床体系。先后多次开展壮药资源的调查与整理工作，1993年，陈秀香等主编的《广西壮药简编》，收载药物1986种，每种药物分别记载壮语药名、汉文名、别名、药物来源、生境分布、药用部位、效用、用量和成分等。1993年，黄汉儒等主编的《广西民族医验方汇编》，收集包括壮药方在内的民族民间验方6000多条。壮医的阴阳为本、三气同步、脏腑气血骨肉、三道两路、毒虚致病学说和调气解毒补虚治疗原则的确定，表明壮医理论体系已基本形成。作为壮医理论体系主要载体的《壮族医学史》和《中国壮医学》专著的出版，是壮医发展史上的里程碑。2002年12月8日，由广西壮族自治区科技厅组织的专家鉴定委员会一致认为《中国壮药原色图谱》《常用壮药生药学质量标准研究》《中国壮药志》（第一卷）三部壮药专著各有侧重，互为补充，构成了壮药质量标准的基本体系，体现了壮药质量标准研究的民族特色和地方特色，结束了壮药没有专著和系统文字记载的历史，因而在壮药史上具有里程碑的意义。

2003年，由朱华等编著的《中国壮药原色图谱》全书内文中有壮、汉、英文三种文字。记载常用壮药219种，按药物的功效进行编目，每种壮药均按汉文名称、壮文名、英文名、来源、形态、分布、采集加工、性能、主治、用法用量等项编写，并配有在野外进行实地拍摄有代表性的局部彩色照片图，其形态真实，可体现全体。

2003 年，由朱华、韦松基主编的《常用壮药生药学质量标准研究》，是我国第一本关于壮药生药学的专著，记载常用壮药 226 种，按药物来源进行排列，依次为：根及根状茎类、茎类、叶类、花类、果实及种子类、全草类。每种壮药按汉文名称、壮文名、别名、来源、生境分布、性状鉴别、显微鉴别（组织结构、粉末特征）、理化鉴别、化学成分、功效主治顺序描述，每味药物附有植物形态（或药材形态）、组织结构及粉末特征图。

2003 年，由朱华主编的《中国壮药志》（第一卷）收录了大量的壮药研究资料，共收载壮药 201 种，每味药记载了药物的来源、形状、药性、功能、制剂、显微鉴定、化学成分、药理等方面的内容。

2005 年，由梁启成等主编的《中国壮药学》是我国第一本全面介绍壮药知识的专书，全书分为总论和各论两大部分，总论介绍了壮药的基本理论，包括壮药的命名原则、鉴定、栽培与采集、性味与功用、加工炮制以及壮药应用的基本规律。各论按照壮药的功效和应用分为 11 章，收载壮药 500 种，每种药物分别记载壮语药名、汉文名、别名、药物来源、生境分布、植物形态、采集加工、性能主治和用量等内容。该书提出的壮药理论和应用规律，确立了壮药的理论体系。

2008 年，由广西壮族自治区食品药品监督管理局组织编写的《广西壮族自治区壮药质量标准》对每味壮药从来源、性状、炮制、性味与归经、功能与主治、用法与用量、贮藏等方面进行描述，分为两卷，第一卷收载壮药品种 164 种，其中植物药 145 种，矿物药 3 种，动物药 10 种，提取物 6 种，并对 95 个壮医药常用相关的理论及名词、术语进行了规范化表述，于 2008 年 12 月 1 日正式实施。第二卷收载壮药品种 210 种，其中植物药 192 种，动物药 4 种，于 2011 年 12 月 31 日正式实施。该标准实施以来，成为我区壮药生产、流通、使用、检验、监督管理的法定技术依据。

第二章　壮药的产地与采集

第一节　壮药的产地

广西是少数民族地区，地处亚热带，低纬近海，气候温暖，雨量充沛，有丰富的壮药资源。具有 2500 年以上历史的古老的壮医药，经过 20 多年的发掘整理，已知的壮药达 2000 多种，常用的有 500 多种，广泛分布在壮族人民聚居的区域，自古以来就有记载。如《本草纲目》中记载田七："生广西南丹诸州番峒深山中。"锦地罗："锦地罗出广西庆远山岩间，镇安、归顺、柳州皆有之。根似萆薢及栝楼状，彼人颇重之，以充万物。主治山岚瘴毒疮毒，并中诸毒，以根研生酒服一钱匕，即解。"《图经本草》："山豆根，生剑南及宜州、果州山谷，今广西亦有，以忠州、万州者为佳……石鼠食其根。故岭南人捕鼠，取肠胃曝干，解毒攻热，效。"芭蕉根："芭蕉根，今出二广……俚医以治时疾，狂热及消渴。"《太平圣惠方》："黄藤，岭南皆有之。服讫药毒内消，若恒服此藤，中毒自然不发。"《本草纲目拾遗》中记载续随子："南中尤多，入药以南产者为胜……土人称半枝莲，用治蛇虺蝎螫之毒，立有奇验。"药用植物的生长，需要一定的自然条件，形成药材的地域性，常用的壮药如田七分布在广西的德保、靖西，云南的文山等广西与云南交界的区域；肉桂、八角主要分布在广西的南部，如防城区；罗汉果主要分布在广西的北部，如永福县等地。

第二节　壮药的采集

药材的采收季节、时间和方法，对药材品质优劣有很大的影响。植物生长过程中，不同时期其药用部位所含的有效成分的质和量是不同的，因此药材采收的原则是：在药材有效成分含量最高时采收，以药用部位作为依据。

植物类药材的采收。根和根茎类多在初春、秋末进行，如葛根、玉竹；树皮、根皮类多在春夏植物生长旺盛时采收，如肉桂、地骨皮；藤木类多在秋冬季节采收，如鸡血藤；全草类多在植株充分生长、茎叶茂盛时采收，如脱力草；花和花粉类多在花开季节采收，如田七花；花蕾在含苞待放时采收，如金银花；花朵在花开未凋谢时采收，如菊花；果实多在成熟时采收，如八角茴香；种子类多在完全成熟后采收，如莱菔子。

动物类药材的采收，根据动物生活习性和活动规律而定。

矿物类药材大多数可随时采收。

第三章　壮药的炮制

　　炮制是药物在应用或制成各种剂型之前，根据治疗、制剂和调剂的需要所进行的必要的加工处理过程和方法。壮族民间常喜欢用鲜药治疗疾病，其对药材的加工炮制的目的和方法与中药的方法相同。

第一节　炮制的目的

　　相同的炮制方法和辅料，对于不同的药物，所起到的作用不尽相同；不同的药物根据其临床应用目的的不同，需要采用不同的炮制方法。药物炮制的目的主要有：

一、增强药物作用，提高临床疗效

　　大多数壮药经过炮制后，其治疗作用得到增强，在炮制时使用姜汁、醋、酒、蜂蜜等辅料，这些本身就是药物，与被炮制药物的某些作用之间，存在着协同关系，因此增强药物某些方面的作用。如醋制香附能增强疏肝解郁、止痛的作用，蜜炙百部能增强润肺止咳作用。

二、降低或消除药物的毒性或副作用，保证用药安全

　　有毒、偏性强以及作用猛烈的药物，经过炮制后可以降低或消除药物的毒烈之性，保证用药安全。如八角枫等毒性较强的药物，生用内服易于中毒，炮制后能降低毒性。

三、改变药物的性能或功效，以适应病情的需要

　　部分药物经过特殊炮制后，其主要性能、功效及适应证会发生变化，应用于不同的病情。如地黄为甘寒之品，长于清热凉血，主治血热诸证。经蒸制成熟地黄后，其药性转温，为补血、养阴要药，主治精血亏虚诸证。

　　此外，通过炮制，还可以纯净药材，以保证药材质量和称量准确；矫臭矫味，便于服用；改变药材的某些性状，便于贮存和（或）制剂。

　　在广西民间有一种观念，用新鲜的中药治疗疾病，疗效较干品为佳。这种观点有一定的道理，例如青蒿鲜用绞汁治疗疟疾比干品效果好。但并不是所有鲜品可以直接使用，尤其是毒性强的药物，必须要经过适当的炮制方可入药。例如天南星、半夏，其鲜品可直接外用，但内服必须经炮制后才能用。

第二节　炮制的方法

壮药的炮制方法与中药的炮制方法类似，主要有修治、水制、火制、水火共制和其他制法五类。

一、修制

1. 净制　净制的目的是除去药材中的杂质和非药用部分。主要有挑、拣、刮、簸、筛、刷等方法。如剔除地龙体内的泥土，刮去肉桂最外层的粗皮等。

2. 切制　将净制后的药材软化后再切成一定规格的片、丝、块、段等，称为切制。切制的目的是便于贮存、炮制和制剂，利于有效成分煎出，提高煎药质量。如鸡血藤切成斜片，葛根切成块等。

3. 粉碎　采用砸、捣、碾、镑、锉、磨等方法粉碎药材。其目的是使药材便于调配、制剂或服用。如龙骨捣碎便于煎煮，贝母捣粉便于冲服，水牛角可镑片或锉粉等。

二、水制

水制是指用较低温度的水或其他液体辅料处理药材的方法。主要有淋、洗、泡、润、浸、漂、水飞等方法。水制的目的主要是清洁、软化药材，降低或除去药材所含的盐分、异味和调整药性。如漂去盐苁蓉的咸味、吴茱萸的烈性，水飞炉甘石等。

三、火制

火制是只用"火"（加热）来炮制药物的方法，又称为干热法。具体方法主要有炒、煅和煨三种。

1. 炒　炒法有两类。①清炒：将药物放置锅内，不加辅料直接翻炒，叫清炒。清炒又有炒黄、炒焦和炒炭之分。用文火将药物表面炒至微黄称炒黄。用武火将药物炒至表面焦黄，内部颜色加深并有焦香气称炒焦。炒黄、炒焦使药物便于粉碎，或缓和药性。将药物炒至表面焦黑，内部焦黄，但保留原有气味叫炒炭。炒炭能缓和药物的烈性或副作用。②辅料炒：药物与固体辅料拌炒称辅料炒。辅料有砂、蛤粉、米、麸、土及滑石粉等。如：砂烫龟甲、蛤粉炒阿胶，可使之酥脆，便于制剂、矫臭矫味及增强药效；土炒白术可增强其健脾功效。

2. 煅　煅法有两类。①直接煅：将某些矿物或甲骨类药材直接置于无烟炉火上煅烧，又称为明煅，如煅石膏。②间接煅：将质地较轻的动、植物药材放于耐高温的密闭容器中放于火上煅烧，又称焖煅。药物煅后可使质地酥脆或性能功效改变。

3. 煨　将药材用湿面粉、湿草纸等包裹后置于火灰中烫至熟透的方法称煨。煨制可以减轻药物的烈性和副作用，如煨生姜、煨甘遂。

四、水火共制

水火共制又称为湿热炮制法。主要有炙、蒸、煮、淬和燀等制法。

1. 炙　用液体辅料拌炒药物的炮制方法称为炙。常用的液体辅料有米醋、盐水、姜汁、黄酒、蜂蜜、甘草汁等。用不同的液体辅料炮制药材其作用和目的不同，如醋炙延胡索，可增强其止痛作用；酒炙川芎，可增强其活血作用；蜜炙麻黄，可增强其平喘作用，且发汗力减弱；蜜炙黄芪，可增强其补中益气作用。

2. 淬　将药物煅烧红后，迅速投入冷水或醋等液体中，使之受冷而松脆的炮制方法称为淬。淬的主要目的是使药材便于粉碎，或增强药效，如醋淬自然铜。

3. 蒸　用蒸气加热药物的炮制方法称为蒸。如生地黄、生何首乌经蒸制后成熟地黄、制何首乌，其药性发生了改变。桑螵蛸、白果等药蒸制后，便于干燥贮存。

4. 燀　将药物投入沸水中浸烫后迅速捞出的炮制方法称为燀制。马齿苋等肉质多汁的药材，经燀后便于干燥。

五、其他制法

其他制法是指除以上四类炮制方法以外的一些特殊制法。主要有制霜、发酵和发芽。

第四章 壮药的基本知识与基本理论

第一节 壮药的命名原则与分类

壮药的来源广泛，其名称大多具有某种含义，命名方法主要根据药材原植物的形态、颜色、气味、产地、生长特征、入药部位、功效、声音、用量、人名等方面。以药材形态命名的有鹰不扑、八角莲、山乌龟等；以药材颜色命名的有五色花、黄根、紫苏等；以气味命名的有鱼腥草、苦丁茶等；以产地命名的有广西莪术、广豆根等；以生长特征命名的有冬青等；以入药部位命名的有草果、金银花等；以功效命名的有大驳骨、骨碎补等；以声音命名的有蛤蚧；以用量命名的有三钱三；以人名命名的有何首乌等。

壮药的分类方法有多种，最常用的是按照药物的功用来分类，如通气道药、通谷道药、通水道药、通龙路药、通火路药、调气药、打虫药等。此外，还有按照药物的性味分类的，有寒药、热药等；按药物颜色分类的，如红药、白药等；按照药物使用的科室分类的如小儿科药、皮肤科药；按治疗病症分类的，如治疗跌打损伤药，解虫蛇毒药、解药食中毒药等。

第二节 壮药的四性

壮药的四性理论与中药的四气理论是一致的，有关中药的四气理论的记载，最早见于《黄帝内经》和《神农本草经》。《素问·至真要大论》指出："寒者热之，热者寒之，温者清之，清者温之。"《神农本草经·序列》中指出药"有寒热温凉四气"，在每味药物条目中标明其具体的寒热之性，并成为指导。药物的四性，是指导临床用药的纲领，是保证临床疗效的前提。

一、四性的含义

壮药的四性就是指药物的寒、热、温、凉四种药性，又称为四气。四性可反映药物作用对于人体寒热变化的影响。

在中药的寒、热、温、凉四种药性中，凉次于寒，此二者实为同一类药性；温次于热，此二者又同为另一类药性，故常温热或寒凉并提。为了进一步区分药物的寒热程度，历代本草中又使用了大热、大温、微温、大寒及微寒等概念，标示药物寒热程度细微的差异。在中药的临床应用中，还有一些药物对人体的寒热病理变化没有明显的影响，自古以来，将这些药物的药性归为平性。壮医学对壮药四性的认识与中医学相同。

如果用阴阳学说来划分壮药的四性，则寒凉之性属阴，温热之性属阳。

二、确定四性的依据

关于壮药四性的确定，是在患者服药以后，以中医寒热辨证为基础，从药物对所治疾病的病因、病性或症状寒热性质的影响中总结归纳出来的。《黄帝内经》指出："所谓寒热温凉，反从其病也。"能够减轻或消除热证的药物，一般为寒性或凉性，其清热力强者为大寒或寒性，力较弱者，为微寒或凉性。如石膏、知母能治疗温热病气分热盛之高热、汗出、口渴、脉洪数有力等实热证，其清热力强，因而这两种药确定为寒性；而薄荷、葛根，虽能治疗发热、口微渴、脉浮数等风热表证，但其清热之力不强，因而这两种药物标以凉性。反之，能够减轻或消除寒证的药物，一般为温性或热性，其祛寒力强者为大热或热性，力稍次者为温性，再次者为微温。如附子、干姜可治亡阳证之四肢逆冷等症，其补火散寒力强，因而标以热性；而麻黄、生姜虽能治疗恶寒、发热、无汗、头身痛及脉浮紧等风寒表证，但其散寒之力不及肉桂、干姜，因而这两种药物标以温性。又如土人参，对人体的寒热变化没有明显的影响，因而定为平性。

三、四性的临床意义

分清疾病的寒热性质，是临床辨证的一大纲领。根据"寒者热之，热者寒之"（《素问·至真要大论》）或"疗寒以热药，疗热以寒药"（《神农本草经》）的用药原则选择壮药治疗疾病对临床的具有重要的指导意义。具体而言，四性的临床意义可分为以下三点：

1. 正确选择药物以祛除寒、热病邪，消除寒、热症状和体征　外感六淫之邪中的寒、暑、火邪侵袭人体，是导致人体产生寒证、热证（或暑热证）的重要原因。在辨证基础上选择与疾病病性相反的药物治疗则可有的放矢，如用温热类药祛寒，以寒凉药清热或解暑。例如用麻黄、桂枝等性温的药物散寒解表；用薄荷、菊花等性凉的药物疏散风热。

2. 调整脏腑阴阳失调　《素问·调经论》曰："阳虚则外寒，阴虚则内热。"人体阴阳失调，往往导致机体出现偏寒或偏热的病理变化。药性寒凉的药物常能扶阴抑阳以制热，温热药常能扶阳抑阴以除寒。例如补阴药药性寒凉，可清体内之虚热，补阳药药性温热，可温散体内之阴邪。

3. 寒、热药并用可以治疗寒热错杂之证　人体所患疾病，因受到内外诸多因素的影响，其发生、发展和变化极为复杂，时有表寒里热、外热内寒、上热下寒、寒热互结中焦、胃寒肠热等寒热错杂之证。因此，只有寒性药与热性药配伍使用，才能取得寒热并除之效。寒热药并用是临床常用的用药形式。

第三节　壮药的味

壮药的药味有麻、辣、甜、酸、涩、苦、咸、淡八种。

1. 麻、辣味　麻味和辣味作用相似，表示药物具有发散、调气、通火路等方面的作用。所以，能发散表邪的通气道解表药，除胀、散瘀结、散结肿的调气药和通火路药，一般都可以标以麻、辣味。

2. 甜味 甜味有补虚、缓急止痛、缓和药性或调和药味等方面的功效。所以，补虚药（包括补气、补阳、补血、补阴、健脾、生津和润燥等药）及具有缓急止痛、缓和毒烈药性、调和药味的甘草、蜂蜜等药，一般都可标以甜味。

3. 酸、涩味 酸味或涩味有收敛固涩的功效。所以，能治疗滑脱不禁证候的敛肺、固涩止泻、止血、固精、敛汗药，一般可标以酸味或涩味。习惯上将口尝味酸的收涩药多标为酸味，滋味不酸者，多标以涩味；因为涩附于酸，故经常又酸味与涩味并列。

4. 苦味 苦有燥湿和泻的作用，结合药性分析，燥湿作用又有苦温燥湿和苦寒燥湿（又为清热燥湿）的不同。所以解热毒除湿药、通气道药，一般多标以苦味。

5. 咸味 咸味有软坚散结或泻下功效，能治疗蛊病、图爹病、水蛊、笨埃（瘿瘤）等结块的牡蛎、鳖甲、昆布等海产药，多标以咸味。

6. 淡味 淡味有通利水道作用。利尿药物甚多，但习惯上只将茯苓、猪苓等部分利水药标以淡味，而且往往甜味与淡味并列。

综上所述，壮药的味与中药的味有相似之处，也有不同之处。其中二者具有的酸、涩、苦、咸、淡味的作用相似，但壮药的甜味在中药中标以甘味，作用相似，壮药的麻、辣味与中药的辛味均有发散表邪的作用，但麻和辣味有通气道、通火路的作用，中药的辛味有行气、活血的作用。

第四节 壮药的功效

壮药的功效是壮族人民在长期的生产医疗实践中通过对疾病的预防、治疗、身体的保健逐渐发展、总结出来的。按照其作用，可分为治疗功效和保健功效两大类。

一、治疗功效

壮药治疗功效的形成，是以壮医的基本理论为基础的。壮医的"阴阳为本""三气同步""三道两路""虚毒致病"的基本理论是其理论体系的核心，壮医治病的机理是通"龙路火路"、解毒、调气等，壮医认为人体疾病的发生，源于机体正气虚后，受痧、瘴、蛊、毒、风、湿等有形、无形之毒邪侵袭，导致机体天、地、人三气失调，不能同步运行，或者三道两路阻塞、功能障碍，因而有解痧毒、解瘴毒、解风毒、解寒毒、通龙路、通火路、通气道等治疗功效。壮医理论中，对疾病的命名有多种方式，最常见的是以病因命名，如痧毒、瘴毒等。因此，解痧毒、解瘴毒、解风毒、解寒毒等功效，属于对病治疗功效。

二、保健功效

保健养生，历来是中华民族的优良传统，是中医药学的重要组成部分。壮医在其发展过程中，形成了自己特色的养生保健理论和方法。例如，对于以虚为主要表现的病症，壮医以补虚为主，主张用动物血肉有情之品，做成各种食疗佳品，如用著名的壮药蛤蚧制成药酒，长期服用可预防肾虚，也可治疗男子精亏病精内（弱精症）、委哟（阳痿）；用山羊肉、麻雀肉，配以新鲜益母草嫩苗、黑豆等煲汤，经后或产后服用，可预防妇女精血不足，也可治疗花肠虚冷无子者；用老母鸭、水鸭、猪肉或鹧鸪肉煲雪梨、莲藕汤在秋季服用，可预防埃病（咳嗽），也可治疗肺阴伤埃病（咳嗽）。

　　壮医注重养生，强调"治未病"，十分注意防病于未然，也可从靖西药市略见一斑。在桂西壮族聚居的靖西县，保持着一种很有民族特色的药市习俗。每年农历五月初五，附近的壮医药农以及壮族群众，纷纷将自己采摘的各种草药拿到药市出售。人们购买艾叶、菖蒲、半边莲、七叶一枝花、雄黄内服或外用洗浴，以预防瘟疫的流行。

第五章　壮药的应用

壮药应用的基本理论，是壮医在长期实践中总结出来的，一方面吸收了中医的理论，另一方面又有其独特的理论。包括壮药的配伍、用药禁忌、剂量以及服药方法等内容。

第一节　壮药的用药原则

一、辨病论治、对因用药

壮医对疾病的治疗，重点在辨"病"和"因"，对因用药，是根据不同疾病、不同病因选择药物，病因消除则疾病则解，体现了壮医"治病求本"的思想。例如壮医治疗黄疸病，用田基黄、郁金祛除湿热瘀毒；治疗瘴毒，选用青蒿等药物。

二、辨证论治、对症用药

壮医的辨证论治、对症用药，是指在对因用药的基础上，针对不同的症状，选择一些药物治疗，以减轻或消除该症状，为治标之法。例如治白冻（泄泻），用三姐妹止泻；治外感热毒痧症，喉痛明显者，用金线风、金果榄止痛。

三、辨病为主、专病专药

壮医治疗疾病，因不同病因导致的疾病而选专药治疗，例如治疗痧病，选用山芝麻、三叉苦、救必应等药物；治瘴毒，可选用青蒿、薏苡仁、槟榔等药物；治呗脓、喯呗（痈疮、痈疽），可用七叶莲、两面针、大青叶等药物；治痨病，可用铁包金、穿破石、不出林等药物；治红白痢可用三姐妹、地桃花、凤尾草等药物；治夺扼（骨折）可选用大驳骨、骨碎补、七叶莲等药物；治兵淋勒（崩漏），用铺地稔、龙牙草等药物。

第二节　壮药的配伍

将两种或两种以上的药物配合在一起使用，称之为配伍。壮医用药，有用单味药的，称之为"单方"，有用多种药物的，称之为"复方"。壮药的配伍特点是简便廉验，大多数处方由四五种药物组成。其配伍按照公药、母药、主药、帮药（带药）的原则进行。壮医认为，病证主要分为两大类：阴证和阳证，公药和母药即是针对这两种病证。公药针对阴证而设，凡具有温补、强壮作用的壮药多为公药，如补虚药；母药针对阳证而设，药性多寒凉，多数具有清热解毒、降火的作用，如解热毒药。主药亦称为头药，是针对主要病症或病因而用的药物；帮药是帮助主药治疗主病的辅助药物，或针对兼症的药物。主、帮药通常具有某种共性。带药又称为"药引"，起引导其他药物到达病所或调和药味的作用。在处方配伍时，主药必不可少，其可同时为公药或母药。一般来说，主药的剂量要大一些，其他药物的剂量相对来说要小一些；公药和母药在处方中相对固定。壮药常用的配伍方式有以下几种：

1. 主公帮（主母帮）或主帮合用，增强功力   这是对于某些病情较重，单方达不到治疗效果，或同时存在两种疾病需同时治疗的一种配伍方法。在处方中，用公药或母药针对疾病的性质，主药针对主病，配伍"帮药"增强主药的功效。例如，治疗急性黄疸型肝炎，壮医认为是阳证，可选用具有清热解毒作用的九里明、黄饭花为母药；针对阳证，选用十大功劳为主药，清热解毒、化痰利湿；车前草为帮药，以利水通淋、清肝胆湿热，增强十大功劳的清利湿热的作用。

2. 主帮公母合用，减轻毒性   针对主病选用主药，如果主药的毒副反应大，或有异味难以服用，可配伍帮药以减少毒性或矫味，如万年青为主药，其有毒，可用甘草、绿豆作为帮药解其毒。

3. 主公引（主母引）或公引（母引）合用，直达病所   药引在壮药配伍中起重要的作用，是不可缺少的重要组成部分。药引既有治疗作用，又能协同方中其他药物发挥作用，可加强药物的渗透力以快速到达病所。壮医常用的引药有姜、米酒、醋、白砂糖、冰糖、米汤、蜂蜜、牛奶等。例如，壮医治疗发羊癫（癫痫），用清热化痰、清心定惊的天竺黄为主药，鸡蛋为公药，甜酒为引药煎服。

第三节   壮药的用药禁忌

壮药的用药禁忌主要有反药、妊娠用药禁忌、饮食禁忌、禁房事等内容。

1. 反药   反药是指两种或两种以上的药物合用，对身体产生中毒或严重反应及后遗症的药物。这些药物在临床上是禁止使用的，例如中药中的"十八反"内容即属于此类。

2. 妊娠用药禁忌   妊娠用药禁忌是指能损害胎儿导致堕胎的药物，妊娠期间应避免使用。根据药物对胎元和孕妇损害程度的不同，分为禁用药和慎用药两类。禁用药大多数是毒性较强或药性猛烈的药物，如八角枫、苏铁等。慎用药大多数是通龙路、活血、调气药，如土牛膝、姜黄、枳实等。

3. 饮食禁忌   饮食禁忌是指服用某种或某类药物时须忌食某种食物，俗称"忌口"。一般来说，阴证患者不宜食生冷瓜果、油腻之品；阳证患者不宜食辛辣燥热之物；皮肤病、疮疡不宜食鱼虾、牛肉、羊肉等腥膻之品。适宜的注意忌口，合理饮食有助于疾病的痊愈。

4. 禁房事   凡服药期间宜禁房事，一般病证，服药结束3~5天后可行房事。

第四节　壮药的用法

壮药的使用方法多种多样，主要的方法列举如下：

1. 煎煮法　煎煮汤药是常用的制剂形式，煎煮方法与中药的方法相同，对水和火候有要求，且分先煎、后下、包煎、另煎等煎煮法。

2. 炖蒸法　补虚药多用此法，将壮药与鸡肉、鸡蛋、甲鱼等清蒸或炖后内服，适用于慢性虚弱患者。

3. 磨汁法　将药物用酒或水磨汁后，内服或外搽治疗慢性疾病的方法。如水磨栀子，取汁外搽治疗呗脓（疮疡）。

4. 泡酒法　将药物用酒浸泡后，制成药酒内服或外搽的方法，多用白酒或黄酒浸泡1周左右备用，如用壮药蛤蚧制成的蛤蚧酒。

5. 研末法　将药物研成粉末后，用开水冲服的方法，如将田七打粉后冲服。

6. 蜜丸法　将药物研成粉末后，用提炼过的蜂蜜混合，制成丸备用。

7. 榨汁法　将新鲜药材捣烂或用酒或水浸泡后绞汁，取汁内服或外搽治疗疾病的方法。如将鲜活螃蟹、田七用热水浸泡后取汁内服治疗跌打损伤。

8. 外洗法　将药物用水煎煮后，去渣取药水洗患处的方法。如用水杨梅煎水外洗治疗能啥能累（湿疹）。该法多用于皮肤病、唉劳北（冻伤）、额哈（毒蛇咬伤）等。

9. 外敷法　将药物煎膏外敷，或用鲜药捣烂外用的方法。多用于呗农（疮疡）、林得叮相（跌打损伤）、额哈（毒蛇咬伤）等。

10. 塞鼻法　将具有止血作用的药物捣烂后填塞入鼻腔内止血的方法。多用于鼻腔出血，如用紫珠叶捣烂，塞入鼻腔内止血。

11. 熏蒸疗法　包括烟熏法和蒸汽法。烟熏法，即是用药物燃烧产生的烟熏患处的方法。多用于皮肤病，常用的药物有青蒿、五月艾、硫黄等。蒸汽法，用药物煎煮产生的蒸汽熏蒸患处的方法。多用于诺吟尹（筋骨疼痛）。

12. 熏洗疗法　将药物煮好后，用药液熏洗患处的方法。多用于诺吟尹（筋骨疼痛）、林得叮相（跌打损伤）、皮肤病等。常用于诺吟尹（筋骨疼痛）、林得叮相（跌打损伤）的壮药有接骨金粟兰、宽筋藤、山苍子、两面针、大罗伞、小罗伞等；常用于皮肤病的壮药有三角泡、水杨梅、一点红等。

13. 烫疗法　将药物加热后，置于患处反复热烫的方法。多用于诺吟尹（筋骨疼痛）、林得叮相（跌打损伤）、旁巴尹（漏肩风）等。多选用气味芳香之品作为烫疗药物，如大风艾、香茅、五色花、柚子叶等。

NOTE

各 论

第六章 通气道药

凡具有通调气道、发散表邪、止咳平喘等功效，主要用于气道疾病的壮药，称为通气道药。

常见的气道疾病有得凉（伤风）、贫痧（感冒）、货烟妈（咽痛）、埃病（咳嗽）、墨病（哮喘）等。其成因主要是感受风毒、寒毒或热毒，酿生湿毒、痰毒，损伤气道，气府功能失常所致。根据本章壮药主治证的不同，分为通气道解表药与通气道止咳平喘药两类。

本章壮药药性有寒温之别，以麻、辣、苦味为主，分别以通气道、祛风解表和通气道、止咳平喘为主要功效，主要用于得凉（伤风）、贫痧（感冒）、埃病（咳嗽）、墨病（哮喘）等病症。部分壮药兼有利咽喉、解热毒、止呕、化痰、通龙路火路、利水等功效，还可用于货烟妈（咽痛）、呗农（痈肿）、呗疔（疔疮）、鹿（呕吐）、比耐来（咯痰）、发旺（风湿骨痛）、林得叮相（跌打损伤）、笨浮（水肿）等病症。

应用本章壮药时，宜根据病因与症候特点予以合理配伍。使用通气道解表药时，入汤剂不宜久煎；并嘱患者避风寒。因咳喘是症状，其成因有多种，因此，使用通气道止咳平喘药时，更应重视审因论治，以取得预期的疗效。

第一节 通气道解表药

本节壮药性寒或温，多具有麻辣味，以通调气道、祛风解表为主要功效，主要用于得凉（伤风）、贫痧（感冒）疾病，以恶寒、发热、鼻塞、流涕为辨证要点。

大叶桉 Dàyèān

【来源】本品为桃金娘科植物大叶桉 *Eucalyptus robusta* Smith. 的叶。生于阳光充足的平原、山坡、路旁。有栽培。广西各地区有分布。全年可采，阴干备用。

【别名】蚊仔树、桉叶、大叶有加利。

【壮名】楣安绥，Mbawanhsawj。

【性味】平，麻、辣、苦。

【功效】祛风毒，通气道，清热毒，祛瘴毒，收敛生肌，止痒。

【主治】贫痧（感冒），喯疹（痧症），瘴毒（疟疾），阿意咪（痢疾），呗红线（丹毒），呗农（痈肿），渗裆相（烧烫伤），溃疡腐肉蔓延不收口，烂疮，能啥能累（湿疹）。

【临床应用】

1. 防治感冒、流感、流脑、脑炎：大叶桉叶二至三钱（鲜品五钱至一两），水煎服。

2. 治哮喘：大叶桉叶四钱，白英一钱，黄荆三钱，水煎服。

3. 治丹毒，蜂窝织炎，深部脓疡，创伤感染：大叶桉叶干品二至三钱，鲜品五钱至一两，煎水内服。同时用 15% ~20% 溶液，局部湿敷。

4. 治感冒及流感：大叶桉叶约五斤，煎汤熏浴。

5. 治湿疹，烂疮：大叶桉叶，煎水，洗患处。

6. 治下肢溃疡：20% 桉叶汤，先洗患处，再以桉叶粉末撒，包扎。

7. 治小儿头疮、烫伤、神经性皮炎：大叶桉叶煎水外洗。

【用法用量】内服：煎汤，6~10g（鲜品 15~30g）。外用：适量，捣敷，或煎水洗。

【知识拓展】

1. 著作摘要

（1）"清热解毒，杀虫收敛。治腹泻，痢疾，感冒，疗痈疮疖及湿疹。"（《广西中草药》）

（2）"疏风解热，防腐止痒。"（《岭南草药志》）

（3）"治化脓性创伤，难愈的溃疡等。"（《中国药植图鉴》）

2. 功用发挥 治疗烧伤：选取烧伤住院患者 68 例，随机分成大叶桉煎剂治疗组 35 例和皮肤消毒液对照组 33 例。观察创面愈合情况并检测创面细菌计数。结果：治疗组在创面外观变化上较对照组有明显改善。同期治愈率明显提高（$P<0.01$），愈合时间比对照组提前 3.5 天。治疗后治疗组细菌计数明显低于同期对照组（$P<0.01$）。[丁华荣，梁自乾. 大叶桉煎剂治疗烧伤残余创面的临床研究. 广西医科大学学报，2009，26（3）：411.]

一箭球 Yījiànqiú

【来源】本品为莎草科植物单穗水蜈蚣 *Kyllinga monocephala* Rottb. 的全草。生于山坡林下及旷野潮湿处。广西各地区有分布。全年可采，洗净，鲜用或晒干用。

【别名】三角草、水百足、金钮草、三叶珠、单打槌。

【壮名】寻谋忍，Cwdmouraemx。

【性味】平，麻、辣、微甜。

【功效】通气道，祛风邪，解热毒，止咳嗽，通龙路，除瘀血，凉血止血，截疟，杀虫止痒。

【主治】贫痧（感冒），货烟妈（咽痛），口疮，埃病（咳嗽），唉百银（百日咳），扭像（扭挫伤），夺扼（骨折），阿意咪（痢疾），额哈（毒蛇咬伤），狠尹（疖肿）。

【临床应用】

1. 治咽喉肿痛：本品 30~60g，水煎服。

2. 治细菌性痢疾：本品 60~90g，水煎服，每日 1 剂，日分 3 次服。

3. 治外伤出血：本品适量，捣烂敷患处。

4. 治皮肤瘙痒：本品鲜草煎水洗。

【用法用量】内服：煎汤，3~9g，或捣汁饮。外用：适量，捣敷，或煎水洗。

【使用注意】孕妇及阴虚内热者忌服。

【知识拓展】

著作摘要

（1）"杀虫，解毒，利尿，退热，散瘀，镇痛，生肌，健脾，消食，行气。治蛇伤，百日咳，虚咳，咳血，痢疾，疟疾，外伤出血，跌打肿痛，骨折，感冒，筋骨酸痛。"（《广西民间常用草药》）

（2）"全草：清热，止咳，散瘀，截疟。用于感冒，咳嗽，疟疾，毒蛇咬伤。"（《广西药用植物名录》）

五指柑 Wǔzhǐgān

【来源】本品为马鞭草科植物黄荆 *Vitex negundo* L. 或牡荆 *Vitex negundo* L. var. *cannabifolia* (Sieb. Et Zucc.) Hand. -Mazz. 的全株。生于山坡、路旁、草丛中。广西各地有分布。夏、秋采挖，除去泥沙，洗净，切段，阴干。

【别名】五指风、黄荆、蚊子柴、黄荆柴、黄荆子。

【壮名】棵劲，Gogingj。

【性味】平，微苦、麻、辣。

【功效】通气道，祛风毒，解痧毒，调龙路，利水道。

【主治】贫痧（感冒），埃病（咳嗽），瘴毒（疟疾），发旺（风湿骨痛），心头痛（胃痛），笨浮（水肿），痂（癣），兵淋勒（崩漏）。

【临床应用】

1. 治哮喘：黄荆子二至五钱。研粉加白糖适量，一日二次，水冲服。

2. 治胃溃疡，慢性胃炎：黄荆干果一两。煎服或研末吞服。

3. 治膈食吞酸或便秘：黄荆果实五钱。水煎或开水泡服，早晚各服一次。

【用法用量】内服，煎汤：6~30g。外用：适量，煎汤洗或捣敷。

【知识拓展】

著作摘要

（1）"温经散瘀，解肌发汗。治感冒，疟疾，哮喘。"（《南宁市药物志》）

（2）"养肝除风，行气止痛。治伤寒呃逆，咳喘，食滞，小肠疝气及痔漏生管。"（《四川中药志》）

（3）"全株治感冒发热，咳嗽，气管炎，痧病，风湿，疟疾，急性肠胃炎，消化不良，便秘，风湿痛，蚂蝗痧，肾虚，心跳，心脏病。"（《桂药编》）

生姜 Shēngjiāng

【来源】本品为姜科植物姜 *Zingiber officinale* Rosc. 的新鲜根茎。生于温暖、湿润的坡地。多为栽培。广西各地均产。秋、冬采挖，除去须根，切片，生用。

【别名】黄姜、姜根、百辣云。

【壮名】兴，Hing。

【性味】微温，辣、麻。

【功效】调气道、谷道，解寒毒。

【主治】贫痧（感冒），鹿（呕吐），腊胴尹（腹痛），埃病（咳嗽），食鱼蟹中毒。

【临床应用】

1. 治风寒感冒：生姜五片，紫苏叶一两。水煎服。

2. 治呕吐，百药不差：生姜一两，切如绿豆大，以醋浆七合，于银器煎取四合，空腹和滓旋呷之。

3. 治冷痰嗽：生姜二两，饧糖一两。水三碗，煎至半碗，温和徐徐饮。

4. 治霍乱心腹胀痛，烦满短气，未得吐下：生姜一斤。切，以水七升，煮取二升，分作三服。

5. 治手脱皮：鲜姜一两。切片，用酒二两单，浸二十四小时后，涂搽局部，一日二次。

6. 治秃头：生姜捣烂，加温，敷头上，二三次。

【用法用量】水煎服，3～10g，或捣汁服。外用：适量，捣敷；或炒热熨；或绞汁调搽。

【使用注意】本品伤阴助火，故阴虚内热者及实热证忌服。

【知识拓展】

1. 著作摘要

（1）"益脾胃，散风寒。"（《珍珠囊》）

（2）"治伤寒、伤风、头痛、九窍不利。入肺开胃，去腹中寒气，解臭秽。解菌蕈诸物毒。"（《日用本草》）

（3）"根状茎：生姜用于风寒感冒，咳嗽，胃寒呕吐。干姜用于肢冷脉微，脘腹胀满冷痛，恶心呕吐，痰饮喘咳。炮姜用于虚寒吐血，便血，产后瘀血腹痛。"（《广西药用植物名录》）

2. 功用发挥　治疗类风湿关节炎：选取活动期类风湿关节炎住院患者100例，随机分成隔姜灸治疗组50例和雷公藤多苷片对照组50例。观察临床疗效及 RBC、HGB、HCT、PLT、PCT、RF、CBP 等指标的变化。结果：治疗组在临床疗效改善程度上优于对照组。实验室指标，经隔姜灸治疗后，RBC、HCG 明显高于治疗前，PLT、RF、ESR、CRP 指数较治疗前有明显降低。[郝锋，胡玲，吴子建，等. 隔姜灸治疗活动期类风湿关节炎量效关系的临床研究. 时珍国医国药，2013，24（3）：677-680.]

NOTE

紫苏 Zǐsū（附药：紫苏子）

【来源】 本品为唇形科植物紫苏 *Perilla frutescens* (L.) Britt. var. *crispa* Decne. 的茎、叶。其叶称紫苏叶，其茎称紫苏梗。本品适应性强，对土壤要求不严，为栽培或野生，广西各地有分布。7~9月采收，阴干，生用。

【别名】 香苏、赤苏、红紫苏、红苏、苏麻。

【壮名】 棉紫苏，Mbawswjsuh。

【性味】 温，辣、麻。

【功效】 通气道，祛寒毒，通谷道，止咳化痰，安胎。

【主治】 贫痧（感冒），埃病（咳嗽），东郎（食滞），鹿（呕吐），心头痛（胃痛），腊胴尹（腹痛），白冻（泄泻），阿意咪（痢疾），咪裆噜（妊娠呕吐），胎动不安，食鱼蟹中毒，产呱忍勒卟叮（产后恶露不尽），呗嘻（乳痈）。

【临床应用】

1. 治风寒感冒，腹胀，食鱼蟹中毒：用叶 2~3 钱，水煎服。

2. 治胸闷不舒，呃逆呕吐，胎动不安：用茎 3~5 钱，水煎服。

3. 治痰多咳喘：用种子 1~3 钱，水煎服。

4. 治刀伤出血，毒虫咬伤：用鲜叶适量，捣烂外敷。

5. 治皮肤瘙痒，阴茎水肿：用鲜茎水煎外洗。

6. 治乳痈肿痛：紫苏煎汤频服并捣封之。

7. 治金疮出血：嫩紫苏叶、桑叶同捣贴之。

【用法用量】 内服：煎汤，3~10g，不宜久煎。

【使用注意】 表虚自汗者忌用。

【知识拓展】

1. 著作摘要

（1）"苏叶辣散之性，善破凝寒而下冲逆，扩胸腹而消胀满，故能治胸中瘀结之证而通经达脉，发散风寒，双解中外之药也。"（《长沙药解》）

（2）"茎：顺气安胎。用于胎动不安。""叶：发散风寒，解鱼蟹毒。用于风寒感冒，咳嗽。""种子：止咳平喘。用于咳喘痰多。"（《广西药用植物名录》）

2. 功用发挥 治疗高脂血症：选取符合诊断标准的门诊及住院患者 36 例，用苏子油软胶囊治疗 8 周，在治疗前后观察患者的临床疗效以及中医证候积分的改善情况。结果：患者治疗前后自身对照，血脂各项指标、内皮细胞各项指标及中医证候积分比较，差异有统计学意义（$P<0.05$）。[魏明刚，熊佩华，张玲，等. 苏子油软胶囊对痰浊遏阻证高脂血症临床疗效分析. 中成药，2011，33（9）：1476-1478.]

附药：紫苏子（盟紫苏，Mbawswjsuh） 为紫苏的成熟果实。性温，味辣。功效：通气道，止咳喘，化痰毒，通便。主治：唪痧（痧症），埃病（咳嗽），阿意囊（便秘）。用法用量：水煎服，5~10g。

白苏 Báisū

【来源】本品为唇形科植物白苏 *Perilla frutescens*（L.）Britt. 的全草。生于疏松肥沃土壤，喜温暖向阳环境。广西各地均有分布。夏季采叶或嫩枝，7～8 月间果实成熟时割取全草或果穗，打落果实，除去杂质，晒干用即成白苏子。主茎（苏梗）切片晒干用。

【别名】野苏麻、白苏子、玉苏子、苏梗、荏。

【壮名】野苏麻，Yejsuhmaz。

【性味】温，辣、麻。

【功效】通气道，散寒邪，解痧毒，调谷道，消肿痛，解蛊毒。

【主治】贫痧（感冒），巧尹（头痛），埃病（咳嗽），墨病（哮喘），鹿（呕吐），白冻（泄泻），东郎（食滞），阿意咪（痢疾），呗（无名肿毒），额哈（毒蛇咬伤），男子阴肿，食鱼蟹中毒。

【临床应用】

1. 治风寒感冒，咳嗽，头痛：用茎、叶 1～3 钱，水煎服；或用鲜茎、叶 1～2 斤，捣烂，加水 15 斤，煮沸 2 分钟，温洗全身。

2. 治胸闷腹胀：用茎、叶 1 钱 5 分～3 钱，水煎服。

3. 治冷痢：白苏茎叶 3～5 钱，红糖少许，酌加开水炖服。

4. 治蛔虫：白苏叶，研末，每次用 1 钱（小儿酌减），调白糖 2 钱，用开水送下，每日早晚饭前各服 1 次。

5. 治创伤出血：用鲜叶适量，捣烂外敷。

6. 治皮肤瘙痒：用鲜叶捣烂外涂；或用鲜茎、叶适量，水煎外洗。

【用法用量】内服：煎汤，5～15g，鲜品加倍；或捣汁；或研末。外用：捣敷或水煎熏洗。

【知识拓展】

著作摘要

（1）"治伤寒发热、无汗、头疼，一切风寒痰涌而结，霍乱转筋，咳嗽吐痰，小儿风症。定痛，止喘。"（《滇南本草》）

（2）"消冷气，止冷痢，祛风解热，驱虫解毒。"（《福建民间草药》）

（3）"疏风解毒，理气化痰。"（《广西本草选编》）

鹅不食草 Ébùshícǎo

【来源】本品为菊科植物石胡荽 *Centipeda minima*（L.）A. Br. et Aschers. 的全草。生于稻田或阴湿处、路旁。广西各地区有分布。夏、秋开花时采，洗净鲜用，或阴干。

【别名】球子草、石胡荽、地胡椒、三牙戟、鸡场草。

【壮名】牙卡个，Nyagajgoep。

【性味】温，辣、麻。

【功效】散寒毒，祛风毒，解痧毒，通鼻窍，止咳喘，消肿痛。

【主治】贫痧（感冒），楞涩（鼻炎），埃病（咳嗽），喯痧（痧症），瘴病（疟疾），额哈（毒蛇咬伤），呗（无名肿毒），邦印（痛症）。

【临床应用】

1. 治伤风头痛，鼻塞，目翳：鹅不食草（鲜或干均可）搓揉，嗅其气，即打喷嚏，每日2次。

2. 治风寒感冒，百日咳，疟疾：用全草3～5钱，水煎服。

3. 治疳积腹泻：鲜石胡荽15g，水煎服。

4. 治胬肉攀睛：鲜鹅不食草100g，捣烂，取汁煮沸澄清，加梅片1分调匀，点入眼内。

5. 治蛇伤：鲜石胡荽捣烂，外敷伤部。

【用法用量】内服：煎汤，5～10g；外用：适量，捣敷；或捣烂塞鼻。

【知识拓展】

1. 著作摘要

（1）"治风湿性腰腿痛。"（《常用中草药手册》）

（2）"通鼻窍，止咳。"（《广西中药资源名录》）

（3）"宣肺止咳，消肿止痛。"（《广西本草选编》）

2. 功用发挥　治疗鼻炎：选取符合诊断标准的58例鼻炎患者，用鹅不食草细粉与凡士林充分混合均匀成面团状，于每晚睡前放一枚于鼻前庭内，早晨起床后取出。第2天两鼻孔交替放，连续使用5～10天，总有效率为98.2%。［于麦娜. 鹅不食草治疗鼻炎56例疗效观察. 中华实用中西医杂志，2007，20（8）：677.］

防风草 Fángfēngcǎo

【来源】本品为唇形科植物广防风 *Anisomeles indica*（L.）O. Ktze. 的全草。生于荒地、旷野、村边草丛中。广西各地有分布。夏、秋间割取全草，洗净，晒干用或鲜用。

【别名】秽草、四方茎、豨莶草、广防风、土防风。

【壮名】棵牙怀，Goyazvaiz。

【性味】温，麻、辣，苦。

【功效】祛风邪，解痧毒，调气道、谷道，消肿痛。

【主治】贫痧（感冒），发得（发热），喯痧（痧症），鹿（呕吐），心头痛（胃痛），腊胴尹（腹痛），发旺（风湿痹痛），狠尹（疮肿）、能啥（荨麻疹）、仲嘿喯尹（痔疮）。

【临床应用】

1. 治感冒风寒，急性胃肠炎，风湿痹痛：用全草3～5钱，水煎服。

2. 治百节筋骨疼痛：豨莶草十蒸九晒，和蜜为丸服。

3. 治高血压病：鲜防风草、鲜海州常山根5钱～2两。水煎服。

4. 治湿疹：鲜防风草，水煎，调食盐或醋洗患处。

5. 治麻疹不透，风疹：用全草1～2两，水煎外洗。

6. 治蜈蚣咬伤：用鲜叶适量，捣烂外搽。

【用法用量】内服：煎汤，15～25g；浸酒或入丸剂。外用：煎水洗或捣敷。

【知识拓展】

著作摘要

（1）"驱风发表，行气疏滞。治感冒身热，呕吐，腹痛，四肢麻痹，蜂、蝎虫伤。"（《陆川本草》）

（2）"祛风散热，解毒止痛。治疮疡，关节疼痛。"（《南宁市药物志》）

（3）"止痛，壮筋骨，消风散热，去毒疮，除筋骨疼痛，肾虚人取其头浸酒饮。祛风湿，壮筋骨，乌须，明目，洗痔疮，洗疳，去肿。"（《生草药性备要》）

苍耳子 Cāngěrzǐ（附药：苍耳草）

【来源】 本品为菊科植物苍耳 *Xanthium sibiricum* Patr. 的成熟带总苞的果实。生于山坡、丘陵、荒地、村边、路旁等处。广西各地均有分布。夏、秋采，晒干用。

【别名】 牛虱子、虱麻头、白痴头婆、胡苍子、苍耳蒺藜。

【壮名】 戏抖跋，Cijdouxbox。

【性味】 温，苦、甜、辣；有小毒。

【功效】 通气道，散风寒，通鼻窍，祛风湿，止痒。

【主治】 贫痧（感冒），楞涩（鼻炎），愣哝（鼻渊），喽尹（头痛），发旺（风湿痹痛），麦蛮（风疹），能啥（荨麻疹），能啥能累（湿疹）。

【临床应用】

1. 治风寒感冒，鼻炎，眩晕：用种子 1~3 钱，水煎服。

2. 治高血压，痢疾，肠炎：用全草 1~3 钱，水煎服。

3. 治宫颈炎，乳糜尿，风湿痹痛：用根 5 钱，水煎或炖猪骨服。

4. 治疥癞：苍耳子炒蚬肉食。

5. 治疗疮恶毒：苍耳子 5 钱。微炒为末，黄酒冲服；并用鸡子清涂患处，疗根拔出。

6. 治风疹，湿疹：用全草 1~3 钱，水煎服，也可外洗。

【用法用量】 内服：煎汤，3~10g；或入丸散；外用适量，捣敷或煎水洗。

【使用注意】 头痛、麻痹属血虚者禁服。本品散气耗血，虚人勿服。

【知识拓展】

1. 著作摘要

（1）"根：用于耳鸣，糖尿病，白浊，白带，血崩，小儿疳积，痢疾。""叶：用于湿疹，乳疮，皮肤瘙痒。""带总苞的果实（苍耳子）：散风湿，通鼻窍。"（《广西中药资源名录》）

（2）"消肿开痹，泄风去湿。治疥疬风瘙瘾疹。"（《玉楸药解》）

2. 功用发挥 治疗变应性鼻炎：选取符合诊断标准的门诊患者 200 例，随机分成苍耳子鼻炎滴丸治疗组 100 例和苍耳子鼻炎胶囊对照组 100 例。观察治疗效果、远期疗效和不良反应。结果：治疗组在临床疗效上较对照组有明显改善（$P<0.01$），治疗组在复发率上低于对照组（$P<0.05$），不良反应治疗组 5 例，对照组 7 例。[梁巧瑾，吕建刚. 苍耳子鼻炎滴丸治疗变应性鼻炎临床观察. 四川中医，2014，32（01）：156-157.]

附药：苍耳草（戏抖跋，Cijdouxbox）为苍耳的地上部分。性寒，味苦、辣；有毒。功效：祛风毒，通龙路、火路，清热毒。主治：贫痧（感冒），发旺（风湿骨痛），火眼（急性结膜炎），呗农（痈疮），能啥能累（湿疹），阿意咪（痢疾），白冻（泄泻）。用法用量：水煎服，5～10g。外用适量，煎水洗。

假蒌 Jiǎlóu

【来源】本品为胡椒科植物假蒟 *Piper sarmentosum* Roxb. 的地上部分。生于林下或水旁阴湿地。广西主要分布于防城港、凌云、岑溪、博白、南宁等地。夏、秋采，洗净鲜用或阴干。

【别名】蛤蒌、山蒌、马蹄蒌、蛤蚧蒟。

【壮名】碰办，Byaekbat。

【性味】温，麻、辣。

【功效】祛风毒，散寒毒，调气道、谷道，通龙路、火路，调水道，消肿止痛。

【主治】贫痧（感冒），唪痧（痧症），埃病（咳嗽），发旺（痹病），阿意咪（痢疾），白冻（泄泻），笨浮（水肿），心头痛（胃痛），腊胴尹（腹痛），豪尹（牙痛），林得叮相（跌打损伤）。

【临床应用】

1. 治外感风寒，腹痛，泄泻，肾炎水肿：用全草2～3钱，水煎服。

2. 治风湿痹痛，跌打损伤：用全草3～5钱，水煎服。或倍量浸酒内服外搽。

3. 治气滞腹痛：假蒟叶5钱，水煎服。

4. 治龋齿痛：用根或果穗3～5钱，水煎含漱。

【用法用量】内服：煎汤，10～15g；或浸酒。外用适量，捣敷或水煎洗，或外搽。

【知识拓展】

著作摘要

（1）"和鸡卵煮食之，能疗疟疾。凡患血箭疮，捣敷之。理脚气症，水煎内服外洗。"（《岭南采药录》）

（2）"化湿消肿，行气通窍，消滞化痰。治水肿，风湿性关节炎，疝气痛，风寒咳嗽。"（《广东中草药》）

（3）"温中暖胃，驱风行气。治腹胀腹痛，肠炎腹泻，食欲不振，肾炎水肿，风湿痛。"（《常用中草药手册》）

香菜 Xiāngcài

【来源】本品为伞形科植物芫荽 *Coriandrum sativum* L. 的全草与成熟的果实。生于较冷冷凉湿润的环境，广西各地均有栽培。全草春、夏可采，切段，晒干用；果实夏季采，去杂质，晒干用。

【别名】香荽、延荽、胡荽、园荽。

【壮名】碰瓤，Byaekrang。

【性味】温，辣。

【功效】祛风毒，透麻疹，消食积，通谷道。

【主治】贫痧（感冒），无汗，笃麻（麻疹），东郎（食滞），心头痛（胃痛），鹿裂（吐血），阿意勒（便血）。

【临床应用】

1. 治风寒感冒，头痛，鼻塞：苏叶6g，生姜6g，芫荽9g。水煎服。

2. 治胃寒胀痛：芫荽15g，胡椒15g，艾叶6g。水煎服。

3. 治消化不良，腹胀：鲜芫荽全草30g。水煎服。

4. 治麻疹不透：①芫荽（全草）、蝉蜕各6g，薄荷2.4g。水煎服；外用鲜芫荽30～60g，捣烂搓前胸及后背。②鲜芫荽（全草）9～15g，水煎服；或加浮萍9g，水煎服。

【用法用量】内服：煎汤，9～15g，鲜品加倍；或捣汁。外用全草适量，煎水熏洗。

【使用注意】疹出已透，或虽未透而热毒壅盛，非外感风寒者忌服。

【知识拓展】

1. 著作摘要

（1）"全草、果实：用于麻疹不透，胃寒痛，食积不消，牙痛，脱肛。"（《广西药用植物名录》）

（2）"辟一切不正之气，散风寒、发热头痛，消谷食停滞，顺二便，去目翳，益发痘疹。"（《罗氏会约医镜》）

2. 功用发挥　治疗麻疹：选取麻疹患者173例，随机分成香菜汤联合内科常规治疗组90例和单用内科常规治疗对照组83例。观察治疗前后患者临床症状和体征改善情况。结果：两组疗效比较，治疗组优于对照组（$P<0.05$）。[孙丽莉，钱小芳. 服用香菜汤联合治疗麻疹疗效观察. 中国误诊学杂志，2009，9（32）：7854-7855.]

葱白 Cōngbái

【来源】本品为百合科植物葱 *Allium fistulosum* L. 的鳞茎或全草。广西各地均有栽培。全草四季可采，洗净鲜用；葱白（鳞茎）用时需剥去外膜，去须根及叶。

【别名】葱茎白、葱白头、葱头、大葱。

【壮名】楔丛，Gocoeng。

【性味】温，辣。

【功效】祛风邪，散寒毒，通阳宣窍，调谷道，解毒杀虫。

【主治】贫痧（感冒），巧尹（头痛），诸吟尹（筋骨疼痛），喉痹，腊胴尹（腹痛），肉卡（癃闭），阿意囊（便秘），阿意咪（痢疾），呗农（痈疮），北嘻（乳痈），林得叮相（跌打损伤），额哈（毒蛇咬伤），胴西咪暖（肠道寄生虫病），根东洋中毒（食物中毒）。

【临床应用】

1. 治风寒感冒：葱白30g，淡豆豉9g，水煎服；或葱白30g，生姜9g，酌加红糖，水煎服。

2. 治赤白痢：葱一握。细切，和米煮粥，空心食之。

3. 治胃痛，胃酸过多，消化不良：大葱头4个，赤糖4两。将葱头捣烂，混入赤糖，放在盘里用锅蒸熟。每日3次，每次3钱。

4. 治蛔虫性肠梗阻：葱白5根，花生油30g，将油煮沸，葱白捣碎，调匀内服。

5. 治乳房胀痛，乳汁不通：葱白适量捣碎，加盐少许，用锅煎成饼，贴患处。

6. 治痈疮肿痛：葱全株适量，捣烂，醋调炒热，敷患处。

【用法用量】内服：煎汤，9～15g；或酒煎；煮粥食，每次可用鲜品15～30g。外用：适量，捣敷，炒熨，煎水洗，蜂蜜或醋调敷。

【使用注意】表虚多汗者忌服。

【知识拓展】

1. 著作摘要

（1）"鳞茎：用于风寒感冒，鼻塞流涕，鼻炎，咳嗽，尿闭；外治跌打肿毒，痈疮肿毒。"（《广西中药资源名录》）

（2）"发汗解表，通阳，利尿。"（《全国中草药汇编》）

（3）"久食令人多忘，尤发痼疾。狐臭人不可食。"（《履巉岩本草》）

2. 功用发挥 治疗胸痹：选取符合诊断标准的胸痹心脉瘀阻型患者224例。用丹桂葱白汤治疗1个月，治疗期间观察心绞痛发作的次数、持续时间、程度和性质的变化，每周1次心电图检查，对比治疗前后临床症状和体征的变化。结果总有效率为90.18%。［陈小明. 丹桂葱白汤治疗胸痹心脉瘀阻224例. 中国中医急症，2008，17（4）：542.］

大头陈 Dàtóuchén

【来源】本品为玄参科植物球花毛麝香 Adenosma indianum（Lour.）Merr. 的带花全草。生于丘陵或山坡草地上。广西大部分地区有分布。秋季开花时采，洗净，切断晒干用，或鲜用。

【别名】石棘、千捶草、乌头风、土夏枯草、山薄荷。

【壮名】野样夺，Yeyangjdoq。

【性味】微热，麻、辣、微苦。

【功效】祛寒毒，除湿毒，通谷道。

【主治】贫痧（感冒），货烟妈（咽痛），喯疳（疳积），白冻（泄泻），呗叮（疔疮）。

【临床应用】

1. 治感冒发热，咳嗽，消化不良，腹胀腹泻：大头陈5钱至1两。水煎服。

2. 治皮炎：大头陈，捣烂敷患处。

3. 治湿疹，皮炎：用全草水煎外洗。

【用法用量】内服：煎汤，15～30g，鲜品加倍。外用：鲜品适量，捣敷。

【知识拓展】

著作摘要

（1）"用于风寒感冒，咳嗽，头痛，消化不良，腹胀泄泻，蛇咬伤；外治乳痈初起。"（《广西中药资源名录》）

（2）"发表祛风，治外感头痛。"（《岭南采药录》）

（3）"治外感伤风，伤寒，伤暑及皮肤热毒，水土不服。"（《广东中药》）

桑叶 Sāngyè（附药：桑枝、桑白皮、桑椹）

【来源】 本品为桑科植物桑 Morus alba L. 的叶。生于丘陵、山坡、村旁、田野等处，广西各地均有栽培。10～11月间霜后采收，除去杂质，晒干用。

【别名】 铁扇子、蚕叶、家桑、霜桑叶、冬桑叶。

【壮名】 盟娘侬，Mbawnengznuengx。

【性味】 寒，苦、甜。

【功效】 祛风毒，解痧毒，清热毒，明目，调气道。

【主治】 贫痧（感冒），发得（发热），埃病（咳嗽），巧尹（头痛），兰喯（眩晕），火眼（急性结膜炎）。

【临床应用】

1. 治感冒发热，结膜炎：用叶2～5钱，水煎服。

2. 治咽喉红肿，牙痛：桑叶10～15g，煎服。

3. 治头目眩晕：桑叶15g，菊花15g，枸杞子15g，决明子10g。水煎代茶饮。

4. 治摇头风（舌伸出，流清水，连续摇头）：桑叶3～6g，水煎服。

5. 治风眼下泪：腊月不落桑叶，煎汤日日温洗，或入芒硝。

【用法用量】 水煎服：5～10g；或入丸、散剂。外用：适量，煎水洗或捣敷。

【知识拓展】

1. 著作摘要

（1）"治喉痛，牙龈肿痛，头面浮肿。"（《山东中药》）

（2）"疏风清热，凉血明目。"（《广西本草选编》）

2. 功用发挥　治疗喉源性咳嗽：选取符合纳入标准的门诊患者100例，口服桑杏汤加味，连续治疗28天，观察临床疗效和不良反应。结果：总有效率为97%，无不良反应。[赵焕凤.桑杏汤加味治疗喉源性咳嗽100例. 实用中医内科杂志，2013，27（2）：14-15.]

附药：桑枝（棵桑，Gosangh）　为桑的嫩枝。性平，味苦。功效：祛风湿，利关节，行水气。主治发旺（痹病），麻邦（中风），笨浮（水肿），麦蛮（风疹）。用法用量：水煎服，15～30g。外用：适量，煎水熏洗。

桑白皮（棵桑，Gosangh）　为桑的根皮。性寒，味甜、辣。功效：通气道，清热毒，化痰止咳，通调水道。主治痨痧（痧症），埃病（咳嗽），喯百银（百日咳），肉扭（淋证），笨浮（水肿）。用法用量：水煎服，9～15g，或入散剂；外用适量，捣汁涂或煎水洗。

桑椹（冷娘侬，Lwgnengznuengx）　为桑的果穗。性寒，味甜、酸。功效：补血滋阴，生津润燥。主治兰喯（眩晕），惹啊茸（耳鸣耳聋），心头跳（心悸），年闹诺（失眠），啊尿甜（消渴），阿意囊（便秘）。用法用量：水煎服：9～15g；煎膏、生啖或浸酒。外用：浸水洗。

留兰香 Liúlánxiāng

【来源】本品为唇形科植物留兰香 *Mentha spicate* L. 的全草。生长于阳光充足的田边、旷野、路旁。多为栽培。广西各地均有分布。7~9月采，多为鲜用，或阴干。

【别名】绿薄荷、香花菜、野薄荷、假薄荷、鱼香菜。

【壮名】雅脱岁，Nyadutcaej。

【性味】微温，麻、辣、甜。

【功效】祛风邪，通气道，解痧毒，止咳喘，消肿痛。

【主治】贫痧（感冒），埃病（咳嗽），货烟妈（咽痛），目赤，鼻衄，嗒咛（结膜炎），巧尹（头痛），心头痛（胃痛），腊胴尹（腹痛），京尹（痛经），勒爷狠尹（小儿疝肿），林得叮相（跌打损伤）。

【临床应用】

1. 治风寒咳嗽：鲜留兰香全草 15~30g。水煎服。

2. 治胃痛：留兰香全草、茴香根、橘皮、佛手柑、生姜各适量。水煎服。

3. 治皲裂：鲜留兰香全草，捣烂敷患处。

【用法用量】内服：煎汤，15~30g。外用：适量，捣敷，或绞汁点眼。

【使用注意】阴虚血燥，肝阳偏亢，表虚汗多者忌服。

【知识拓展】

著作摘要

（1）"全草：用于外感风热，头痛，目赤，咽喉肿痛，肺热咳嗽，胃腹胀痛，痛经；外治跌打肿痛。"（《广西中药资源名录》）

（2）"治一切伤寒头疼、霍乱吐泻、痈、疽、疥、癞诸疮。"（《滇南本草》）

蝉蜕 Chántuì

【来源】本品为蝉科昆虫黑蚱 *Cryptotympana pustulata* Fabricius. 羽化后的蜕壳。多生于平原树下，广西各地均有分布。夏、秋采，去净泥土，晒干用，生用。

【别名】仙人衣、蝉衣、知了皮、蝉壳、虫退。

【壮名】堵频，Duzbid。

【性味】凉，甜、咸。

【功效】祛风毒，清热毒，透麻疹，止瘙痒，去目翳，利咽喉，止惊厥。

【主治】贫痧（感冒），货烟妈（咽痛），笃麻（麻疹），埃病（咳嗽），音哑，目赤肿痛，翳膜遮睛，羊癫（癫痫），勒爷降痕呭（小儿夜啼），麦蛮（风疹），能那（瘙痒），破伤风证。

【临床应用】

1. 治感冒、咳嗽失音：蝉蜕一钱，牛蒡子三钱，甜草一钱，桔梗一钱五分。煎汤服。

2. 治咳嗽，肺气壅滞不利：蝉壳（去土，微炒）、人参（去芦）、五味子各一两，陈皮、甜草（炙）各半两。共为细末。每服半钱，生姜汤下，无时。

3. 治痘疮出不快：紫草、蝉蜕、木通、芍药、甜草（炙）各等份。每服二钱，水煎服。

4. 治瘰疬：胡桃打开，掏出一半瓤，装满蝉蜕，外以黄土泥封妥，铁丝扎紧，置慢火上焙干，泥自脱落，再将胡桃研细面，用黄酒为引，开水冲服，每日早空腹服一个，连服一百日。

【用法用量】内服：煎汤，3～10g，或单味研末冲服。一般病症用量宜小；止痉则需大量。

【使用注意】孕妇慎服。

【知识拓展】

1. 著作摘要

（1）"疏风散热，透疹，退翳，止痉。"（《全国中草药汇编》）

（2）"治小儿浑身壮热惊痫，兼能止渴。"（《药性论》）

2. 功用发挥　治疗小儿抽动症：选取符合诊断标准的小儿抽动症患者 60 例，随机分成蝉蜕钩藤饮治疗组 30 例和西药氟哌啶醇片对照组 30 例。观察临床疗效和不良反应。结果：治疗组总体疗效明显优于对照组，两组比较有显著差异（$P<0.05$）。不良反应治疗组 1 例，对照组 6 例，两组比较有显著差异（$P<0.05$）。［王芬，彭清华，张明亮. 蝉蜕钩藤饮治疗小儿抽动症临床研究. 山东中医杂志，2011，30（4）：231–232.］

金线风 Jīnxiànfēng

【来源】本品为防己科植物粉叶轮环藤 *Cyclea hypoglauca*（Schauer）Diels 以根、叶或全株入药。生于潮湿山地、村旁、丘陵灌木丛中。广西大部分地区有分布。全年可采，洗净切段，鲜用或晒干用。

【别名】银不换、金锁匙、百解藤、有毛粪箕笃、凉粉藤。

【壮名】勾机藤，Gaeugihdaengz。

【性味】寒，苦。

【功效】清热毒，解痧毒，通水道，调谷道、气道，祛风止痛。

【主治】贫痧（感冒），喯痧（痧症），货烟妈（咽痛），腊胴尹（腹痛），豪尹（牙痛），肉扭（淋证），白冻（泄泻），阿意咪（痢疾），发旺（痹病），额哈（毒蛇咬伤），呗农（痈疮）。

【临床应用】

1. 治慢性气管炎：凉粉藤、百部各 15g，穿心莲 12g，水煎 2 次，每次煎沸后，放置 4 小时以上，过滤，两次滤液浓缩至 30～60mL，每日 1 次顿服，10 天为 1 疗程。

2. 治痢疾，砂淋，咽喉炎，龋齿痛：用根 5 钱～1 两，水煎服。

3. 治毒蛇咬伤：用百解藤根适量，米酒浸过液面泡 7 天，内服 10～20mL，每日 3 次，并用药酒从上而下外搽伤口处，忌搽伤口。

【用法用量】内服：10～30g，煎汤。外用适量，煎水含漱，或磨醋涂患处。

【知识拓展】

著作摘要

（1）"用于咽喉肿痛，咳嗽，风火牙痛，毒蛇咬伤，高血压病。"（《广西药用植物名录》）

（2）"主治喉风心烦，口干作渴。具止烦渴，退烧功用。"（《重楼玉钥》）

露兜簕 Lùdōulè

【来源】本品为露兜树科植物露兜树 *Pandanus tectorius* Soland. 的根、叶、花、果，其都可入药。生于村旁、路边、山谷、溪边及滨海地区。有栽培。广西主要分布于龙州、南宁、容县、桂平等地。全年可采，鲜用或晒干用。

【别名】假菠萝、山菠萝、野菠萝、勒角蓢、簕鲁。

【壮名】菠萝岜，Bohlozbya。

【性味】寒，甜、辣、淡。

【功效】通气道，祛风毒，清热毒，通水道，除湿毒，化痰止咳，消肿止痛。

【主治】根：贫痧（感冒），笨浮（水肿），肉扭（淋证），肝炎，图爹病（水臌），小儿夏季热，眼角膜炎；叶：发斑，笃麻（麻疹），呗红线（丹毒），暑热症，渗裂（血证），恶疮，裤口毒（臁疮）；花：发痧（感冒），埃病（咳嗽），肉扭（淋证），阿意咪（痢疾），兵嘿细勒（疝气），对口疮；果实：阿意咪（痢疾），埃病（咳嗽），目生翳障，睾丸炎，仲嘿唪尹（痔疮）。

【临床应用】

1. 治风热感冒，支气管炎，高热不退，肾炎水肿，肝硬化腹水：用根 5 钱～1 两，水煎服。

2. 治胃热痛：用果 3～5 钱，或用花 1～3 钱，水煎服。

3. 治心烦躁：露兜簕心 1 两，赤小豆 1 两，灯心草 2 扎，竹卷心 15 条，水煎服。

4. 治肾炎水肿：露兜簕根 30～60g，猪瘦肉适量。水煎服，每日 1 剂。

5. 治溃疡有腐骨：露兜簕蓬捣烂敷患处，能拔出之。

6. 治阴囊湿疹，皮炎：用叶适量，水煎熏洗。

【用法用量】根：水煎服 15～30g，或烧炭存性研末；叶：水煎服 10～20g，外用：适量，捣敷或煎水洗；花：水煎服 10～30g，外用：适量，研末调敷；果实：水煎服 30～60g。

【使用注意】孕妇忌服。

【知识拓展】

著作摘要

（1）"发汗解热，利水化湿。治感冒发热，肾炎水肿，尿路感染，肝炎。"（《常用中草药手册》）

（2）"清热利水，去湿热，止热泻，治淋浊、对口疮。"（《南宁市药物志》）

（3）"治跌打断筋。"（《陆川本草》）

咸虾花 Xiánxiāhuā

【来源】本品为菊科植物咸虾花 Vernonia patula (Dryand.) Merr. 的全草。生于荒地、旷野、田边、路旁。广西主要分布于田阳、大新、龙州、扶绥、马山等地。秋季采，洗净，晒干用或鲜用。

【别名】狗仔花、展叶斑鸠菊、狗汪汪、万重花、鲫鱼草。

【壮名】华扣塞，Vagoujcaij。

【性味】平，苦、辣。

【功效】祛风毒，解瘴毒，清热毒，除湿毒，通龙路，止泻。

【主治】贫疹（感冒），巧尹（头痛），鹿（呕吐），白冻（泄泻），瘴毒（疟疾），血压嗓（高血压病），阿意咪（痢疾），发旺（痹病），能啥能累（湿疹），呗农（痈疮），北嘻（乳痈），笨埃（瘿瘤），林得叮相（跌打损伤）。

【临床应用】

1. 治风热感冒：狗仔花一两，山芝麻一两。水煎，日分二次服。

2. 治热泻：狗仔花二两。水煎服。

【用法用量】内服：煎汤，15~30g，鲜品倍量。外用：适量，煎水洗或捣敷。

【知识拓展】

著作摘要

(1) "用于疟疾，感冒发热，胃肠炎，蛇伤。"（《广西药用植物名录》）

(2) "清热止泻。治热泻，头痛，感冒风热。"（《广西中草药》）

南蛇簕 Nánshélè （附药：苦石莲子）

【来源】本品为豆科植物喙荚云实 Caesalpinia minax Hance. 的茎、叶。生于山沟、溪旁或灌丛中，广西主要分布于梧州、容县、南宁、钦州、宁明等地。全年可采，洗净，切片，晒干用。

【别名】老鸦枕头、猫爪簕、苦石莲、广石莲、青蛇子。

【壮名】勾温秒，Gaeuoenmeuz。

【性味】凉，苦。

【功效】通气道，祛风毒，清热毒，解痧毒。

【主治】贫疹（感冒），发得（发热），痧病，发旺（痹病），白冻（泄泻），阿意咪（痢疾），林得叮相（跌打损伤），夺扼（骨折），呗农（痈疮），麦蛮（风疹），能啥（荨麻疹），额哈（毒蛇咬伤）。

【临床应用】

1. 治外感风热，膀胱炎，小便淋沥，急性胃肠炎，痢疾，疟疾：用根或嫩茎叶四至八钱，或用种子仁一至三钱，水煎服。

2. 治诸骨哽咽：用根切片慢慢含咽。

3. 治跌打损伤：用嫩叶捣烂，调酒炒热外敷。

4. 治湿疹，疮疖：用嫩苗适量，水煎外洗。

【用法用量】内服：煎汤，5～15g。外用适量，鲜品捣敷，或煎水洗。

【使用注意】孕妇忌服。

【知识拓展】

1. 著作摘要

（1）"茎：用于感冒发热，痧症，腹泻痢疾，膀胱炎。""嫩叶：用于痧症高热，痈疮肿毒。""种子（苦石莲）：用于感冒恶寒，发热，头痛，咳嗽。"（《广西中药资源名录》）

（2）"治噤口痢，梦遗，淋浊等证。民间用治流行性感冒。"（《广西中药志》）

（3）"清热解毒，去瘀积。治湿热痧气，跌打骨折。"（《陆川本草》）

2. 功用发挥　治疗带状疱疹：选取带状疱疹门诊患者180例，随机分成口服阿昔洛韦片基础上配伍南蛇簕煎液外洗治疗组93例和口服阿昔洛韦片对照组87例。观察症状体征改善时间、临床疗效和不良反应。结果：治疗组症状改善时间比对照组明显缩短，治疗组的治愈率及显效率比对照组明显提高，治疗组在外洗期间，患处未发现不良反应。[叶焕优，唐荣德，蒋三员，等.南蛇簕外用治疗带状疱疹的临床观察.中国中西医结合皮肤性病学杂志，2005，4（2）：105.]

附药：苦石莲子（裸模，Gomog）　为南蛇簕的种子。性寒，味苦；有小毒。功效：通气道，清热毒，祛湿毒，散瘀止痛。主治：贫痧（风热感冒），哕逆，阿意咪（痢疾），淋浊，渗裂（血证），林得叮相（跌打损伤），呗农（痈疮），额哈（毒蛇咬伤）。用法用量：水煎服，5～10g。外用：适量，煎水洗，或捣敷。使用注意：虚寒无实火者、大便燥结者忌用；孕妇忌用。

第二节　通气道止咳平喘药

本节壮药性平或凉，多具有苦、麻、辣味，以通调气道、止咳平喘为主要功效，主要用于得凉（伤风）、贫痧（感冒）、埃病（咳嗽）、墨病（气喘）等病症，以咳嗽、痰多、咽痛为辨证要点。

石油菜 Shíyóucài

【来源】本品为荨麻科植物石油菜 *Pilea cavaleriei* Levl. subsp. *valida* C. J. Chen 的全草。生于300～1300m 的石灰岩上或荫地岩石上。广西主要分布于柳州、桂林、马山、灵山、罗城等地。全年可采，洗净，鲜用，或晒干用。

【别名】石花菜、肥奴奴草、冷冻草、疳积草、石苋菜。

【壮名】油才因，Youzcaiqrin。

【性味】凉，淡、微苦。

【功效】清热毒，止咳化痰，通水道，消肿止痛。

【主治】埃病（咳嗽），钵痨（肺痨），笨浮（水肿），渗裆相（烧烫伤），林得叮相（跌打损伤），恶疮，呗农（痈疮）。

【临床应用】

1. 治肺结核，肾炎水肿：用鲜全草一至二两，炖猪骨服。

2. 治肺热咳嗽，肺结核：鲜石油菜一至二两，水煎服。

3. 治跌打损伤，烫火伤，疮疖红肿：鲜石油菜适量，捣敷患处。

【用法用量】内服：煎汤，15～30g，鲜品倍量。外用：适量，捣敷，或煎水洗。

【知识拓展】

著作摘要

（1）"清热解毒，化痰止咳。治肺痨咳嗽，热毒恶疮。"（《广西中药志》）

（2）"清热，利水，解毒。治火烫伤，疳积，疮疥。"（《广西药用植物名录》）

罗汉果 Luóhànguǒ

【来源】本品为葫芦科植物罗汉果 *Siraitia grosvenorii* (Swingle) C. Jeffrey ex A. M. Lu et Z. Y. Zhang 的果实。生长于山间阴湿、风凉地带。广西主要产于永福、临桂、龙胜、金秀、贺州等地，现已作为重要的经济作物栽培。秋季果熟时采摘，洗净，烘干。

【别名】拉汗果、假苦瓜。

【壮名】芒裸寒，Maklozhan。

【性味】凉，甜。

【功效】通气道、谷道，清热毒，止咳化痰，生津润肠。

【主治】货烟妈（咽痛），声音嘶哑，埃病（咳嗽），比耐来（咳痰），唉百银（百日咳），陆裂（咯血），阿意勒（便血），阿意囊（便秘），阿尿甜（消渴）。

【临床应用】

1. 治急、慢性支气管炎，扁桃体炎，咽喉炎，便秘：罗汉果 15～30g，开水泡，当茶饮。

2. 治喉痛失音：罗汉果 1 个，切片，水煎，待冷后，频频饮服。

【用法用量】内服：煎汤，10～15g，或捣汁饮。外用：适量，捣敷，或煎水洗。

【使用注意】脾胃虚寒者忌服。

【知识拓展】

1. 著作摘要

（1）"止咳清热，凉血润肠。治咳嗽，血燥胃热便秘等。"（《广西中药志》）

（2）"理痰火咳嗽，和猪精肉煎汤服之。"（《岭南采药录》）

2. 功用发挥　治疗慢性咽炎：用罗汉果咽喉片（组成：罗汉果、金银花、诃子、薄荷油）治疗慢性咽炎患者 121 例。给药方法：罗汉果咽喉片 2 片，每日 4 次，口含服，2 周为 1 疗程，治疗期间停用其他有关治疗咽喉病的药物，疗程结束后全面复查，采用治疗前后自身对照方法，其结果用秩和检验、χ^2 检验及 t 检验方法进行统计学处理。结果：临床治愈 61 例，占 50.4%；显效 47 例，占 38.8%；有效 10 例，占 8.3%；无效 3 例，占 2.5%，总有效率为 97.5%。[苏瑞金，王晓岩，王秋芝，等. 罗汉果咽喉片治疗慢性咽炎的临床研究. 吉林中医药，1997，(6)：38-39.]

白果 Báiguǒ（附药：银杏叶）

【来源】本品为银杏科植物银杏 *Ginkgo biloba* L. 除去外种皮的种子。生于 500～1000m 的酸性土壤，排水良好地带的天然林中。广西桂北有栽培。秋末种子成熟后采收，除去肉质外种皮，洗净，稍蒸或略煮后，烘干；或洗净晒干用，用时打碎取种仁。

【别名】鸭脚子、公孙树、佛指甲、佛指柑。

【壮名】白果，Bwzgoj。

【性味】平，甜、苦、涩；有毒。

【功效】调气道，定喘嗽，止带，缩尿。

【主治】墨病（哮喘），埃病（咳嗽），比耐来（咳痰），隆白呆（带下），漏精（遗精），肉赖（多尿症），勒爷白冻（小儿腹泻），胴西咪暖（肠道寄生虫病）。

【临床应用】

1. 治慢性气管炎，遗精，白带：用果仁一至三钱，捣烂，水煎服。

2. 治遗尿：用白果一两，去壳，放入猪膀胱内炖服。

3. 治小儿腹泻：白果 2 个，鸡蛋 1 个。将白果去皮研末，鸡蛋打破一孔，装入白果末，烧熟食。

4. 治梦遗：银杏三粒。酒煮食，连食 4～5 日。

【用法用量】内服：煎汤，5～10g；或捣汁。外用：适量，捣敷；或切片涂。

【使用注意】有实邪者忌服。生食或炒食过量可致中毒，小儿误服中毒尤为常见。服用过量中毒，可出现发烧、呕吐、腹泻、惊厥、抽搐、肢体强直、皮肤青紫、瞳孔散大、脉弱而乱，甚者昏迷不醒。

【知识拓展】

1. 著作摘要

（1）"叶：用于心绞痛，痢疾。""种子（白果）：用于肺阴虚咳嗽，尿频，遗精，白带，有毒。"（《广西中药资源名录》）

（2）"大疮不出头者，白果肉同糯米蒸合蜜丸；与核桃捣烂为膏服之，治噎食反胃，白浊、冷淋；捣烂敷太阳穴，止头风眼疼，又敷无名肿毒。"（《滇南本草》）

（3）"治遗精，遗尿。"（《山东中药》）

2. 功用发挥 治疗肺心病急性加重期：选取肺心病急性加重期住院患者 70 例，随机分成常规西药治疗基础上加服白果定喘方治疗组 35 例和常规西药治疗组 35 例。观察临床疗效和动脉血气分析。结果：治疗组总有效率为 91.6%，明显高于对照组 71.4%（$P<0.05$）。两组患者治疗后动脉血气分析均较治疗前明显改善，且治疗组优于对照组（$P<0.05$）。[王诚喜. 白果定喘方治疗肺心病急性加重期 70 例临床观察. 中医药导报，2008，14（3）：27-28.]

附药：银杏叶（盟银杏，Mbawyjinzhing） 为银杏的叶。性平，味甜、苦、涩。功效：通龙路火路，调气道，化浊降脂。主治：阿闷（胸痛），心跳（心悸），麻邦（中风），埃病（咳嗽），墨病（哮喘），血压嗓（高血压病），高脂血症，啊肉甜（糖尿病）。用法用量：水煎服，

9~12g。使用注意：有实邪者忌用。

矮地茶 Ǎidìchá

【来源】本品为紫金牛科植物紫金牛 Ardisia japonica (Thunb.) Blume 的全株。多生于山坡、林下、河边或村旁林荫处。广西主要分布于贺州、三江、龙胜、资源、全州等地。全年可采，洗净鲜用，或晒干用。

【别名】不出林、平地木、老勿大、凉伞盖珍珠、矮茶风。

【壮名】茶堆，Cazdeih。

【性味】平，麻、辣、微苦。

【功效】通气道，止咳化痰，清热毒，除湿毒，通龙路。

【主治】埃病（咳嗽），比耐来（咳痰），钵痨（肺痨），陆裂（咯血），鹿裂（吐血），肉扭（淋证），发旺（痹病），京瑟（闭经），林得叮相（跌打损伤）。

【临床应用】

1. 治肺结核，支气管炎，咯血，呕血，黄疸型肝炎，慢性肝炎，流感，尿路感染，闭经，产后胎衣不下：用全株一至三钱，水煎服。

2. 治肺痈：紫金牛一两，鱼腥草一两。水煎，两次分服。

3. 治血痢：紫金牛茎叶，煎服。

4. 治肿毒：紫金牛茎叶，煎服。

5. 治跌打胸部伤痛：紫金牛全草一两，酒、水各半煎，两次分服。

6. 治跌打损伤，睾丸炎：用鲜全株捣烂外敷。

【用法用量】内服：煎汤，15~30g。外用：鲜品适量，捣敷。

【知识拓展】

1. 著作摘要

（1）"活血止痛，利尿，健胃，止血。治湿热黄疸，肝炎，急性肾炎，膀胱炎，肺结核盗汗、咯血，脱力劳伤，筋骨酸痛，月经不调，副鼻窦炎。"（《上海常用中草药》）

（2）"为强壮剂，有止血作用。治肺结核咳嗽吐血；酒服，治跌打损伤，睾丸肿痛。"（《现代实用中药》）

2. 功用发挥　治疗肺结核：选取门诊及住院涂痰阳性的确诊肺结核患者100例，随机分为治疗组及对照组各50例。对照组采用2HRZE/4HR治疗方案，治疗组在对照组基础上加用复发不出林糖浆，治疗6个月后统计结果。结果：治疗组总有效率为92%，对照组总有效率为72%，2组比较，差异有显著性意义（$P<0.05$）；治疗后治疗组咳嗽、纳差、恶心积分改善优于对照组，差异有显著性意义（$P<0.05$）。结论：复发不出林糖浆治疗肺结核有良好的效果。[邓耀泽. 复发不出林糖浆治疗肺结核疗效观察. 新中医，2014，46（7）：51-52.]

猫爪草 Māozhuǎcǎo

【来源】本品为毛茛科植物小毛茛 Ranunculus ternatus Thunb. 的块根。生于平原湿草地、田边荒地或山坡草丛中。广西主要分布于融安、桂林、罗城、柳州、容县等地。全年可采，根挖出后，剪去茎部及须根，晒干用。

【别名】三散草、猫爪儿草、金花草、鸭脚板。

【壮名】牙要秒，Nya'nyaujmeuz。

【性味】温，甜、麻、辣；有小毒。

【功效】通火路，散肿结，化痰湿。

【主治】呗奴（瘰疬），癌症，巧尹（头痛），豪尹（牙痛），瘴毒（疟疾），额哈（毒蛇咬伤）。

【临床应用】

1. 治淋巴结结核，瘰疬：①用根三至五钱，水煎冲糯米酒服，并用鲜草适量捣烂外敷；溃烂者，用根研粉，撒布患处。②猫爪草四两。加水煮沸后。改用文火煎半小时，过滤取汁，加黄酒或江米甜酒（忌用白酒）为引，分四次服。第二天，用上法将原药再煎，不加黄酒服。二日一剂，连服四剂。间隔三至五天再续服。③猫爪草、夏枯草各适量。水煮，过滤取汁，再熬成膏，贴患处。

2. 治肺结核：猫爪草二两。水煎，分二次服。

3. 治偏头痛，牙痛：用鲜根适量，食盐少许，一同捣烂，偏头痛敷同侧太阳穴，牙痛敷对侧经渠穴。

4. 治疟疾：用鲜根捣烂，于发作前2小时敷一侧桡骨动脉处。

【用法用量】水煎服：15～30g，单味可用至120g。外用，适量，研末敷。

【知识拓展】

1. 著作摘要

（1）"块根：用于咳嗽痰浓，瘰疬。"（《广西中药资源名录》）

（2）"治颈上瘰疬结核。"（《中药材手册》）

（3）"消肿，截疟。治瘰疬，肺结核。"（《河南中草药手册》）

2. 功用发挥 辅助治疗儿童颈淋巴结结核：选取儿童颈淋巴结结核门诊患者100例，随机分成对照组50例，常规应用"异烟肼（H）+利福平（R）+吡嗪酰胺（Z）"方案化疗；治疗组50例，在单纯"HRZ"化疗方案的基础上加用猫爪草胶囊辅助治疗。观察临床疗效和不良反应。结果：治疗组的临床治愈率明显高于对照组（$P<0.05$）。治疗过程中患者对猫爪草胶囊均能耐受，无1例过敏；停药后随访1年，治疗组无复发病例，对照组有3例复发。两组总有效率差异无显著性。[张雪梅. 猫爪草胶囊辅助治疗儿童颈淋巴结结核疗效分析. 江西医药，2009，44（8）：783-784.]

枇杷叶 Pípáyè

【来源】本品为蔷薇科植物枇杷 *Eriobotrya japonica*（Thunb.）Lindl. 的叶。以红壤山地为主，生长于村边、平地、坡地。广西各地均有栽培。春末夏初采收叶片，晒干用，刷去毛，洗净切碎。生用或蜜炙用。

【别名】巴叶、芦桔叶、卢橘。

【壮名】盟比巴，Mbawbizbaz。

【性味】微寒，苦、微辣。

【功效】调气道，止咳化痰，调谷道。

【主治】埃病（咳嗽），陆裂（咳血），墨病（哮喘），渗裂（衄血、吐血），鹿（呕吐），沙呃（呃逆），啊肉甜（糖尿病），哪呷（面瘫），酒渣鼻，呗仇（痤疮）。

【临床应用】

1. 治肺燥咳嗽：干枇杷叶（去毛）9g，干桑叶9g，茅根15g，水煎服。

2. 治咳嗽，喉中有痰声：枇杷叶25g，川贝2.5g，巴旦杏仁10g，陈皮10g。为末，每服5～10g，开水送下。

3. 治肺热咳嗽：枇杷叶9g，桑白皮12g，黄芩6g，水煎服。或蜜炙枇杷叶12g，蜜炙桑白皮15g，水煎服。

4. 治风热咳嗽：枇杷叶、苦杏仁、桑白皮、菊花、牛蒡子各9g。水煎服。

5. 治百日咳：枇杷叶15g，桑白皮15g，地骨皮9g，甜草3g。水煎服。

6. 治呕吐：枇杷叶2片，柿蒂5个，菖蒲6g，桂竹青（桂皮刮下的第二层皮）1把。水煎服。

7. 回乳：枇杷叶（去毛）5片，牛膝根9g。水煎服。

【用法用量】内服：煎汤，6～10g。

【使用注意】胃寒呕吐及风寒咳嗽者禁服。

【知识拓展】

1. 著作摘要

（1）"止咳嗽，消痰定喘，能断痰丝，化顽痰，散吼喘，止气促。"（《滇南本草》）

（2）"煎汁洗脓疮、溃疡、痔疮。"（《安徽药材》）

（3）"枇杷叶，凡风温、温热、暑、燥诸邪在肺者，皆可用以保柔金而肃治节；香而不燥，凡湿温、疫疠、秽毒之邪在胃者，皆可用以澄浊气而廓中州。"（《重庆堂随笔》）

2. 功用发挥　治疗寻常痤疮：选取寻常痤疮患者60例，用黄连解毒汤合枇杷叶治疗，较严重者配合片仔癀软膏外涂患处，强调饮食禁忌。观察临床疗效、复发率及不良反应。结果：临床疗效总有效率91.67%，复发率11.1%，3例出现不良反应。[李春生，赵铭林. 黄连解毒汤合枇杷叶丸治疗寻常痤疮60例临床观察. 浙江中医药大学学报，2011，35（4）：541-543.]

乌云盖雪 Wūyúngàixuě

【来源】本品为锦葵科植物梵天花 *Urena procumbens* L. 的全草。生于山野、路边、荒坡或灌丛中。广西主要分布于南宁、博白、陆川、平南、富川等地。秋、冬季采收，洗净切碎，晒干用。

【别名】狗脚迹、野棉花、五龙会、小痴头婆。

【壮名】笨打随，Baetmaenzsaeq。

【性味】凉，甜、苦。

【功效】祛风毒，通气道，调谷道，解毒消肿。

【主治】贫痧（感冒），埃病（咳嗽），发旺（痹病），白冻（泄泻），阿意咪（痢疾），林得叮相（跌打损伤），呗农（痈疮），额哈（毒蛇咬伤）。

【临床应用】

1. 治肺热咳嗽：用根五钱至一两，水煎服。

2. 治痢疾：梵天花三至五钱，水煎服。

3. 治心性水肿：梵天花根一两，水煎服；或同猪瘦肉炖服，每日1剂。

4. 治毒蛇咬伤：梵天花鲜叶捣烂，浸米泔水洗之，以渣敷伤口。

5. 治妇女白带：梵天花根一至二两。水煎去渣，用瘦猪肉汤兑服。

6. 治产后足膝无力，不能行走：鲜梵天花根。每次二两，合鸡炖服。

7. 治胃部因跌打损伤，呕吐不能食，或食入即吐：鲜梵天花根二至三两。加红糖五钱，冲开水炖服；渣同红糖捣敷伤处。

8. 治跌打损伤，腰肌劳损：梵天花根一两，南岭荛花根白皮一钱，水煎服。

【用法用量】内服：煎汤，15～50g；或炖肉服。外用：适量，鲜品捣敷。

【知识拓展】

著作摘要

（1）"消炎消肿，凉血解毒。主治痢疾，腹泻，疖肿，狂犬病，毒蛇咬伤。"（《广西实用中草药新选》）

（2）"解毒消肿，宣肺止咳。"（《广西本草选编》）

（3）"祛风除湿，舒筋通络，去瘀活血，暖胃健脾。治风邪筋骨拘挛，流感肺热，痈疽肿毒。"（《泉州本草》）

青天葵 Qīngtiānkuí

【来源】本品为兰科植物毛唇芋兰 *Nervilia fordii*（Hance）Schltr. 的全草或块茎。生于阴湿的石山疏林下，或田边。广西主要分布于隆林、昭平、永福、马山、上林等地。全年可采，鲜用或晒干用。

【别名】天葵、独脚莲、珍珠叶、独叶莲、铁帽子。

【壮名】棵盟朵，Go'mbawdog。

【性味】凉，甜。

【功效】通气道，润肺止咳，清热毒，通龙路，散瘀肿，止血。

【主治】钵痨（肺痨），陆裂（咯血），发得（发热），货烟妈（咽痛），呗奴（瘰疬），呗农（痈肿），呗叮（疔疮），渗裂（过敏性紫癜），林得叮相（跌打损伤）。

【临床应用】

1. 治肺结核咳嗽，支气管炎，小儿肺炎：用叶三至五钱，水煎服。

2. 治小儿疳积、疝气痛：青天葵鲜块茎二至四钱，炖猪瘦肉或鸡蛋吃。

3. 治口腔炎，急性喉头炎：青天葵（鲜全草）1株，生嚼含。

4. 治疮疖肿痛：用鲜叶捣烂调红糖外敷。

【用法用量】内服：煎汤，10～15g，或浸酒。外用：适量，捣敷。

【使用注意】阳虚者慎服。

NOTE

【知识拓展】

1. 著作摘要

（1）"润肺止咳，解热清心。治肺痨，并解煤毒。"（《南宁市药物志》）

（2）"捣烂外涂，可解疮毒。"（《广西中药志》）

（3）"治瘰疬，和肉煎汤服或炒食；理痰火咳血，消火疮，水煎服；浸酒治内伤。"（《岭南采药录》）

2. 功用发挥　治疗慢性支气管炎急性发作：选取符合纳入标准的患者 76 例，随机分成苇茎青桃汤治疗组 38 例和西医治疗组 38 例。观察临床疗效。结果：治疗组显效率明显优于对照组，统计学差异有意义（$P<0.01$）。［刘竹生．苇茎青桃汤治疗慢性支气管炎急性发作 38 例疗效观察．中国中医药科技，2006，13（6）：431.］

龙脷叶 Lónglìyè

【来源】本品为大戟科植物龙脷叶 *Sauropus spatulifolius* Beille 的叶。生长于山谷、山坡湿润肥沃的丛林中，喜温暖湿润的气候。广西多栽培于药圃、公园、村边及屋旁。全年可采，或夏秋采，晒干用。

【别名】龙知叶、龙味叶、龙舌叶、牛耳叶。

【壮名】蒙凛垄，Mbawlinxlungz。

【性味】平，微甜。

【功效】调气道、谷道，止咳平喘，清热毒，利咽生津，滑肠通便。

【主治】墨病（哮喘），埃病（咳嗽），比耐来（咳痰），钵痨（肺痨）失音，货烟妈（咽痛），陆裂（咯血），阿意囊（便秘）。

【临床应用】

1. 治痰火咳嗽：龙脷叶和猪肉煎汤服之。

2. 治急性支气管炎，上呼吸道炎，支气管哮喘：龙舌叶二至四钱（鲜用三钱至一两）。水煎服。

【用法用量】内服：煎汤，10～30g；或捣汁饮。外用：适量，捣敷，或煎水洗。

【知识拓展】

著作摘要

（1）"清肺，治肺热咳嗽。"（《陆川本草》）

（2）"止痰火咳嗽哮喘。治内伤肺痨失音。喉痛。"（《南宁市药物志》）

（3）"用于咳嗽，咳血，大便燥结。"（《广西中药资源名录》）

望江南 Wàngjiāngnán

【来源】本品为豆科植物望江南 *Cassia occidentalis* L. 的茎叶。生于砂质土壤的山坡、河边滩地、旷野或丘陵的灌木林或疏林中。广西主要分布于河池、百色、南宁、玉林等地区。8 月间采收茎叶，洗净，晒干用。

【别名】羊角豆、羊角菜、大羊角菜、假决明、头晕菜。

【壮名】碰扣洋，Byaekgaeuyiengz。

【性味】寒，苦；有小毒。

【功效】通气道，止咳喘，清肝和胃，消肿解毒，利二便。

【主治】墨病（哮喘），发得（发热），巧尹（头痛），目赤，阿意囊（便秘），腊胴尹（腹痛），渗裂（血证），呗农、呗叮（痈疮、疔肿），额哈（毒蛇咬伤）。

【临床应用】

1. 治血淋：羊角豆全草一两，水煎服。

2. 治蛇头疔：鲜羊角豆叶一握，和白麻子捣烂敷贴患处。

3. 治蛇伤：鲜羊角豆叶一握，捣烂绞自然汁服，渣敷患处。

【用法用量】内服：煎汤，6～9g，或捣汁饮。外用：适量，捣敷，或煎水洗。

【使用注意】本品含毒蛋白及柯桠素，对动物的肝、肾均有毒害作用，故伴有肝肾疾病者应减少剂量，肝肾功能欠佳者不宜用。

【知识拓展】

1. 著作摘要

（1）"治慢性便秘，哮喘。"（《南方主要有毒植物》）

（2）"治咳嗽，胃病，气块，气胀。"（《中国药用植物志》）

（3）"平肝火，明目。治热性眼痛。"（《南宁市药物志》）

2. 功用发挥　治疗顽固性头痛：选取顽固性头痛患者35例，治以中药配合心理疗法，方中重用望江南治疗，观察临床疗效。结果：临床疗效总有效率91%。［徐惠华. 重用望江南治疗顽固性头痛体会. 现代中西医结合杂志，2006，15（6）：767-768.］

穿破石 Chuānpòshí

【来源】本品为桑科植物构棘 *Cudrania cochinchinensis*（Lour.）Kudo et Masam. 的根。生于疏林和灌丛中，广西各地有分布。全年均可采挖，洗净切碎，鲜用或晒干用。

【别名】饭团簕、黄龙退壳、金腰带、柘根、莨芝根。

【壮名】棵温戏，Gooenciq。

【性味】凉，淡、微苦。

【功效】祛风毒，清热毒，止咳喘，化痰湿，散瘀血，消肿痛，通经络。

【主治】钵痨（肺痨），陆裂（咯血），能蚌（黄疸），心头痛（胃痛），蛊病（臌胀），肉扭（淋证），发旺（痹病），呗农（痈肿），呗叮（疔疮），航靠谋（腮腺炎），京瑟（闭经），林得叮相（跌打损伤）。

【临床应用】

1. 治肺痨，风湿性疾病：穿破石、铁包金、甜草。同煎服。

2. 治体虚白带：柘树根一两。水煎服。

3. 治肺结核，闭经，黄疸：用根五钱至一两，水煎服。

4. 治跌打扭伤，风湿性腰腿痛：用根五钱至一两，水煎服或浸酒服。

5. 治疮疖肿痛：用鲜根皮或鲜叶捣烂外敷。

6. 治挫伤：莨芝根和糯米捣敷。

【用法用量】内服：煎汤，15~30g。外用：适量，根皮捣烂外敷。

【使用注意】孕妇忌用。

【知识拓展】

1. 著作摘要

（1）"血通经，治淋浊，去远年瘀积、结石。"（《南宁市药物志》）

（2）"清热活血，止咳祛痰，治劳伤咳血。"（《广西实用中草药新选》）

（3）"祛风湿，十蒸九晒；治跌打，酒煎服；肩疮和蜜捣敷。"（《岭南采药录》）

2. 功用发挥　治疗输卵管阻塞性不孕：选取输卵管阻塞性不孕门诊患者68例，随机分成穿破石汤口服配合保留灌肠治疗组38例和口服氧氟沙星片、肌注糜蛋白酶对照组30例，观察临床疗效。结果：治疗组治愈率为57.9%，总有效率为94.7%；对照组治愈率为33.3%，总有效率为76.7%。两组治愈率、总有效率比较，差异均有显著性意义（$P<0.05$）。[黄连春. 穿破石汤治疗输卵管阻塞性不孕38例. 陕西中医，2011，32（3）：264-265.]

附注：尚有同属植物柘树 Cudrania tricuspidata（Carr.）Bur. 与本品效用相同。

铁包金 Tiěbāojīn

【来源】本品为鼠李科植物铁包金 Berchemia lineata（L.）DC. 的根。生于低海拔的山野、路旁或开旷地上。广西主要分布于都安、那坡、凤山、百色、大新等地。秋后采挖，洗净，晒干用。

【别名】乌龙根、米拉藤、牛鞭子藤、老鼠耳、小叶黄鳝藤。

【壮名】勾吼耨，Gaeuhouznou。

【性味】平，苦、涩。

【功效】止咳嗽，祛风湿，调龙路，消肿痛。

【主治】埃病（咳嗽），钵痨（肺痨），陆裂（咯血），巧尹（头痛），豪尹（牙痛），心头痛（胃痛），腊胴尹（腹痛），唉疳（疳积），渗裂（咳血，衄血，胃出血），能蚌（黄疸），发旺（痹病），林得叮相（跌打损伤），呗农呗叮（痈疮疔肿），额哈（毒蛇咬伤），仲嘿喯尹（痔疮），颈淋巴结肿大，睾丸肿痛。

【临床应用】

1. 治肺结核，肺燥咳嗽，内伤咳血，肝炎：铁包金干品一至二两。水煎服。

2. 治风毒流注，睾丸肿痛：铁包金一至二两。水煎服或加黄酒冲服。

3. 治青蛇咬伤：铁包金捣烂，调米粉敷贴伤口。

4. 治跌打损伤，蛇咬伤：铁包金浸酒外擦。

【用法用量】内服：煎汤，10~30g；或制成糖浆、片剂。外用适量，捣敷或煎水洗。

【知识拓展】

1. 著作摘要

（1）"解蛇毒，理恶疮，捣敷之；理跌打伤，能驳骨止痛；治小肠气痛，水煎服。"（《岭南采药录》）

（2）"能化瘀，治咯血，咳血。"（《岭南草药志》）

（3）"用于小儿疳积，小儿腹泻，偏头痛，咳嗽，肺结核，胃痛，腹痛，肝炎，疝气，经来腹痛。"（《广西中药资源名录》）

2. 功用发挥　治疗膝骨性关节炎：选取膝骨性关节炎门诊患者 72 例，随机分成铁包金按摩膏治疗组 36 例和南星止痛膏贴敷对照组 36 例。观察两组治疗前后主要症状、体征的改善情况和临床效果。结果：治疗组总有效率为 91.7%，对照组为 77.8%，两组比较差异有统计学意义（$P<0.05$）。[罗星华，易爱江，戎宽，等. 铁包金按摩膏治疗膝骨性关节炎 36 例. 湖南中医杂志，2013，29（7）：79-80.]

石仙桃 Shíxiāntáo

【来源】本品为兰科植物石仙桃 *Pholidota chinensis* Lindl. 的假鳞茎或全草。生于山林下岩石上或附于他树上。广西主要分布在百色、玉林等地。秋季采，鲜用，或以开水烫过，晒干用。

【别名】石穿盘、上石蒜、石橄榄、小扣子兰、果上叶。

【壮名】桃因，Dauzdinh。

【性味】凉，甜、淡。

【功效】养阴津，润肺燥，止咳喘，清热毒。

【主治】埃病（咳嗽），陆裂（咯血），呗奴（瘰疬），漏精（遗精），兰奔（眩晕），林得叮相（跌打损伤）。

【临床应用】

1. 治肺结核咳血，慢性咳嗽，急性肠胃炎及慢性胃炎：石仙桃鲜品一至二两或干品三至五钱。水煎服。

2. 治咳嗽，咽喉肿痛：果上叶干品五钱至一两，水煎服，日服二次。

3. 治肺热咳嗽，小便不利，湿热浮肿，小儿疳积：石橄榄三至五钱，水煎服。

4. 治胃及十二指肠溃疡：石仙桃全草，五钱至一两，水煎服。

5. 治胃火牙痛，虚火喉痛：石仙桃鲜假鳞茎一至二两，水煎服。

6. 治外伤出血：果上叶干粉外敷；或鲜品捣敷。

7. 治跌打损伤：石仙桃鲜品捣烂，加酒外敷。

【用法用量】内服：煎汤，9～15g（鲜者 30～60g）。外用：适量，鲜草捣敷。

【知识拓展】

著作摘要

（1）"治肺热咳嗽，小便不利，湿热浮肿，小儿疳积。"（《广西中草药》）

（2）"治内伤吐血；治咳喘咳嗽；治心气痛；治风湿骨痛；治赤白痢、风火牙痛。"（《岭南采药录》）

（3）"清肺郁热，养肺阴，化痰止咳。治内伤咳嗽，小儿热积。"（《广东中药》）

龙葵 Lóngkuí

【来源】本品为茄科植物龙葵 *Solanum nigrum* L. 的全草。生于田边、路旁、山坡林缘及草地上。广西各地均有分布。夏、秋采，鲜用或晒干用。

【别名】天茄子、黑天棵、白花菜、七粒扣、山海椒。

【壮名】碰耳甩，Byaekrwzsoij。

【性味】寒，苦、微甜；有小毒。

【功效】通气道，清热毒，利水道，散瘀消肿，抗癌。

【主治】埃病（咳嗽），笨浮（水肿），隆白呆（带下病），呗农呗叮（痈疮疔肿），林得叮相（跌打损伤），能啥能累（湿疹），癌症。

【临床应用】

1. 治痢疾：龙葵叶八钱至一两（鲜者用加倍量），白糖八钱。水煎服。

2. 治急性肾炎，浮肿，小便少：鲜龙葵、鲜芫花各五钱，木通二钱。水煎服。

3. 治血崩不止：山海椒一两，佛指甲五钱。水煎服。

4. 治瘰疬：山海椒、桃树皮各等份研末调麻油敷患处。

5. 治跌打扭筋肿痛：鲜龙葵叶一握，连须葱白七个。切碎，加洒酿糟适量，同捣烂敷患处，一日换一二次。

【用法用量】内服：煎汤，15~30g。外用：适量，捣敷或煎水洗。

【使用注意】脾胃虚弱者勿服。本品中含龙葵碱，有类似皂苷作用，能溶解血细胞。服用过量可引起中毒，表现为头痛、腹痛、呕吐、腹泻、瞳孔散大、心跳先快后慢、精神错乱，甚至昏迷。

【知识拓展】

1. 著作摘要

（1）"清热解毒，平喘，止痒。主治疗疮肿毒，皮肤痒疹，急性盆腔炎，慢性气管炎。"（《浙江药用植物志》）

（2）"治小儿风邪，热症惊风，化痰解痉，亦治痘风疮，遍身风痒。疔，可攻能散。叶：洗疮。"（《滇南本草图说》）

2. 功用发挥　治疗口腔溃疡：选取口腔溃疡门诊患者60例，按随机数字表法分成龙葵散组30例和冰硼散组30例。观察患者疼痛程度和溃疡愈合情况。结果：治疗组较对照组疼痛感觉明显减轻（$P<0.01$）；治疗组治疗后溃疡直径显著小于对照组（$P<0.01$）。[谷群英. 龙葵散治疗口腔溃疡的临床研究. 中医学报，2012，27（1）：102-103.]

三十六荡 Sānshíliùdàng

【来源】本品为萝藦科植物卵叶娃儿藤 *Tylophora ovata*（Lindl.）Hook. ex Steud. 的根或全株。生长于900米以下山地灌丛、山谷林、开扩的原野或路旁。广西主要分布于贺州、昭平、藤县、平南、陆川等地。全年可采，洗净，晒干用。

【别名】娃儿藤、鸡骨香、双飞蝴蝶、土细辣、哮喘草。

【壮名】勾百拉，Gaeubakrag。

【性味】温，麻、辣；有小毒。

【功效】调气化痰，止咳平喘，散瘀消肿，解蛇毒。

【主治】埃病（咳嗽），墨病（哮喘），发旺（痹病），林得叮相（跌打损伤），额哈（毒蛇咬伤）。

【临床应用】

1. 治哮喘顽痰：三十六荡五钱。煎水服。痰吐出后，以大蓟四钱，金不换五至八钱，小罗伞三钱，煲猪肉食。

2. 治哮喘，慢性气管炎，胃痛，腹痛，风湿骨痛，跌打肿痛：用根一至三钱，水煎服。

3. 治毒蛇咬伤：三十六荡鲜品捣烂敷。

【用法用量】水煎服，5～10g，或研末。外用：鲜品适量，捣敷。

【使用注意】孕妇及体弱者慎服。本品有毒，服用过量易致中毒，表现为头晕眼花、呕吐、四肢无力、麻木，严重者呼吸困难，心跳由强变弱，最后因心跳停止而死亡。

【知识拓展】

著作摘要

（1）"行气，散瘀，止痛，化痰，止咳。治跌打，刀伤，喘咳，风湿痛。"（《南宁市药物志》）

（2）"祛风，定喘，散瘀，止痛。"（《常用中草药手册》）

鼠曲草 Shǔqǔcǎo

【来源】本品为菊科植物鼠曲草 *Gnaphalium affine* D. Don. 的全草。生于田边、山坡及路边。广西各地均有分布。春季开花时采收，洗净鲜用，或晒干用。

【别名】田艾、白头艾、清明菜、水蒿、耙菜。

【壮名】笼共耨，Loeggoeknou。

【性味】平，甜。

【功效】通气道，祛风寒，化痰湿，止咳嗽。

【主治】埃病（咳嗽），比耐来（咳痰），墨病（哮喘），得凉（伤风），贫痧（感冒），笨浮（水肿），白冻（泄泻），血压嗓（高血压病），诺吟尹（筋骨疼痛），隆白呆（带下病），呗农（痈疮），发旺（痹病），能啥能累（湿疹）。

【临床应用】

1. 治咳嗽痰多：鼠曲草全草五六钱，冰糖五六钱。同煎服。

2. 治白带：鼠曲草、凤尾草、灯心草各五钱，土牛膝三钱。水煎服。

3. 治蚕豆病：田艾二两，车前草、凤尾草各一两，茵陈半两。加水 1200mL，煎成 800mL，加白糖当茶饮。

4. 治筋骨痛，脚膝肿痛，跌打损伤：鼠曲草一至二两。水煎服。

5. 治无名肿痛、对口疮：鲜鼠曲草一两。水煎服；另取鲜叶调米饭捣烂敷患处。

【用法用量】内服：煎汤，6～15g；或研末；或浸酒。

【使用注意】少用。款冬花为使。过食损目。

【知识拓展】

著作摘要

（1）"消喉火，解热，去毒。"（《民间常用草药汇编》）

（2）"泡酒服，治筋骨痛。"（《南京民间药草》）

（3）"治寒嗽及痰，除肺中寒，大升肺气。"（《药类法象》）

大金不换 Dàjīnbùhuàn

【来源】本品为远志科植物华南远志 *Polygala chinensis* L. 的全草。生于山野灌丛中。广西各地区有分布。全年可采，洗净晒干用，或鲜用。

【别名】大兰青、大金牛草、紫背金牛、疳积草、厚皮柑。

【壮名】棵楞沤，Golaeng'aeuj。

【性味】平，麻、辣、微甜。

【功效】通气道，止咳嗽，调谷道，散瘀，解毒。

【主治】埃病（咳嗽），比耐来（咳痰），阿闷（胸痹），货烟妈（咽痛），唪唉（支气管炎），钵痨（肺痨），唉百银（百日咳），肝炎，勒爷顽瓦（小儿麻痹后遗症），呗奴（瘰疬），唪疳（疳积），呗农呗叮（痈疮疔肿），林得叮相（跌打损伤），额哈（毒蛇咬伤）。

【临床应用】

1. 治风热咳嗽：大金牛草、牛大力、红苓根、白芍根。煎服。

2. 治小儿疳积：用全草研粉，每用 1 钱，调热粥或蒸猪肝服。

3. 治跌打损伤，毒蛇咬伤：用全草 3～5 钱，水煎服，并用鲜全草捣烂外敷（蛇伤敷伤口周围）。

【用法用量】水煎服：15～30g。外用：适量，捣敷；或研末调敷。

【知识拓展】

著作摘要

（1）"能消腹膨胀，小儿疳积。根：止吐泻，去瘀生新。"（《岭南采药录》）

（2）"治跌打，黄疸，肝炎，红白痢。"（《广西药用植物名录》）

（3）"活血散瘀，止痛镇咳。治胸痛咳嗽，百日咳，小儿麻痹后遗症，角膜云翳，角膜溃疡，急性结膜炎。"（《常用中草药手册》）

肾蕨 Shènjué

【来源】本品为骨碎补科植物肾蕨 *Nephrolepis cordifolia*（L.）Presl. 的地下块茎或全草。生于沟谷林下或阴湿石上、溪边林下、岩石缝中，或附生于树干之上。广西主要分布于龙州、武鸣、上林、平南、金秀等地。全年可采，洗净，晒干用，或鲜用。

【别名】马骝卵、凤凰蛋、天鹅抱蛋、圆羊齿、蜈蚣蕨。

【壮名】棍熔，Gutrongh。

【性味】凉，甜、淡。

【功效】通气道，止咳嗽，清热毒，除湿毒，消痈肿。

【主治】贫痧（感冒），发得（发热），埃病（咳嗽），阿意咪（痢疾），白冻（泄泻），能蚌（黄疸），肉扭（淋证），隆白呆（带下病），呗奴（瘰疬），兵嘿细勒（疝气），呗嘻（乳痈），渗裆相（烧烫伤），额哈（毒蛇咬伤）。

【临床应用】

1. 治肺热咳嗽，小儿积热：用块茎三至五钱，水煎服。

2. 治湿热腹泻：用鲜块茎二两，捣烂冲开水去渣服。

3. 治淋浊，小便点滴，疼痛难忍：蜈蚣蕨（干用）五钱，杉树尖二十一颗，夏枯草五钱，野萝卜菜四钱。煨水对白糖吃。

4. 治久痢：圆羊齿鲜叶三两。捣烂，加米泔水调匀绞汁取。

5. 治乳房肿痛：肾蕨嫩茎叶，捣绒敷。

6. 治刀伤：蜈蚣蕨嫩叶捣敷。

7. 治淋巴结炎：用鲜块茎二两，红糖少许，捣烂外敷。

【用法用量】内服：煎汤，6~15g，鲜品倍量。外用：适量，捣敷。

【知识拓展】

著作摘要

（1）"治肺热咳嗽，蜈蚣咬伤，汤火伤，小儿疳积，淋巴腺结核。"（《广西实用中草药新选》）

（2）"治乳痈及产后乳肿。"（《四川中药志》）

（3）"清热解毒，利小便。治湿热黄疸，小便不利，反胃噎膈，疝气。"（《泉州本草》）

金线草 Jīnxiàncǎo

【来源】本品为蓼科植物金线草 Antenoron filiforme（Thunb.）Roberty et Vautier. 的全草。生于阴湿的山沟或山地林中。广西各地有分布。夏、秋采，鲜用或晒干用。

【别名】人字草、九盘龙、一把须、野蓼、一串红。

【壮名】棵社慢，Goseqmanh。

【性味】微寒，苦、麻、辣。

【功效】通气道、谷道，祛风毒，调火路、龙路，清热毒，散瘀止痛。

【主治】埃病（咳嗽），阿意咪（痢疾），白冻（泄泻），陆裂（咳血），渗裂（吐血，衄血），月经不调，京尹（痛经），兵淋勒（崩漏），呗农（痈疮肿毒），呗奴（瘰疬），呗（无名肿毒），渗裆相（烧烫伤），额哈（毒蛇咬伤），发旺（痹病），林得叮相（跌打损伤）。

【临床应用】

1. 治初期肺痨咳血：金线草茎叶一两。水煎服。

2. 治胃痛：金线草茎叶水煎服。

3. 治经期腹痛，产后瘀血腹痛：金线草一两，甜酒一两。加水同煎，红糖冲服。

4. 治风湿骨痛：人字草、白九里明各适量。煎水洗浴。

5. 治皮肤糜烂疮：金线草茎叶水煎洗患处。

【用法用量】内服：煎汤，10~30g；或泡酒、炖肉服。外用：适量，捣敷，或磨汁涂。

【使用注意】孕妇慎用。

【知识拓展】

著作摘要

（1）"祛风止痛，健脾燥湿，散瘀消肿。治霍乱吐泻，风湿痛，痈肿瘰疬。"（《广西中药志》）

（2）"散瘀止血，解毒利气。治吐血，咳血，下血，血崩。"（《草药手册》）

（3）"收敛，止血，止痛。治跌打损伤。"（《陕西草药》）

曼陀罗 Màntuóluó（附药：洋金花）

【来源】本品为茄科植物曼陀罗 Datura stramaonium L. 与白花曼陀罗 Datura metel L. 的叶。多栽培，分布于广西昭平、岑溪、北流、上林、武鸣等地，于 7～8 月间采收，晒干用，或烘干用。

【别名】洋金花、闹羊花、白花曼陀罗、醉仙桃花、毛曼陀罗。

【壮名】盟闷打拉，Mbawmwnhdaxlaz。

【性味】温，辣、麻、苦；有大毒。

【功效】通气道，镇咳平喘，拔脓，麻醉止痛。

【主治】埃病（咳嗽），墨病（哮喘），发旺（痹病），脚气，尊寸（脱肛），呗农呗叮（痈疮疔肿），渗裆相（烧烫伤）。

【临床应用】

1. 治哮喘（喘息）：①用花 1 朵切成丝和烟叶拌匀，点燃作烟吸，每次吸 2～3 次，或者发作时吸 2～3 口；②曼陀罗叶少许，和烟中，吸其烟。

2. 治胃肠道及胆道绞痛：白花曼陀罗叶晒干用研粉，每次 1g，开水冲服。

3. 治风湿关节疼：曼陀罗花 30g，白酒 500g。将花放酒内泡半个月，每次饮半小酒盅（约 5mL），每日 2 次。

4. 治皮肤痒起水泡：曼陀罗鲜叶适量，捣烂取汁抹患处。

5. 治顽固性溃疡：曼陀罗鲜叶，用银针密刺细孔，再用开水或米汤冲泡，然后贴患处，日换两次。

【用法用量】内服：煎汤，0.3～0.6g；或浸酒、入丸散等；如作卷烟分次燃吸用，每日不超过 1.5g。外用：适量，煎水洗；或捣汁涂。

【使用注意】表证未解，痰多黏稠者忌用；青光眼患者忌用；高血压、心脏病、孕妇、体弱者均应慎用；内服慎用。

【知识拓展】

1. 著作摘要

（1）"能祛风胜湿，定喘消肿。治风寒湿痹，关节肿痛，惊痫脱肛，跌打损伤及泻痢等症。"（《四川中药志》）

（2）"煎汤洗，治诸风，寒湿，脚气，脱肛。镇痛。"（《民间常用草药汇编》）

（3）"祛痰定喘，散瘀消肿，麻醉止痛。"（《广西本草选编》）

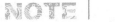

2. 功用发挥　治疗肩胛外伤综合征：选取肩胛外伤综合征患者 1 例，治以自制风湿跌打骨痛散（主要成分为天雨曼陀罗）与其酒剂调敷配以壮医经筋手法。结果：3 日患者症状消失，临床痊愈。[敖道所. 经筋手法合天雨曼陀罗治疗肩胛外伤综合征 1 例. 中医外治杂志，2006，15（3）：39.]

附药：洋金花（花闹羊，Vanauhyiengz）　为曼陀罗的花。性热，味麻、辣；有大毒。功效：调气道，祛痰定喘，麻醉止痛。主治：墨病（哮喘），埃病（咳嗽），发旺（风湿痹痛），勒爷狠风（小儿惊风），羊癫（癫痫），林得叮相（跌打损伤），外科麻醉。用法用量：内服，煎汤，0.3～0.6g；如混合烟丝点燃作烟吸，每日量不超过 1.5g。外用：适量，煎水洗，或研末敷。使用注意：内服宜慎；外感及痰热咳喘不宜用；青光眼、高血压、心脏病患者、肝肾功能不全者及孕妇禁用。

第七章 通谷道药

凡具有调畅谷道、消食健脾等功效，主要用于谷道疾病的壮药，称为通谷道药。

常见的谷道疾病有东郎（食积）、沙呃（呃逆）、心头痛（胃痛）、腊胴尹（腹痛）、鹿（呕吐）、白冻（泄泻）、阿意咪（痢疾）、阿意囊（便秘）等。其成因主要是饮食不慎，感受风毒、寒毒或热毒，酿生湿毒，损伤谷道，谷道功能失常所致。

本章壮药以甜味、酸味为主，性平或凉，以通调谷道、健脾消食为主要功效，主要用于东郎（食积），白冻（泄泻），阿意咪（痢疾）等病症。部分壮药兼有健脾开胃、清热解毒等功效，还可用于脾虚食少、呗农（痈疮肿毒）等病症。

使用本类壮药时可随证配伍调气药、补虚药以通畅气机、强壮脾胃。

木棉花 Mùmiánhuā

【来源】本品为木棉科植物木棉 *Gossampinus malabarica* （DC.）Merr. 的花。生于气候暖和的丘陵、路旁。有栽培。广西主要分布于南宁、百色等地区。春季花开时采，晒干用或阴干。

【别名】木棉、英雄树、攀枝花、斑枝花、琼枝。

【壮名】华棵民，Vagominz。

【性味】凉，甜、淡。

【功效】调谷道，利湿毒，清热毒，止血。

【主治】白冻（泄泻），阿意咪（痢疾），仲嘿喯尹（痔疮），约京乱（月经不调），兵淋勒（崩漏）。

【临床应用】

1. 治痢疾，肠炎，热咳多痰：用根皮或花5钱至1两，水煎服。

2. 治湿热腹泻，痢疾：攀枝花15g，凤尾草30g，水煎服。

3. 治暑天汗出烦热：攀枝花适量，开水泡服。

4. 治咳血，呕血：木棉花14朵，呕血加猪瘦肉，咳血加冰糖炖服。

【用法用量】内服：煎汤，6~9g，或研末服。

【知识拓展】

著作摘要

（1）"花：用于食滞，肠炎，痢疾，病毒性肝炎，崩漏。"（《广西中药资源名录》）

（2）"清热利湿，治肠炎，菌痢。"（《常用中草药手册》）

（3）"消暑。"（《岭南采药录》）

杧果叶 Mángguǒyè（附药：杧果核）

【来源】本品为漆树科植物杧果（芒果）*Mangifera indica* L. 的叶。生于山坡、河谷或旷野林中，栽培于庭园或作行道树。广西主要分布于西南部、东南部、中部，百色地区为主产地。随时可采，去杂质，晒干用。

【别名】庵罗果、香盖、蜜望、望果。

【壮名】伯莽过，Mbawmangoj。

【性味】凉，甜、酸。

【功效】通谷道、气道，止咳化痰。

【主治】朜郎（腹胀），腊朜尹（腹痛），小儿喯疳（疳积），啊肉甜（消渴），能啥能累（湿疹）。

【临床应用】

1. 治急性支气管炎，消化不良：用叶 5 钱至 1 两，水煎服。

2. 治疝气，睾丸炎：用核 5 钱至 1 两，水煎服。

【用法用量】内服：煎汤，15～30g。外用：适量，捣敷，或煎水洗。

【知识拓展】

1. 著作摘要

（1）"叶：用于咳嗽。""果核：用于睾丸疝痛，胸腹胀满，食滞不消。"（《广西中药资源名录》）

（2）"主妇人经脉不通，丈夫营卫中血脉不行。久食、令人不饥。"（《食性本草》）

2. 功用发挥

（1）治疗急性上呼吸道感染：治疗组口服芒果苷片（芒果苷及辅料颗粒压缩制片，广西中医学院提供），每次 3 片，每日 3 次。对照组口服银翘解毒丸（某制药有限公司生产），每次 1 丸，每日 2 次。两组均 5 日为 1 疗程，1 疗程后统计疗效，试验期间不使用与试验药物作用相近的中西药。结果：治疗组 30 例，治愈 12 例，显效 16 例，有效 1 例，无效 1 例，总有效率 96.67%；对照组 30 例，治愈 8 例，显效 13 例，有效 2 例，无效 7 例，总有效率 70.73%。两组在痊愈率和有效率方面均无显著性差异（*P*>0.05）。［覃骊兰，梁爱武，邓家刚. 芒果苷片治疗急性上呼吸道感染 30 例. 山东中医杂志，2008，27（9）：587.］

（2）治疗风热犯肺型咳嗽：治疗组口服芒果止咳片（某制药厂生产），每次 4 片，每日 3 次，连用 7 天。对照组口服银黄片，每次 4 片，每日 3 次，连用 7 天。结果：治疗组 300 例，显效 60 例，有效 170 例，好转 50 例，无效 20 例，总有效率 93.3%；对照组 100 例，显效 17 例，有效 51 例，好转 23 例，无效 9 例，总有效率 91%。［邓家刚，郑作文，周文光. 芒果止咳片治疗风热犯肺型埃病（咳嗽）的疗效观察. 辽宁中医杂志，2000，27（9）：411.］

附药：杧果核（芒过，Mangzgoj） 为杧果（芒果）的果核。性平，味酸、涩。功效：调谷道，散结肿。主治：东郎（食滞），兵嘿细勒（疝气）。用法用量：水煎服，5～10g。

番木瓜 Fānmùguā

【来源】本品为番木瓜科植物番木瓜 *Carica papaya* L. 的果实。生于旷野、山地或栽种于庭园、路旁等。广西主要分布于桂东西南地区。夏、秋果实成熟时采，除去杂质，鲜用或阴干。

【别名】广西木瓜、木瓜、石瓜、木冬瓜、番瓜。

【壮名】猛瓜，Moeggva。

【性味】平，甜。

【功效】调谷道，止痛，行水利湿，发奶。

【主治】东郎（食积），心头痛（胃痛），湿热脚气，产呱嘻馁（产后乳汁不下）。

【临床应用】

1. 治胃病，消化不良：番木瓜生吃或煮食，或用干粉，每服 3~6g，每日 2 次。

2. 治乳汁稀少：鲜番木瓜、韭菜各适量，煮服。

3. 治远年烂脚：木冬瓜 60g，土薏 30g，猪脚 1 条。共煲服。

4. 治脚气浮肿，乳汁稀少：鲜番木瓜果实 250~500g，与猪脚炖吃。

5. 治腰痛：番木瓜未成熟果实 1 只，切开一小段，去种子，放入好白酒适量，照原样封盖，放火内煨熟后，取酒内服外擦。

6. 治石哽症（足跟炎）：番木瓜鲜果实 1 个，煨熟，趁热踏上熨患处。

7. 治婴儿湿疹：干燥未成熟的番木瓜，研细粉，撒布患部，每日 2~3 次。

8. 治蜈蚣咬伤：鲜番木瓜果汁涂患处。

9. 治蛲虫病：鲜番木瓜果实 1 个，切开挖去种子。先服鲜瓜肉，再将种子水煎服。

【用法用量】内服：煎汤，30~60g；研末，3~15g，或适量绞汁饮。外用：适量，煎水洗。

【使用注意】寒湿精滑者慎用。

【知识拓展】

著作摘要

(1) "果实：用于胃病消化不良，乳汁缺少。"（《广西中药资源名录》）

(2) "利湿消肿，通乳醒酒。"（《广西本草选编》）

(3) "果实之汁液，用于驱虫剂及防腐剂。"（《岭南采药录》）

布渣叶 Bùzhāyè

【来源】本品为椴树科植物破布叶 *Microcos paniculata* L. 的叶。生于荒山、路边、田坎上。广西大部分地区有分布。全年可采，晒干用。

【别名】破布叶、破布树、瓜布木。

【壮名】楝瓦芦，Govajlwij。

【性味】平，微酸、涩。

【功效】调谷道，消食滞，解热毒。

【主治】东郎（食积），心头痛（胃痛），能蚌（黄疸），呗农（疮痈）。

【临床应用】

1. 治感冒，消化不良，腹胀：①布渣叶 15～30g，水煎服。②布渣叶、番石榴叶、辣蓼各 18g，水煎服，每日 2 剂。

2. 治黄疸：①破布叶 60g，猪血 60g。煎水服，每日 1 次，连服 6 日。②破布叶、田基黄、茵陈蒿各 15～30g。水煎服。

3. 治热滞腹痛：布渣叶、鸭脚木皮、黄牛木叶、露兜簕根、岗梅根。各药等量为 12～32g，水煎作茶饮。一般因湿热盛而身体不舒者也可服用。

4. 治蜈蚣咬伤：布渣叶 15～30g。水煎服。

5. 治瓜藤疮：瓜布木叶、鸭脚木叶、茅瓜蒔、牢牛蒔、食盐，各味适量，捣烂和牛尿炒热，乘稍凉敷患处，再用高粱粟梗煮凫鸭食之。

【用法用量】内服：煎汤，5～10g（鲜品 30～60g）。外用：适量，煎水洗。

【知识拓展】

著作摘要

（1）"消滞清热。治热滞腹痛，瓜藤疮。"（《岭南草药志》）

（2）"清热利湿，健胃消滞。主治感冒发热。食欲不振，消化不良，黄疸型肝炎，亦可作凉茶配料。"（《广西本草选编》）

（3）"清暑，消食，化痰。"（《全国中草药汇编》）

独脚金 Dújiǎojīn

【来源】本品为玄参科植物独脚金 *Striga asiatica*（L.）O. Kuntze. 的全草。生于山脚荒地和旷野草地上。广西各地区有分布。夏季采，洗净鲜用，或晒干用。

【别名】独脚柑、独脚疳、疳积草、细独脚金。

【壮名】都决疳，Doeggekgam。

【性味】平，甜、淡。

【功效】调谷道，健脾消滞，杀虫除疳。

【主治】小儿东朗（小儿伤食），小儿喯疳（疳积），脾虚纳呆，夜盲。

【临床应用】

1. 治小儿疳积：用全草 5 分～1 钱，塘角鱼（胡子鲶鱼）1 条，或与猪肝、瘦肉共蒸食。

2. 治小儿消化不良，黄疸型肝炎，结膜炎，失眠：用全草 2～3 钱。水煎服。

3. 治夜盲：独角柑干全草 15～30g，配家禽家畜肝脏煮服。

4. 治小儿腹泻：独脚金 5g，地锦 6g。水煎服。

5. 治夏季热：独脚金全草 10～15g。水煎服。

【用法用量】煎服，6～15g。外用适量，煎水洗。

【知识拓展】

著作摘要

（1）"用于目赤肿痛，黄疸肝炎，慢性肝炎，小儿疳积，夏季小儿腹泻；外治皮肤瘙痒，

皮癣。"(《广西中药资源名录》)

（2）"解积，去肝火。治小儿疳积消瘦，精神烦躁。夜睡不宁，磨牙咬指，常发热，大小便不调。"(《广东中药》)

（3）"驱虫，消积，退热。用于小儿疳积，夏季热，腹泻，黄疸肝炎。"(《湖南药物志》)

饿蚂蟥 Èmáhuáng

【来源】本品为豆科植物饿蚂蟥 *Desmodium sambuense*（D. Don）DC. 的全株。生于山坡草地和林缘，广西分布于南宁等地。夏、秋采，洗净，切段，晒干用或鲜用。

【别名】山蚂蟥、粘身草、胃痛草、山豆根。

【壮名】霞傣，Nyadaij。

【性味】凉，甜。

【功效】通谷道，消食积，解热毒，止痛。

【主治】东郎（食积），心头痛（胃痛），小儿喯疳（疳积），航靠谋（痄腮），呗奴（瘰疬），额哈（毒蛇咬伤）。

【临床应用】

1. 治胃痛，疳积：饿蚂蟥根 9～30g。水煎服。

2. 治腹痛：山豆根种子一分，研末服；或用根五钱，煎水服。

3. 治妇女干血痨：山豆根的根一两。第 1 剂煎酒服，第 2 剂炖肉食用。

4. 治毒蛇咬伤：用鲜饿蚂蟥全草 30g，水煎服；并用鲜叶捣烂敷伤口周围。

【用法用量】内服：煎汤，10～15g，大剂量30g；或研末。

【使用注意】孕期、哺乳期慎用。

【知识拓展】

著作摘要

（1）"清热利尿，解毒消肿，消食破积。治胃痛，小儿疳积，中暑，尿道炎，腮腺炎，淋巴腺炎，毒蛇咬伤。"(《福建药物志》)

（2）"补虚弱，活血，镇痛。"(《贵州草药》)

（3）"消食止痛，解蛇毒。治胃痛，小儿疳积，毒蛇咬伤。"(《广西中草药》)

稻芽 Dàoyá

【来源】本品为禾本科植物稻 *Oryza sativa* L. 的成熟果实经发芽干燥而得。多为栽培，广西各地均产。秋季采收稻谷，将稻谷用水浸泡后，保持适宜的温、湿度，待须根长至约 1cm 时，将其干燥。

【别名】谷芽。

【壮名】楝吼哪，Gohaeuxnaz。

【性味】平，甜。

【功效】通调谷道，消食化积，健脾开胃。

【主治】东郎（食积），胴郎（腹胀），白冻（泄泻），脾虚食少，脚气浮肿。

【临床应用】

1. 治饮食停滞，胸闷胀满：谷芽 12g，山楂 6g，陈皮 9g，红曲 6g。水煎服。

2. 治小儿消化不良，面黄肌瘦：谷芽 9g，甘草 3g，砂仁 3g，白术 6g。水煎服。

3. 治病后脾土不健者：谷芽蒸露，用以代茶。

【用法用量】内服：煎汤，10～15g，大剂量 30g；或研末。

【知识拓展】

著作摘要

（1）"健脾开胃，和中消食。用于食欲不振，消化不良。"（《广西药用植物名录》）

（2）"谷芽，启脾进食，宽中消谷，而能补中，不似麦芽之克削也。"（《本经逢原》）

（3）"治胃弱食滞胀满，食欲不佳及营养不良之脚气等症。"（《四川中药志》）

鸡内金 Jīnèijīn

【来源】本品为雉科动物家鸡 *Gallus gallus domesticus* Brisson. 的砂囊内壁。广西各地均产，为人工饲养。杀鸡后，取出鸡肫，趁热立即剥下内壁（不要先用水洗，否则难剥离且易破碎），洗净，干燥。

【别名】鸡肫胵、鸡肫内黄皮、鸡肫皮、鸡黄皮、鸡食皮。

【壮名】堵给，Duzgaeq。

【性味】平，甜。

【功效】通调谷道，健胃消滞，涩精止遗。

【主治】东郎（食积），鹿（呕吐），阿意咪（痢疾），喯疳（疳积），濑幽（遗尿），漏精（遗精）。

【临床应用】

1. 治食积腹满：鸡内金研末，乳服。

2. 治反胃，食即吐出，上气：鸡肫胵烧灰，酒服。

3. 治脾胃湿寒，饮食减少，长作泄泻，完谷不化：白术四两，干姜二两，鸡内金二两，熟枣肉半斤。上药四味，白术、鸡内金各自轧细焙熟；再将干姜轧细，共和枣肉，同捣如泥，作小饼，木炭火上炙干。空心时，当点心，细嚼咽之。

4. 治噤口痢疾：鸡内金焙研，乳汁服之。

5. 治小儿疳病：鸡肫皮廿个（勿落水，瓦焙干，研末），车前子四两（炒，研末）。二物和匀，以米糖溶化，拌入与食。忌油腻、面食、煎炒。

6. 治虚劳，上焦烦热，小便滑数，不可禁止：鸡肫胵黄皮二两（微炙），菟丝子二两（酒浸三宿，曝干，捣为末），鹿茸一两（去毛，涂酥炙微黄），桑螵蛸半两（微炒）。上药捣细罗为散，每服以汜清粥饮调下二钱。

7. 治小便淋沥，痛不可忍：鸡肫内黄皮五钱。阴干，烧存性。作一服，白汤下。

8. 治遗精：鸡内金六钱，炒焦研末，分六包，早晚各服一包，以热黄酒半盅冲服。

9. 治骨结核，肠结核：鸡内金炒焦研末，每次三钱，日服三次，空腹用温黄酒送下。

10. 治小儿温疟：烧鸡肶胵中黄皮，研末，和乳与服。

11. 治走马牙疳：鸡肶黄皮（不落水者）五枚，枯矾五钱。研搽。

12. 治一切口疮：鸡内金烧灰，敷之。

【用法用量】内服：煎汤，3～10g；研末，每次15～3g；或入丸、散剂。外用：适量，研末调敷或生贴。

【使用注意】脾虚无积者慎服。

【知识拓展】

1. 著作摘要

(1) "宽中健脾，消食磨胃。治小儿乳食结滞，肚大筋青，痞积疳积。"（《滇南本草》）

(2) "肶是鸡之脾，乃消化水谷之所。其气通达大肠、膀胱二经。有热则泻痢遗溺，得微寒之气则热除，而泻痢遗溺自愈矣。烦因热而生，热去故烦自止也。今世又以之治诸疳疮多效。"（《本草经疏》）

(3) "生肌收口。治消化性溃疡。"（《陆川本草》）

2. 功用发挥

(1) 治疗小儿腹泻：①复方鸡内金可治疗婴幼儿腹泻，总有效率为96%；②鸡内金联合常规抗感染及补液治疗腹泻患儿共20例，总显效率86%。[陆卫忠. 鸡内金治疗小儿腹泻20例. 现代中西医结合杂志, 2007, 16 (22): 3260.]

(2) 治疗放化疗后口腔溃疡：将鸡内金研细粉喷涂于溃疡面，每天数次。一般治疗7天，溃疡面明显缩小，疼痛减轻，继续治疗7天可愈。[苑艳娟，苑颖娇. 鸡内金粉治疗放化疗后口腔溃疡. 新中医, 2008, 40 (8): 115.]

(3) 治疗小儿鹅口疮：用鸡内金10g，维生素$B_2$10片，放在药臼中捣碎成粉末状，趁婴幼儿熟睡时，用饮料吸管或麦秆蘸取粉末，吹入婴幼儿口中，每天5～10次，一般2～3天痊愈。治疗小儿鹅口疮38例，治愈率达100%。[董芬，苏桂华，张宏伟. 鸡内金和维生素B_2合用治疗小儿鹅口疮. 中国民间疗法, 2006, 14 (11): 64.]

鸡屎藤 Jīshǐténg

【来源】本品为茜草科植物鸡屎藤 *Paederia scandens* (Lour.) Merr. 的全草及根，生于丘陵及山地灌丛中，广西各地有分布。全年都可割取地上部分，晒或晾干即成。或秋季挖根，洗净，切片，晒干用。

【别名】斑鸠饭、鸡矢藤、皆治藤、狗屁藤、臭藤。

【壮名】勾邓骂，Gaeudaekmaj。

【性味】平、甜、酸。

【功效】通谷道，除湿毒，祛风毒，活血止痛。

【主治】东郎（食积），小儿啤疳（疳积），白冻（泄泻），阿意咪（痢疾），中暑，能蚌（黄疸），肝炎，蛊病（肝脾肿大），埃病（咳嗽），发旺（痹病），呗奴（瘰疬），兵西弓（肠痈），唭呗（无名肿毒），渗裆相（烧烫伤），林得叮相（跌打损伤），能啥能累（湿疹），皮炎，脚湿肿烂，东笃哈（虫蛇咬伤）。

【临床应用】

1. 治食积腹泻：鸡屎藤一两。水煎服。

2. 治气郁胸闷，胃痛：鸡屎藤根一至二两。水煎服。

3. 治小儿疳积：鸡屎藤干根五钱，猪小肚一个。水炖服。

4. 治红痢：鸡屎藤根四两，路边姜二两。炖肉服。

5. 治妇女虚弱咳嗽，白带腹胀：鸡屎藤根四两，红小芭煎头四两。炖鸡服。

6. 治小儿脱肛：皆治藤近根之头，老者，酒蒸晒十次，和羊肠煮食之。

7. 治关节风湿痛：鸡屎藤根或藤一至二两。酒水煎服。

8. 治阑尾炎：鲜鸡屎藤根或茎叶一至二两。水煎服。

9. 治跌打损伤：鸡屎藤根、藤一两。酒水煎服。

10. 治有机磷农药中毒：鸡屎藤三两，绿豆一两。水煎成三大杯，先服一大杯，二至三小时服一次。药后有呕吐腹泻反应。

11. 治背疽：鲜鸡屎藤二两，酒水煎服；渣或另用鲜叶捣烂敷患处。

【用法用量】内服：煎汤，10~15g（大剂量30~60g）；或浸酒。外用：捣敷或煎水洗。

【知识拓展】

1. 著作摘要

（1）"消食化积，祛痰止咳，解毒消肿，止痛。"（《广西本草选编》）

（2）"全草：祛风活血，止痛解毒。用于风湿骨痛，泄泻，痢疾，胃脘痛，小儿头疮，小儿疳积，疱疹，癣，毒蛇咬伤，跌打损伤。"（《广西药用植物名录》）

（3）"补虚劳，调理脾胃元气，治病后虚肿、耳鸣。"（《草木便方》）

2. 功用发挥

（1）治疗疼痛

①治癌症疼痛：鸡矢藤注射液（某药业有限公司生产）每支2 mL安瓶，肌肉注射；一次2~4支，单次给药，共治疗癌症疼痛及术后疼痛病例108例。结果：达到完全缓解的为60例，占55.56%；明显缓解的为27例，占25%；中度缓解的为5例，占46.3%；轻度缓解为13例，占12.04%；中度（2度）以上疼痛缓解率为85.19%，总有效率为97.23%。[刘建阳，刘敬伟，李玉权. 鸡矢藤注射液治疗癌症疼痛及术后镇痛108例临床观察. 实用肿瘤学杂志，2004，18（3）：212.]

②治糖尿病周围神经病变疼痛：将67例糖尿病周围神经病变疼痛患者，随机分为治疗组34例（给予鸡矢藤注射液），对照组33例（给予曲马多注射液）。结果：鸡矢藤注射液与曲马多注射液相比，均能够明显缓解疼痛（$P>0.05$），起效时间慢（43.18 ± 10.78）分钟（$P<0.01$），持续时间长（363.06 ± 67.72）分钟（$P<0.01$），出现不良反应4例。结论，鸡矢藤注射液可明显改善糖尿病周围神经病变疼痛症状，持续时间较长，无耐药性，副作用少。[陈文璞，曾玉琴，黄贵心，等. 鸡矢藤注射液治疗糖尿病周围神经病变疼痛的临床研究. 国际医药卫生导报，2005，11（16）：91-92.]

（2）治疗类风湿性关节炎：中药雾化并应用鸡矢藤注射液2~4 mL加1%利多卡因1 mL注入痛点（根据部位不同可适当调整药物用量），注药完毕拔出针头后，于进针点处用轻柔手法适当按摩并嘱患者适度活动关节，以便让药液向周围浸润。每周1次，5次为1疗程，共治疗36例。结果：显效27例，有效5例，总有效率为88.9%。[孙义军，宋国昱，种清智，等．中药雾化加鸡矢藤注射液治疗类风湿性关节炎36例．陕西中医学院学报，2005，28（2）：23.]

（3）治疗糖尿病足：将60例糖尿病足患者随机分为观察组32例和对照组28例。对照组予控制血糖，抗生素治疗及常规换药；观察组在此基础上局部给予清创，并予鸡矢藤煎液浸泡辅助治疗。用法：取鸡矢藤鲜药200~250g洗净（干药用100g先浸泡1小时），加水3000 mL煮沸，改用文火煮30分钟即可，去渣加少许盐，将药液盛于干净容器内待凉，温度为37~40℃时，患者有病变的脚浸泡于药液中（应将溃疡面全部浸泡于药液中），浸泡时间为10~15分钟。泡脚后患肢自然晾干，再用无菌纱布覆盖溃疡面。每天浸泡2次。四周为1疗程。结果：观察组治愈25例，好转5例，治愈率78.13%，有效率93.75%。对照组治愈12例，好转10例，治愈率42.86%，有效率78.58%，两组比较治愈率有显著性差异（P<0.01）。[彭丽环，黄友陆，卢艳芳．鸡矢藤煎液浸泡辅助治疗糖尿病足32例效果观察．现代医院，2008，8（6）：82.]

酒饼木 Jiǔbǐngmù

【来源】本品为番荔枝科植物紫玉盘 *Uvaria microcarpa* Champ ex Benth. 的根或叶，生于灌丛中。广西大部分地区有分布。全年可采，洗净，鲜用或晒干用。

【别名】酒饼叶、酒饼婆、石龙叶、牛奶果、土枇杷。

【壮名】勾香，Gaeurang。

【性味】微温，麻、辣、苦。

【功效】调谷道、气道，祛风毒、湿毒，消肿痛，化痰止咳。

【主治】东郎（食积），腊胴尹（腹痛），白冻（泄泻），发旺（痹病），腿痛，核尹（腰痛），林得叮相（跌打损伤），埃病（咳嗽），比耐来（咯痰）。

【临床应用】

1. 治咳嗽痰多：用叶2~3钱。水煎服。

2. 治风湿关节痛：用根1~2两，水煎冲酒服；或浸酒服，并用药酒外擦；或用鲜根、叶水煎熏洗。

3. 治跌打肿痛：用鲜叶捣烂，酒炒外敷。

【用法用量】内服：煎汤，根15~30g，叶10~15g；或绞汁。外用：适量，捣敷或煎汤熏洗。

【使用注意】孕妇慎用。

【知识拓展】

著作摘要

（1）"根、叶：用于消化不良，腰腿疼痛。"（《广西药用植物名录》）

（2）"化湿，祛风，行气。内服消水肿，止咳；外用止风疹痒块。"（《广东中药》）

（3）叶"煎水洗疗癞烂脚，捣敷脚趾湿烂。去风邪，祛瘀生新。"（《岭南采药录》）

火把果 Huǒbǎguǒ

【来源】本品为蔷薇科植物火棘 *Pyracantha fortuneana*（Maxim.）Li. 的果实。生于山地灌丛中，广西分布于隆林、乐业、凌云、天峨等地。秋季果实成熟时采摘，晒干用。

【别名】救军粮、赤果、赤阳子、红子、救兵粮。

【壮名】火把果，Hojbajgoj。

【性味】平，甜、酸、涩。

【功效】调谷道，收敛止痢，止痛。

【主治】东郎（食积），胴郎（腹胀），痞块，白冻（泄泻），阿意咪（痢疾），兵淋勒（崩漏），隆白呆（带下病），林得叮相（跌打损伤）。

【用法用量】内服：煎汤，15～30g；或浸酒。外用：适量，捣敷。

【知识拓展】

著作摘要

（1）"果实：用于肠炎，痢疾，崩漏，小儿消化不良。"（《广西中药资源名录》）

（2）"治胸中痞块，食积，消虫，明目，泻肝经之火，止妇人崩漏。"（《滇南本草》）

（3）"健脾和胃。治消化不良，腹泻。"（《云南中草药》）

马棘 Mǎjí

【来源】本品为豆科植物马棘 *Indigofera pseudotinctoria* Matsum 的根或全株。生于山坡灌丛中，广西主要分布于桂林、河池、百色等地区。秋季挖根或采全株，洗净，切片晒干用，或去外皮切片晒干用；也可鲜用。

【别名】豆瓣木、野绿豆、马料梢、一味药、野篮枝子。

【壮名】都久巴，Duhgiujbyaj。

【性味】平，苦、涩。

【功效】消食积，通气道，通龙路。

【主治】东郎（食积），小儿喯疳（疳积），贫痧（感冒），埃病（咳嗽），货烟妈（咽喉肿痛），呗奴（瘰疬），仲嘿喯尹（痔疮），呗叮（疔疮）。

【临床应用】

1. 治痱子初起，结核硬块：一味药、马桑根、何首乌。炖猪肉服。

2. 治小儿食积饱胀：一味药、刮经板、石竹根、鱼鳅串、萝卜子。熬水服。

3. 治烂脚：马棘全草晒干，烧灰，用青油调敷。

【用法用量】内服，煎汤，15～30g。外用：适量，捣敷或捣汁搽。

【知识拓展】

著作摘要

（1）"利水，消胀。"（《民间常用草药汇编》）

（2）"治痒子，小儿食积饱胀，寒凉咳嗽，食停及痔疮。"（《四川中药志》）

第八章　通水道药

凡以通利水道为主要功效，主要用于水道疾病的壮药，称为通水道药。

水道主要指咪腰（肾）和咪小肚（膀胱）。常见的水道疾病有笨浮（水肿），小便不利，尿频，尿急，尿痛，尿闭，或肉卡（水道砂石症）等。其成因主要是感受湿毒、热毒或寒毒，或饮食、劳作、生活起居不当，酿生湿毒、痰毒，损伤水道，水液功能代谢失常所致。根据本章壮药主治证的不同，分为通水道消肿药、通水道通淋药、通水道退黄药三类。

本章壮药性有寒温之别，以麻、辣、苦味为主，分别以通调水道、燥湿、利尿为主要功效，主要用于笨浮（水肿）、肉扭（淋证）、小便不利等病症。部分壮药兼有利咽喉、解热毒、止呕吐、化痰、通龙路火路等功效，还可用于货烟妈（咽痛）、呗农（疮疡）、鹿（呕吐）、发旺（风湿骨痛）等病症。

应用本章壮药时，应根据不同的病证选择药物，作适当的配伍。小便有勒（血）者，配伍止勒（血）药；笨浮（水肿）后期身体虚弱者，配补虚药；小便不利、肚子胀痛者，配伍调嘘（气）药。使用通水道药时，应重视审因论治，以取得预期的疗效。

第一节　通水道消肿药

本节壮药性寒或温，多具有麻、辣、苦味，以通调水道、祛风利水消肿为主要功效，主要用于笨浮（水肿）、能蚌（黄疸）、肉扭（淋证）等疾病，以皮肤一身悉肿、小便不利为辨证要点。

杠板归 Gàngbǎnguī

【来源】本品为蓼科植物杠板归 *Polygonum perfoliatum* L. 的全草。生于荒芜的沟岸、河边。广西主要分布于隆安、马山、天等、昭平、贺州等地。夏季采，洗净，鲜用或晒干用。

【别名】蚂蚱簕、蛇不过、急改索、蛇倒退、虎舌草。

【壮名】港恩，Gangzngwd。

【性味】寒、酸、苦。

【功效】通利水道，清解热毒，利湿退黄。

【主治】笨浮（水肿），阿意咪（痢疾），呗红线（丹毒），呗奴（瘰疬），呗农（痈疮），肉扭（淋证），能蚌（黄疸）。

【临床应用】

1. 治急性肾炎，痢疾，肠炎，痈疮，湿热带下，百日咳：用全草五钱至一两，水煎服。

2. 治瘰疬：扛板归七钱，野南瓜根三两，猪瘦肉四两炖汤，以汤煎药。孕妇忌服。

3. 治痈肿：鲜扛板归全草二至三两。水煎，调黄酒服。

4. 治湿疹，天疱疮，脓疱疮：鲜扛板归全草二两。水煎服。

5. 治黄水疮：蛇倒退叶（为细末）一两，冰片五分。混合，调麻油涂搽。

6. 治带状疱疹：鲜扛板归叶，捣烂绞汁，调雄黄末适量，涂患处，一日数次。

【用法用量】内服：煎汤，9～15g。外用：适量，捣敷，或研末调敷，或煎水洗。

【使用注意】体质虚弱者慎服。

【知识拓展】

1. 著作摘要

（1）"用于感冒，咳嗽，百日咳，泻痢，水肿，脓疱疮，湿疹，痈疮肿毒，毒蛇咬伤。"（《广西中药资源名录》）

（2）"清热解毒，利尿消肿，止痒。"（《广西本草选编》）

（3）"外用治黄水疮。"（《贵州民间方药集》）

2. 功用发挥

（1）治疗大面积湿疹：采用扛板归大剂量（鲜者500g，干者250g）煎汤外洗，每日早晚各1次，1周为1疗程，治疗20例，除1例症状无明显改善外，其余皆获佳效。［徐分根．扛板归煎汤外洗治大面积湿疹．浙江中医杂志，2000，（7）：313.］

（2）治疗带状疱疹：取扛板归新鲜全草（无鲜品时干品亦可）50～100g，捣烂加醋调和成泥状，敷于患部，然后在其上用干净塑料膜剪成带状覆盖药面，用胶布固定。一日换药1～2次。共治疗38例。结果：敷药后8小时内疼痛减轻。疼痛消失时间：31例疼痛在3天内消失，7例疼痛消失时间为4天。疱疹消退时间：27例于4天内消退，11例为5天。38例全部治愈，无神经痛后遗症。［张毓华．扛板归外敷治疗带状疱疹．湖北中医杂志，1991，13（1）：14.］

粪箕笃 Fènjīdǔ

【来源】本品为防己科植物粪箕笃 *Stephania longa* Lour. 的全草。生于阳光充足的平原、山坡、路旁。广西各地区有分布。全年可采，阴干用。

【别名】飞天雷公、田鸡草、雷钵嘴。

【壮名】勾弯，Gaeuvad。

【性味】寒，微苦。

【功效】通水道，清热毒，除湿毒，调谷道。

【主治】笨浮（水肿），能蚌（黄疸），白冻（泄泻），阿意咪（痢疾），货烟妈（咽喉肿痛），发旺（风湿痹痛），呗农（痈疮肿痛），额哈（毒蛇咬伤）。

【临床应用】

1. 治急、慢性肾炎，肾盂肾炎，膀胱炎，尿道炎，痢疾，腹泻，咽喉肿痛：用全株3钱至1两，水煎服。

2. 治风湿痹痛，腰肌劳损：用全株五钱至一两，水煎服或外洗。

3. 治乳腺炎：用全株三至五钱，水煎服；并用鲜叶适量，捣烂外敷患处。

4. 治毒蛇咬伤：用鲜全株适量，捣烂取汁加酒少许冲服，渣敷伤口周围。

5. 治脱肛：粪箕笃五钱，马骝卵五钱，猪大肠一节。共煲服。

【用法用量】内服：煎汤，3～10g；鲜品，15～30g。外用：适量，鲜叶捣敷，或煎水洗。

【使用注意】孕妇慎服。

【知识拓展】

著作摘要

（1）"清热利水，治炎症性腹泻及赤血；外敷恶疮，消肿毒"。（《南宁市药物志》）

（2）"生肌止血。治痢疾，又治发黄，发狂。乳疮，和片糖捣烂敷之"。（《岭南采药录》）

（3）"全株：用于水肿，痢疾，咽喉肿痛，毒蛇咬伤，风湿骨痛，坐骨神经痛。"（《广西中药资源名录》）

肾茶 Shènchá

【来源】本品为唇形科植物肾茶 *Clerodendranthus spicatus* (Thunb.) C. Y. Wu ex H. W. Li. 的地上部分。生于林下潮湿处或草地上，多为栽培，广西各地有分布。秋季采，洗净，晒干用。

【别名】猫须草、肾菜。

【壮名】棵蒙秒，Gomumhmeuz。

【性味】凉，甜、淡。

【功效】通水道，除湿毒，清热毒。

【主治】笨浮（水肿），肉扭（淋证），尿路结石，胆结石，发旺（风湿痹痛）。

【临床应用】

1. 治肾炎，膀胱炎：肾菜60g，一点红、紫茉莉根各30g，水煎服。

2. 治尿路结石：肾菜、石韦（或荠菜）各30g，茅草根90g，葡萄60g，水煎服。

3. 治急、慢性肾炎，尿路感染，尿路结石，胆结石：用茎、叶1～2两，水煎服。

【用法用量】内服：煎汤，30～60g。

【使用注意】小便清长者慎用。

【知识拓展】

1. 著作摘要

（1）"全草：用于肾炎，膀胱炎，尿路结石，咳嗽，白带，风湿痹痛。"（《广西中药资源名录》）

（2）"清热去湿，排石利尿。主治急慢性肾炎，膀胱炎，尿路结石，风湿性关节炎。"（《常用中草药手册》）

2. 功用发挥　治疗多囊肾慢性肾功能不全：选择明确诊断多囊肾慢性肾功能不全20例，男8例，女12例，年龄45～76岁，血肌酐（Cr）≥442μmol/L，观察1个月Cr水平，检查病情稳定情况。随机分组，各10例，对照组不服用肾茶。肾茶组采用相当于原生药40g（20mL），一天

2次，常服观察6年，出现尿毒症症状时两组均配合其他非透析治疗药物和对症处理，病人死亡或不得不进行透析治疗时为终点。结果：肾茶组10例全部存活，仍继续非透析治疗，2例间断透析治疗，其中1例血Cr 800μmol/L，治疗后血Cr保持在600～700μmol/L，至今6年仍未进行透析治疗。对照组4例因血Cr>1000μmol/L，需透析治疗，6年后只1例继续非透析治疗，5例病人不能存活自行终止观察。口服肾茶后偶有口干，胃部轻微不适，腹胀，继续服用仍可自行缓解，无需特殊处理。〔黄昆明．肾茶治疗多囊肾慢性肾功能不全的临床应用．疾病控制杂志，2000，4（1）：19.〕

乌桕 Wūjiù

【来源】本品为大戟科植物乌桕 *Sapium sebiferum*（L.）Roxb. 的根或茎皮。生于阳光充足的平原、山坡、路旁。有栽培。广西各地区均有分布。全年可采，阴干。

【别名】白乌桕、蜡子树、桕树。

【壮名】棵够，Gogoux。

【性味】微温，苦；有小毒。

【功效】通水道，调谷道，除湿毒。

【应用】蛊病（臌胀），笨浮（水肿），肉卡（癃闭），阿意囊（便秘），啸疳（疳积），癥瘕积聚，能啥能累（湿疮），痂（癣），额哈（毒蛇咬伤）。

【临床应用】

1. 治腹水肿胀（实证者）：用根二层皮1两，焙干研粉，加米饭适量，制为丸如绿豆大，每日服3钱，饭前用开水送服。

2. 治实热症，大便不通：用根1两，水煎服。

3. 治毒蛇咬伤：①乌桕树二层皮（鲜皮30g，干皮15g），捣烂，米酒适量和匀，去渣，一次饮至微醉为度，将药渣外敷伤口周围。②鲜叶30～60g，捣烂，用冷开水调匀，取汁服，渣敷伤口周围。

4. 治水气小便涩，身体浮肿：乌桕皮60g，木通、槟榔各30g，共研为细末，不拘时候，每次6g，粥饮调下。

【用法用量】内服：煎汤，10～30g。外用，适量，捣敷或煎水洗。

【使用注意】体虚者、孕妇及溃疡病患者忌服。

【知识拓展】

著作摘要

（1）"根、树皮：用于水肿，大便燥结，小便急胀。有小毒。"（《广西中药资源名录》）

（2）"泻下解毒，杀虫止痒。"（《广西本草选编》）

京大戟 Jīngdàjǐ

【来源】本品为大戟科植物大戟 *Euphorbia pekinensis* Rupr. 的根。生于山坡、路旁、荒地、草丛、林缘及疏林下，广西主要分布于南宁、全州、桂林、金秀、罗城等地。全年可采，阴干。

【别名】邛巨、紫大戟、下马仙、大戟。

【壮名】门心红，Maenzsimhoengz。

【性味】寒，苦；有毒。

【功效】通利水道、谷道，消肿散结。

【主治】笨浮（水肿），胸腹积水，痰饮积聚，墨病（哮喘），二便不利，呗农（痈疮肿痛）。

【临床应用】

1. 治肝硬化腹水，肾炎水肿，晚期血吸虫病：用根1钱，水煎服。

2. 治腹水胀满，二便不通：大戟1.5g，牵牛子7.5g，红枣五个。水煎服。

3. 治晚期血吸虫病：京大戟鲜根洗净，晒干用，研粉，每日服三分，于早饭后1小时用开水1次吞服，连续1~2次为一疗程，总剂量4~5g。同时每日在肿大肝脾处用艾温灸30分钟，并内服丹参合剂（丹参25g，马鞭草25g）以助肝脾缩小。在治疗期间必须禁忌食盐。

4. 治黄疸，小水不通：大戟一两，茵陈二两。水浸，空心服。

5. 治温疟寒热腹胀：大戟五钱，柴胡、姜制半夏三钱，广皮一钱，生姜三片。水两大碗，煎七分服。

【用法用量】内服，煎汤，1.5~3g。或入丸散，每次1g。内服醋制用。外用适量，生用。

【使用注意】本品有毒，作用峻猛，故体质虚弱者慎用，孕妇禁用。不宜与甘草同用。

【知识拓展】

著作摘要

（1）"根，泻水逐饮。用于水肿，痰饮，胸膜炎积水，血吸虫病，肝硬化腹水。有毒！"（《广西中药资源名录》）

（2）"治结核性腹膜炎，淋巴结核等。"（《青岛中草药手册》）

葎草 Lǜcǎo

【来源】本品为葎草科植物葎草 Humulus scandens（Lour.）Merr. 的全草。生于山坡、路旁。广西各地区有分布。全年可采，阴干。

【别名】勒草、拉拉秧、葛葎蔓、葛勒蔓、锯藤。

【壮名】勾阁，Gaeugawq。

【性味】寒，甜、苦。

【功效】通利水道，解热毒，除湿毒。

【主治】笨浮（水肿），肉扭（淋证），小便不利，嗦瘑（瘰症），阿意咪（痢疾），白冻（泄泻），呗红线（丹毒），呗农（痈肿），黄水疮，渗裆相（烧烫伤），能啥能累（湿疹）。

【临床应用】

1. 治痢疾，小便淋沥，尿血等：鲜葎草二至四两。水煎，饭前服，日两次。

2. 治砂石淋：鲜葎草茎四至五两。捣烂，酌加开水擂汁服。

3. 治瘰疬：葎草鲜叶二两，黄酒二两，红糖四两。水煎，分三次饭后服。

4. 治痈毒初起（皮色不变，硬肿不痛）：葎草鲜叶一握。以冷开水洗净，和红糖捣烂，加热敷贴，日换两次。

5. 治痔疮脱肛：鲜葎草三两。煎水熏洗。

6. 治蛇、蝎螫伤：葎草鲜叶一握，雄黄一钱。捣烂敷贴。

7. 治皮肤瘙痒：葎草适量，水煎熏洗。

【用法用量】内服：煎汤，10~15g，鲜品30~60g，或捣汁。外用：适量，捣敷，或煎水熏洗。

【知识拓展】

著作摘要

（1）"利尿消肿，凉血解毒。"（《广西本草选编》）

（2）"主五淋，利小便，止水痢，除疟，虚热渴，煮汁及生汁服之。"（《唐本草》）

（3）"全草：用于痧症腹痛，肺结核，痢疾，淋浊，水肿，疝气，瘰疬，风湿关节痛；外治附骨疽，毒虫咬伤。"（《广西中药资源名录》）

商陆 Shānglù

【来源】本品为商陆科植物为商陆 *Phytolacca acinosa* Roxb. 或垂序商陆 *Phytolacca americana* L. 的根。生于林下、路边及宅旁阴湿处。有栽培。广西各地区有分布。秋季至次春冬采挖，除去须根和泥沙，切成块或片，晒干用或阴干。

【别名】见肿消、山萝卜、白母鸡、长不老、牛萝卜。

【壮名】冷朋岜，Lwgbaegbya。

【性味】寒，苦；有毒。

【功效】通利水道、谷道，除湿毒，清热毒，散结肿。

【主治】笨浮（水肿），肉卡（癃闭），阿意囊（便秘），呗农（痈肿疮毒），呗奴（瘰疬）。

【临床应用】

1. 治肾炎水肿：用根一至三钱，同瘦猪肉二两，炖服。

2. 治十种水气：商陆根（取自然汁一盏），甘遂末一钱。上用土狗一枚，细研，同调上药，只作一服，空心服，日午水下。忌食盐一百日，忌食甘草三日。

3. 治淋巴结结核：商陆三钱，红糖为引，水煎服。

4. 治产后血块时攻心腹，疼痛不可忍：商陆（干者）、当归（切、炒）各一份，紫葳、蒲黄各一两。上四味捣罗为散，空腹温酒调下二钱匕。

5. 治跌打：商陆研末，调热酒擂跌打青黑之处，再贴膏药更好。

6. 治一切肿毒：商陆根和盐少许，捣敷，日再易之。

7. 治石痈（痈硬如石，不出脓）：用一商陆根捣烂搽涂患处，药干即换。此方亦治湿疮、疬子。

【用法用量】内服：煎汤，3~10g。外用，适量，鲜品捣敷，干品研末涂敷，或煎汤熏洗。

【使用注意】虚证水肿及孕妇忌用。

【知识拓展】

著作摘要

（1）"逐水消肿，通利二便，解毒散结。"（《广西中药资源名录》）

（2）"能泻十种水病。喉痹不通，薄切醋熬，喉肿处外薄之差。"（《药性论》）

（3）"商路其性下行，专于水行，与京大戟、甘遂盖异性而同功。"（《本草纲目》）

第二节 通水道通淋药

本节壮药性多寒凉，多具有麻、辣、苦味，以通调水道、利尿通淋、清热利湿为主要功效，主要用于肉扭（淋证）、幽卡（尿路结石）、笨浮（水肿）、能蚌（黄疸）、白冻（泄泻）、阿意咪（痢疾）、妇女隆白呆（带下病）等病症，以小便淋沥涩痛、皮肤水肿、小便不利、大便稀溏或下痢赤白脓血、妇女白带过多等为辨证要点。

水杨梅 Shuǐyángméi

【来源】本品为茜草科植物细叶水团花 Adina rubella Hance. 的根或全株。生于河边、小溪旁。广西大部分地区有分布。全年可采，阴干。

【别名】水杨柳、水毕鸡、串鱼木、水石榴、水金铃。

【壮名】棵染拔，Goroixbya。

【性味】凉，苦、涩。

【功效】利湿毒，清热毒，消肿毒，杀虫。

【主治】白冻（泄泻），阿意咪（痢疾），隆白呆（带下病），能啥能累（湿疹），呗农（痈疮肿毒），风火牙痛，林得叮相（跌打损伤），外伤出血。

【临床应用】

1. 治菌痢，肠炎：①水杨梅全草一两，水煎，当茶饮；②水杨梅花果序五钱，水煎（或滚开水冲泡一刻钟，去渣），每天服三次。

2. 治肺热咳嗽，痢疾，肠炎，黄疸型肝炎，白带，风火牙痛：用根三至五钱，或用花序二至三钱，水煎服。

3. 治湿疹，滴虫性阴道炎，稻田皮炎：用枝叶水煎外洗。

4. 治风火牙痛：①水杨梅二两，水煎，日含漱数次；②水杨梅叶适量，食盐少许，共捣烂，塞虫牙孔内。

5. 治皮肤湿疹：水杨梅全草、三角泡、蚂蚱勒、苦地胆各适量，水煎洗患处。

6. 治外伤出血：鲜水杨梅叶或花，捣烂外敷。

【用法用量】内服：煎汤，根 10～30g，花、果 15～30g。外用：适量，捣敷，或煎水含漱，或煎水洗。

【知识拓展】

1. 著作摘要

（1）"清热解毒。治风火牙痛，痢疾，皮肤湿疹。"（《广西中草药》）

（2）"治头晕，失眠，四肢无力，口味不开，身体虚弱；又可治遗精，缩阴，表虚热。"（《贵州民间方药集》）

（3）"解表散寒，壮阳补虚，和血，解毒。治感冒。"（《贵州草药》）

2. 功用发挥　治疗风火牙痛：处方：水杨梅四钱，蛇泡簕四钱，山芝麻三钱，入地金牛三钱，石膏一两。清水二碗煎至半碗，一次服下，每天一剂。共治疗风火牙痛患者143例，有的仅服1剂痊愈，有的最多服食3剂即痊愈。[广东省花县炭步公社卫生院. 水杨梅方剂治疗风火牙痛（牙肉肿痛）143例观察. 新医药通讯，1972，（3）：45.]

凤尾草 Fèngwěicǎo

【来源】本品为凤尾蕨科植物凤尾草 *Pteris multifida* Poir. 的全草或根。生于井边、沟边、墙缝及石上。广西各地有分布。全年可采，阴干。

【别名】井口边草、井栏边草、铁脚鸡、山鸡尾、石长生。

【壮名】良给团，Rienggaeqdon。

【性味】凉，淡、微苦。

【功效】利湿毒，清热毒，凉血止血，消痈肿。

【主治】肉扭（淋浊），隆白呆（带下病），阿意咪（痢疾），白冻（泄泻），能蚌（黄疸），呗农呗叮（疮肿疔毒），货烟妈（咽喉痛），呗奴（瘰疬），航靠谋（腮腺炎），北嘻（乳腺炎），高热抽搐，东笃哈（蛇虫咬伤），鹿勒（吐血），渗裂（衄血），肉裂（尿血），阿意勒（便血），外伤出血。

【临床应用】

1. 治热性赤痢：凤尾草五份，铁线蕨一份，海金沙藤一份。炒黑，水煎服。

2. 治痢疾：鲜凤尾草二至三两。水煎或擂汁服，每日三剂。

3. 治急性肝炎：鲜凤尾草三两。捣汁服，每日三剂，五天为一疗程。

4. 治泌尿系炎症，血尿：鲜凤尾草二至四两，水煎服。

5. 治热淋，血淋：凤尾草七钱至一两。用米泔水（取第二次淘米水）煎服。

6. 治白带及五淋白浊：凤尾草二至三钱，加车前草、白鸡冠花各三钱，萹蓄草、米仁根、贯众各五钱。同煎服。

7. 治咽喉肿痛：鲜凤尾草五六钱。洗净，煎汤，冲乌糖少许，日服二次。

8. 治鼻衄：凤尾草七钱至一两，海带一两（洗净）。水煎服。

9. 治大便下血：凤尾草七钱至一两。同猪大肠炖熟去渣，食肠及汤。

【用法用量】内服：煎汤，15～30g；外用：适量，捣敷。

【使用注意】虚寒证患者慎服。

【知识拓展】

1. 著作摘要

（1）"清大肠、肺热。治热性赤痢及齿痛，止吐血。"（《广西药植志》）

（2）"清热，利湿，凉血。治菌痢，肠炎，外感发热，尿路感染，白带，腮腺炎，疔疮，湿疹。"（《常用中草药手册》）

2. 功用发挥　治疗急性下尿路感染：将60例急性下尿路感染患者随机分为两组，每组30例，治疗组服用凤尾清淋汤（组成：凤尾草30g，栀子10g，大黄10g，生地黄15g，泽兰10g，车前子 15g，黄柏 10g，牛膝 15g，淡竹叶 10g，甘草梢 10g），每日 1 剂，水煎 2 次，将 2 次煎液混合，早晚分服，治疗期间不服用抗生素。对照组服用宁泌泰胶囊（每次 5 粒，每日 3 次，某药业股份有限公司），连续服药 7 日。观察两组用药前后尿细菌培养及尿常规检测的变化，对用药前后两组症状、总疗效进行比较。结果：治疗组总有效率为 93.3%，对照组为 86.6%，两组比较差异有统计学意义（P<0.05），凤尾清淋汤治疗急性下尿路感染的疗效明显优于对照组。[王小娟，雷颖，吴定国，等．自拟凤尾清淋汤治疗急性下尿路感染临床观察．湖南中医药大学学报，2007，27（4）：64-65.]

萹蓄 Biānxù

【来源】本品为蓼科植物萹蓄 Polygonum aviculare L. 的地上部分。生于田野、荒地。广西主要分布于桂林、南宁、乐业、阳朔、全州等地。夏、秋采，晒干用或阴干。

【别名】扁竹、乌蓼、萹蔓、萹竹、地萹蓄。

【壮名】便处，Benjnduk。

【性味】微寒，苦。

【功效】利水道，除湿毒，杀虫止痒。

【主治】肉扭（淋证），肉涩（小便涩痛），能啥能累（皮肤湿疹），痂（癣），歇啥（阴痒），隆白呆（带下病）。

【临床应用】

1. 治热淋涩痛：扁竹煎汤频饮。

2. 治黄疸，痢疾，尿路感染，尿路结石，白带：用全草或三至五钱，水煎服。

3. 治湿疹，滴虫性阴道炎：用全草或一至二两，水煎熏洗。

4. 治肛门湿痒，痔疮初起：萹蓄二三两。煎汤，趁热先熏后洗。

【用法用量】内服：煎汤，10 ~ 15g；或入丸、散剂；杀虫，单用 30 ~ 60g，鲜品捣汁饮 50 ~ 100g。外用：适量，煎水洗，捣敷或捣汁搽。

【使用注意】脾虚者慎用。

【知识拓展】

著作摘要

（1）"利小便。治五淋白浊，热淋，瘀精涩闭关窍，并治妇人气郁，胃中湿热，或白带之症。"（《滇南本草》）

（2）"治小儿疳积，消膨胀。"（《贵州民间方药集》）

（3）"治霍乱，黄疸，利小便。"（《本草纲目》）

刺蒴麻 Cìshuòmá

【来源】本品为椴树科植物刺蒴麻 Triumfetta rhomboidea Jacq. 的根或全草。生于荒地。广西主要分布于东部、南部地区。全年可采，阴干。

【别名】黄花虮麻头、千打槌、黄花地桃花、粘头婆、玉如意。

【壮名】狒扐，Faetmaenq。

【性味】寒，苦。

【功效】利水道，除湿毒，清热毒，化结石。

【主治】贫痧（感冒），发得（发热），阿意咪（痢疾），幽卡（石淋），呗农（疮疖），额哈（毒蛇咬伤）。

【临床应用】

1. 治泌尿系结石：①用鲜全草4两，加水1500mL，煎至500mL去渣，加瘦肉2两同煎。分3~4次服，每天1剂，3天为1疗程，停药3天，再服2个疗程。若不显效，可再服2~4疗程。②刺蒴麻60g，水煎服；服3天后，加金钱草60g，车前草60g，同煎服。

2. 治风热感冒：刺蒴麻根、鬼针草各30g，金丝草、鸭脚木各15g。水煎服。

3. 治痢疾：用根1~2两，水煎服。

4. 治疮疖：用鲜叶捣烂外敷。

【用法用量】内服：煎汤，15~30g。外用：适量，鲜叶捣敷。

【使用注意】脾虚者慎用。

【知识拓展】

著作摘要

（1）"根：用于喉痛，肺热咳嗽，小便黄少，尿路结石。"（《广西中药资源名录》）

（2）"利尿化石。用于石淋。亦可用于感冒。"（《中医方剂学》）

地肤子 Dìfūzǐ

【来源】本品为藜科植物地肤 *Kochia scoparia* (L.) Schrad. 的成熟果实。生于山野荒地或田野、路边，栽培于庭园。广西各地有分布。秋季果实成熟时采，晒干用，打下果实，除去杂质。

【别名】地葵、地麦、落帚子、独扫子、竹帚子。

【壮名】扫帚子，Saujcoujswj。

【性味】寒，麻，辣，苦。

【功效】利水道，除湿毒，清热毒，祛风止痒。

【主治】肉扭（淋证），肉涩（小便涩痛），歇唅（阴痒），隆白呆（带下病），麦蛮（风疹），能啥能累（湿疹），能那（皮肤瘙痒）。

【临床应用】

1. 治阳虚气弱，小便不利：野台参四钱，威灵仙钱半，寸麦冬六钱（带心），地肤子一钱。煎服。

2. 治阴虚血亏，小便不利：怀熟地黄一两，生龟板五钱（捣碎），生杭芍五钱，地肤子一钱。煎服。

3. 治妊娠患淋，小便数，去少，忽热痛酸索，手足疼烦：地肤子十二两，初以水四升，煎取二升半，分温三服。

4. 治久血痢，日夜不止：地肤子一两，地榆三分（锉），黄芩三分。上药捣细，罗为散。

每服不计时候，以粥饮调下二钱。

5. 治急性尿路感染：用种子二至四钱，水煎服。

6. 治荨麻疹，湿疹，皮炎，外阴炎：用种子五钱至一两，水煎熏洗。

【用法用量】内服：煎汤，9～15g；外用：适量，煎水洗。

【使用注意】脾虚者慎用。

【知识拓展】

著作摘要

（1）"利膀胱小便积热，洗皮肤之风，疗妇人诸经客热，清利胎热，湿热带下用之良。"（《滇南本草》）

（2）"去皮肤中积热，除皮肤外湿痒。"（《本草原始》）

山木通 Shānmùtōng

【来源】本品为毛茛科植物小木通 *Clematis armandii* Franch. 的藤茎、叶。山坡疏林溪边或路旁灌木丛中。广西各地区有分布。全年可采，阴干。

【别名】小木通、川木通、土木通、淮木通、白木通。

【壮名】勾东岜，Gouhdongjbyah。

【性味】寒，淡、苦。

【功效】利水道，除湿毒，清热毒，调龙路。

【主治】肉扭（淋证），笨浮（水肿），小便不利，发旺（风湿骨痛），林得叮相（跌打损伤），产呱嘻馁（产后乳汁不通），京瑟（闭经）。

【临床应用】

1. 治尿路感染：川木通、车前子、生蒲黄、萹蓄各9g，水煎服。

2. 治湿热水肿，小便不利，闭经，产后乳少：用茎三至五钱，水煎服。

3. 治跌打损伤：山木通茎叶（鲜）二两，茜草根五钱。水酒煎服，每日一剂。

4. 治喉痹失音：川木通、石菖蒲、僵蚕各12g。水煎服。

【用法用量】内服：煎汤，3～10g，鲜品加倍。外用：适量，鲜品捣敷发泡。

【使用注意】孕妇忌服。

【知识拓展】

著作摘要

（1）"活血止痛，祛风通络。治风湿性关节痛，胃肠炎，疟疾，走马牙疳，角膜溃疡，乳痛，痔核肿痛，肠风下血。"（《江西草药》）

（2）"茎：清热利湿，通经下乳。"（《广西中药资源名录》）

土萆薢 Tǔbìxiè

【来源】本品为百合科植物肖菝葜 *Heterosmilax japonica* Kunth. 的块茎。生于丘陵、山地灌丛或疏林中。广西大部分地区有分布。全年可采，晒干用或阴干。

【别名】白土茯苓、土太、千斤力。

【壮名】金刚依，Gimgan'iq。

【性味】平，微甜、淡。

【功效】通水道，利湿毒，清热毒，祛风湿。

【主治】肉扭（淋证），小便淋涩，白浊，发旺（风湿骨痛），隆白呆（带下病）。

【临床应用】

1. 治腹泻，月经不调，腰膝痹痛，小便浑浊，白带：用根茎五钱至一两，水煎服。

2. 治疮疖肿毒：白土茯苓、金银花、芙蓉枝等量，水煎服。

3. 治阳痿：白土茯苓（老茎）、金樱子各30g，女贞子15g，水煎服。

【用法用量】内服：煎汤，15～30g。

【知识拓展】

著作摘要

（1）"用于湿热泄泻，淋浊，白带，淋病，花柳，梅毒，皮肤湿毒。"（《广西中药资源名录》）

（2）"清热利湿，壮筋骨。"（《广西本草选编》）

叶下珠 Yèxiàzhū

【来源】本品为大戟科植物叶下珠 *Phyllanthus urinaria* L. 的全草。生于村边、路旁及荒地上。广西各地有分布。夏、秋采，晒干用或阴干。

【别名】珍珠草、叶下珍珠、叶后珠、十字珍珠草、夜合草。

【壮名】牙关头，Nyagvanjdouj。

【性味】凉，微苦、甜。

【功效】通水道，利湿毒，清热毒，调谷道，明目。

【主治】笨浮（水肿），肉扭（淋证），白冻（泄泻），阿意咪（痢疾），喯疳（小儿疳积），能蚌（黄疸），火眼（急性结膜炎），口疮（口腔溃疡），呗农（痈疮），额哈（毒蛇咬伤）。

【临床应用】

1. 治痢疾，肠炎腹泻：叶下珠、铁苋菜各30g，煎汤，加糖适量冲服，或配老鹳草水煎服。

2. 治黄疸：鲜叶下珠60g，鲜马鞭草90g，鲜半边莲60g，水煎服。

3. 治肝炎：鲜叶下珠、鲜黄胆草各60g，母螺7粒，鸭肝1个，冰糖60g。水炖服。

4. 治夜盲症：鲜叶下珠30～60g，动物肝脏120g，苍术9g，水炖服。

5. 治感冒发热，肠炎腹泻，痢疾，尿路感染：用全草5钱～1两，水煎服。

6. 治小儿疳积，目赤肿痛，夜盲：用鲜全草5钱～1两，同猪肝或鸡肝蒸吃。

【用法用量】内服：煎汤，15～30g；鲜品30～60g。外用，适量，鲜品捣敷。

【知识拓展】

著作摘要

（1）"用于小儿疳积，夜盲，肝炎，腹泻，痢疾，小便不利，水肿；外治脚癣。"（《广西中药资源名录》）

（2）"清肝明目，渗湿利水。治肾炎水肿，尿路感染，尿路结石，肠炎腹泻。"（《常用中草药手册》）

五爪金龙 Wǔzhǎojīnlóng

【来源】本品为旋花科植物五爪金龙 *Ipomoea cairica*（L.）Sweet. 的全草。生于灌丛中。广西大部分地区有分布。全年可采，阴干。

【别名】五爪藤、五爪龙、牵牛花、五叶藤、五齿苓。

【壮名】华拉巴，Valahbah。

【性味】寒，甜。

【功效】通水道，解热毒，调气道。

【主治】肉扭（淋证），肉裂（尿血），埃病（肺热咳嗽），呗农（痈疮肿毒）。

【临床应用】

1. 治肺热咳嗽：五爪金龙 30g，水煎冰糖调服。

2. 治尿血：五爪金龙 15g，海螵蛸 15g，旱莲草 15g，酢浆草 15g，水煎服。

3. 治热毒疮痈：用鲜叶或块根捣烂外敷。

【用法用量】内服：煎汤，5～10g；或浸酒。外用：适量，捣烂；或研末调敷。

【使用注意】虚寒者忌服。

【知识拓展】

著作摘要

（1）"全草：用于咳嗽，咳血，小便不利；外治痈疮肿毒。"（《广西中药资源名录》）

（2）"主治骨蒸劳热，咳嗽咳血，淋症水肿，小便不利，痈肿疮疖。"（《全国中草药汇编》）

海金沙 Hǎijīnshā

【来源】本品为海金沙科植物海金沙 *Lygodium japonicum*（Thunb.）Sw. 的成熟孢子。生于村边、路旁、灌丛及林缘。广西各地区有分布。秋季孢子未脱落时采，晒干用。

【别名】金沙蕨、海南海金沙。

【壮名】溶随滇，Rumseidiet。

【性味】寒，甜、淡。

【功效】通水道，利湿毒，清热毒。

【主治】肉扭（淋证），肉裂（血淋、尿血），沙淋，白浊，隆白呆（带下病），能蚌（黄疸）。

【临床应用】

1. 治热淋急痛：海金沙为末，生甘草汤冲服。

2. 治脾湿胀满：海金沙一两，白术二钱，甘草五分，黑丑一钱五分。水煎服。

3. 治肝炎：海金沙五钱，阴行草一两，车前六钱。水煎服，每日一剂。

4. 治尿酸结石症：海金沙、滑石共研为末。以车前子、麦冬、木通煎水调药末，并加蜜少许，温服。

5. 治小便出血：海金沙为末，以新汲水调下。一方用砂糖水调下。

6. 治脾湿太过，通身肿满，喘不得卧，腹胀如鼓：牵牛一两（半生半炒），甘遂、海金沙各半两。上为细末。每服二钱，煎水一盏，食前调下，得利止后服。

7. 治小便不通，脐下满闷：海金沙一两，腊面茶半两。二味捣研令细。每服三钱，生姜、甘草汤调下。

【用法用量】内服：煎汤，6～15g。宜布包煎。

【使用注意】肾阴亏虚者慎服。

【知识拓展】

著作摘要

(1)"用于水肿及热病吐血。"（《广西中药志》）

(2)"治尿路感染，尿路结石，肾炎水肿，感冒发热，小便短赤，肠炎，痢疾。"（《常用中草药手册》）

(3)"清热解毒，利尿除湿。治肝炎，肾性水肿，皮肤湿疹，水痘，尿血，疖腮，风火牙痛，喉蛾，白喉，带状疱疹，小儿疳积。"（《江西草药》）

三白草 Sānbáicǎo

【来源】本品为三白草科植物为三白草 *Saururus chinensis*（Lour.）Baill. 的全草或根茎。生于水源充足的沟旁、沼泽等低湿及近水的地方。广西各地区有分布。夏、秋采，阴干。

【别名】过糖藕、塘边藕、水木通、白花照水莲、白叶莲。

【壮名】棵三旁，Gosambak。

【性味】寒，苦、麻、辣；有小毒。

【功效】通水道，除湿毒，清热毒。

【主治】笨浮（水肿），能蚌（黄疸），肉扭（淋证），隆白呆（带下病），呗农狠尹（痈疮疖肿）。

【临床应用】

1. 治尿路感染，尿路结石：用根5钱～1两，水煎服。

2. 治脚气水肿，湿热白带：用根5钱～1两，炖猪骨服。

3. 治痈疮疖肿：用根5钱～1两，水煎服。并用鲜全草捣烂外敷。

4. 治肝癌：三白草根、大蓟根各3～4两，分别煎水，去渣后加白糖适量饮服，上午服三白草根，下午服大蓟根。

5. 治腹肌脓肿：鲜三白草根3～4两，水煎服，药渣捣烂外敷。

6. 治疔疮炎肿：三白草鲜叶一握，捣烂，敷患处，日换两次。

【用法用量】内服：煎汤，10～20g；鲜品倍量。外用：鲜品适量，捣敷，或捣汁饮。

【使用注意】脾胃虚寒者忌用。

NOTE

【知识拓展】

著作摘要

(1)"治妇女白带及痧气。"(《广西中药志》)

(2)"治淋浊,利小便,消热毒。"(《岭南采药录》)

(3)"用于小便不利,前列腺炎,湿热白带,白浊,水肿,痈疮肿毒。"(《广西中药资源名录》)

翻白草 Fānbáicǎo

【来源】 本品为蔷薇科植物翻白草 *Potentilla discolor* Bunge 的带根全草。生于荒地、山坡草地上。广西主要分布于柳州、桂林、来宾、昭平、宜山等地。夏、秋开花前采挖,除去杂质,干燥。

【别名】 鸡腿儿、天藕儿、湖鸡腿、鸡脚草、鸡脚爪。

【壮名】 楣辣豪,Mbawlajhau。

【性味】 平,甜、苦。

【功效】 调谷道,除湿毒,清热毒,止痢,止血。

【主治】 阿意咪(痢疾),鹿勒(吐血),阿意勒(便血),笨浮(水肿),瘴病(疟疾),埃病(咳嗽),呗农(痈肿疮毒),兵淋勒(崩漏)。

【临床应用】

1. 治小儿疳积:翻白草鲜根 15～18g,云实根、牯岭勾儿茶 6～9g,醉鱼草 3～6g。水煎,空腹服。

2. 治细菌性痢疾:鲜翻白草干全草或根一至二两,浓煎,一日分二至三次服。

3. 治咳嗽:翻白草根。煮猪肺食。

4. 治疟疾寒热及无名肿毒:翻白草根五、七个,煎酒服之。

5. 治吐血不止:翻白草,每用五、七科,咬咀,水二钟,煎一钟,空心服。

6. 治肺痈:鲜翻白草根一两,老鼠刺根、杜瓜根各五钱。加水煎成半碗,饭前服,日服二次。

【用法用量】 内服:煎汤,10～15g;或浸酒服。外用:适量,煎水熏洗或鲜品捣敷。

【知识拓展】

著作摘要

(1)"根:治产后脚软,流产。叶:可驱风。"(《广西中药志》)

(2)"全草:用于小儿疳积,心胃气痛,胃热呕吐,痢疾,疟疾,咳嗽,便血,月经不调,崩漏,骨鲠喉;外治跌打损伤。"(《广西中药资源名录》)

(3)"治咳嗽,红崩。"(《民间常用草药汇编》)

路路通 Lùlùtōng

【来源】 本品为金缕梅科植物枫香树 *Liquidambar formosana* Hance. 的成熟果序。生于丘陵、村边、山地。广西主要分布于北部、西部地区。冬季果实成熟后采收,除去杂质,干燥。

【别名】枫实、枫果、枫木上球、枫香果、枫球。

【壮名】芒柔,Makraeu。

【性味】平,苦。

【功效】通水道,除湿毒,通火路、龙路。

【主治】笨浮(水肿),发旺(关节痹痛),麻抹(肢体麻木),巧尹(头痛),产呱嘻馁(产后乳少),京瑟(闭经)。

【临床应用】

1. 治风湿肢节痛:路路通、秦艽、桑枝、海风藤、橘络、薏苡仁。水煎服。

2. 治耳内流黄水:路路通五钱。煎服。

3. 治荨麻疹:枫球一斤。煎浓汁,每天三次,每次六钱,空心服。

4. 治癣:枫木上球十个(烧存性),白矾五厘。共末,香油搽。

5. 治脏毒:路路通一个。煅存性,研末酒煎服。

【用法用量】内服:煎汤,5~10g。或煅存性研末服。外用:适量,研末敷;或烧烟闻嗅。

【使用注意】孕妇忌服。

【知识拓展】

著作摘要

(1)"治风湿流注疼痛及痈疽肿毒"。(《岭南采药录》)

(2)"行气宽中,活血通络,利水。治胃痛腹胀,风湿痹痛,乳中结块,乳汁不通,小便不利,月经不调,荨麻疹"。(《浙江药用植物志》)

(3)"用于腰痛,关节痹痛,麻木拘挛,痈疽肿痛,吐血,衄血,外伤出血。"(《广西中药资源名录》)

一匹绸 Yīpǐchóu

【来源】本品为旋花科植物白鹤藤 *Argyreia acuta* Lour. 的全草。生于疏林下或路边灌丛中。广西主要分布于苍梧、贵港、防城、上思、武鸣等地。全年可采,晒干用。

【别名】白面水鸡、白背丝绸、白底丝绸、绸缎藤、银背藤等。

【壮名】勾答豪,Gaeudahau。

【性味】凉,微酸、微苦。

【功效】通水道、气道,除湿毒,调龙路。

【主治】笨浮(水肿),水蛊(臌胀),埃病(咳嗽)比耐来(咳痰),隆白呆(带下病),发旺(风湿痹痛),兵淋勒(崩漏),渗裂(血症),林得叮相(跌打损伤),北嘻(乳痈),呗农(疮疖),能啥能累(湿疹)。

【临床应用】

1. 治内伤吐血,崩漏,白带:用全株1~4两,水煎服。

2. 治跌打损伤,筋络不舒:用全株1~4两,水煎冲服。

3. 治内伤吐血:一匹绸叶、虎杖、旱莲草、龙牙草各30g,水煎服。

4. 治崩漏：一匹绸叶、走马胎叶、龙牙草各 30g，捣烂，水煎服。

【用法用量】内服：煎汤，9～15g。外用：适量，捣敷或煎水洗。

【知识拓展】

著作摘要

（1）"全株：用于咳嗽，肾炎水肿，筋络不舒；外用治梅毒。"（《广西药用植物名录》）

（2）"祛风利尿，化痰止咳，止血活络，拔毒生肌。"（《全国中草药汇编》）

白鱼眼 Báiyúyǎn

【来源】本品为大戟科植物白饭树 Securinega virosa（Roxb. ex Willd.）Baill. 的全株。生于丘陵、路边及山坡灌木丛中。广西各地有分布。随用随采，多鲜用。

【别名】鱼眼木、鹊饭树、白泡果、白火炭。

【壮名】棵拉拔，Gorabya。

【性味】凉，苦、微涩；有小毒。

【功效】除湿毒，解热毒，杀虫止痒，消肿止痛。

【主治】隆白呆（带下病），能啥能累（湿疹），水痘，发旺（风湿骨痛），林得叮相（跌打损伤），呗农（痈疮），呗叮（疔疮），狠尹（疖肿）。

【临床应用】

1. 治白带，小儿水痘：白饭树根 30～60g。水煎服。

2. 治跌打风湿：白饭树根 30～60g。浸酒内服。

3. 治水痘，湿疹，脓疱疮，鸡眼，蛇骨刺感染：白饭树叶适量，煎水洗患处。

4. 治湿疹，脓疱疮，疮疖溃烂痒痛：用鲜全株适量，水煎外洗。

【用法用量】内服，煎汤，15～30g，或入酒剂。外用：适量，煎水洗，或捣敷。

【使用注意】本品有小毒，地上部分多为外用。

【知识拓展】

著作摘要

（1）"祛风除湿，清热解毒，杀虫止痛，拔脓敛疮。治关节风湿痛，湿疹，脓疱疮，疮疖溃烂痒痛。"（《广西中草药》）

（2）"全株：用于麻疹，水痘，脓疱疮，阴部湿疹。"（《广西中药资源名录》）

（3）"治白带，小儿水痘，跌打风湿。"（《广西民族药简编》）

广金钱草 Guǎngjīnqiáncǎo

【来源】本品为豆科植物广金钱草 Desmodium styracifolium（Osb.）Merr. 的全草。生于荒地、丘陵草丛中，或经冲刷过的山坡上。广西主要分布于柳城、岑溪、南宁、玉林、龙州等地。夏、秋采，洗净，晒干用。

【别名】广东金钱草、金钱草、铜钱草、假花生、马蹄草。

【壮名】旷金浅，Gvangjgimcienz。

【性味】凉，甜、淡。

【功效】利水道，除湿毒，解热毒，排结石，消积滞。

【应用】肉扭（热淋），砂淋，石淋，笨浮（水肿），尿少，胆囊结石，能蚌（黄疸），喯疳（小儿疳积），呗农（痈肿）。

【用法用量】内服：煎汤，15～30g，鲜品30～60g。外用：适量，捣敷。

【临床应用】

1. 治泌尿系结石，胆囊结石，黄疸型肝炎，肾炎水肿：用全草1～2两，水煎服。

2. 治小儿疳积：用全草3～4钱，水煎当茶饮，或同瘦肉、猪肝蒸食。

3. 治荨麻疹：用鲜全草1斤半，生盐2两，共捣烂外搽。另取全草2两，水煎服。

4. 治胆囊炎：金钱草30g，鸡内金9g，水煎服。

5. 治口腔炎及喉头炎：广东金钱草15～30g，煎水冲蜂蜜服。

6. 治乳腺炎：广东金钱草、老公根、酒糟，共捣烂敷患处。

【知识拓展】

著作摘要

（1）"行气，活血，消积聚。治小儿疳积，肾及膀胱结石，咳嗽，乳痈。"（《南宁市药物志》）

（2）"清虚热，降火。治砂淋。"（《广西中药志》）

车前草 Chēqiáncǎo（附药：车前子）

【来源】本品为车前科植物为车前 *Plantago asiatica* L. 或平车前 *Plantago depressa* Willd. 的全草。生于山野、路旁、花圃或菜园等地。广西各地区均有分布。夏季采，晒干用或阴干。

【别名】车前、野甜菜、白贯草、猪耳草、七星草。

【壮名】牙底马，Nyadaezmax。

【性味】寒，甜。

【功效】通水道，清热毒，调气道。

【主治】肉扭（淋证），肉卡（癃闭），肉裂（尿血），笨浮（水肿），白冻（泄泻），埃病（咳嗽），呗农（痈疮）。

【临床应用】

1. 治尿血：车前草、地骨皮、旱莲草各三钱，汤炖服。

2. 治黄疸：车前草五钱，观音螺一两，加酒一杯炖服。

3. 治泄泻：车前草四钱，铁马鞭二钱，共捣烂，冲凉水服。

4. 治白带：车前草根三钱捣烂，用糯米淘米水兑服。

5. 治高血压：车前草、鱼腥草各一两，水煎服。

6. 治感冒：车前草、陈皮各适量，水煎服。

7. 治热痢：车前草叶捣绞取汁一盏，入蜜一合，同煎一二沸，分温二服。

【用法用量】内服：煎汤，9～20g，鲜品30～60g；或捣汁服。外用：适量，煎水洗、捣敷或绞汁涂。

【使用注意】肾虚精滑及内无湿热者慎用。

【知识拓展】

著作摘要

（1）"全草、种子：用于尿路感染，暑湿泄泻，痰多咳嗽。"（《广西药用植物名录》）

（2）"镇咳，祛痰，利尿。"（《科学的民间药草》）

（3）"消上焦火热，止水泻。"（《滇南本草》）

　　附药：车前子（牙底马，Nyadaezmax）　为车前或平车前的成熟种子。性味、效用、用量同车前草，入汤剂宜布包煎。

滑 石 Huáshí

【来源】本品为硅酸盐类滑石族矿物滑石 Talc. 的块状体。多生于变质岩、石灰岩、白云岩、菱镁矿及页岩中。广西主要分布于龙胜、藤县、陆川、武鸣、上林等地。全年可采，去净泥土、杂石。研粉或水飞用。

【别名】活石、液石、画石。

【壮名】码林柔，Mbarinraeuz。

【性味】寒，甜、淡。

【功效】通水道，除湿毒，调气道，清暑热，收湿敛疮。

【主治】肉扭（淋证），笨浮（水肿），白冻（泄泻），阿意咪（痢疾），贫痧（感冒），发得（发热），能啥能累（湿疹），狠镏风（痱子）。

【临床应用】

1. 治暑天发热，小便短赤；湿热下注，小便淋沥：滑石 180g，甘草 30g，共研细末，每次 6g，每日 2 次，温开水送下，也可以纱布包后水煎剂。

2. 治湿疹，痱子：①滑石粉适量外敷；或配适量黄柏粉、甘草粉、煅石膏，混匀敷患处。②黄柏粉、甘草粉各适量，混合均匀，调敷患处。

3. 治暑月受寒，呕吐泄泻：滑石（飞）600g，干姜 50g，甘草 100g。以上三味，各研细粉，过 60 目筛。和匀，即得。口服，每次 9g，每日 1～2 次，布袋包煎。

【用法用量】内服：煎汤，10～20g；宜布包煎。外用：适量。

【使用注意】脾虚、热病伤津及孕妇忌用。

【知识拓展】

著作摘要

（1）主治"暑热烦渴，腹泻，小便不利，尿痛，尿急；外用治湿疹、痱子。"（《全国中草药汇编》）

（2）"利窍除热，清三焦，凉六府，化暑气。"（《本草通玄》）

（3）"清火化痰，利湿消暑，通经活血，止泻痢呕吐，消水肿火毒"（《本草再新》）

第三节　通水道退黄药

本节壮药性寒凉，味苦或甜，兼有麻辣味。以利湿毒、解热毒、退黄疸为主要功效，主要用于湿热毒邪浸淫肝胆，胆汁外溢肌肤导致的能蚌（黄疸）。以白睛黄染、皮肤发黄、尿色深黄为辨证要点。

三姐妹 Sānjiěmèi

【来源】本品为唇形科植物牛尾草 *Rabdosia ternifolia*（D. Don）Hara. 的地上部分。生于丘陵及山坡草丛。广西主要分布于河池、白色、南宁、玉林、梧州等地。秋季采，洗净，鲜用或晒干用。

【别名】细叶香茶菜、轮叶香茶菜、伤寒头、虫牙药、三叉金。

【壮名】哈良怀，Hazriengvaiz。

【性味】凉，苦、微辣。

【功效】利湿毒，解热毒，止血。

【主治】能蚌（黄疸），肉扭（淋证），笨浮（水肿），阿意咪（痢疾），贫痧（感冒），埃病（咳嗽），货烟妈（咽喉肿痛），牙痛，额哈（毒蛇咬伤）。

【临床应用】

1. 治流行性感冒，痢疾：用全草五钱至一两，水煎服。

2. 治毒蛇咬伤，肿胀疼痛：细叶香茶菜一至二两，水煎冲酒服；外用鲜草适量，水煎洗患处。

3. 治牙痛：虫牙药少许，加食盐共捣，放于患处；或用虫牙药根捣烂，放于患处。

4. 治刀伤：虫牙药叶适量，捣烂敷伤口。

【用法用量】内服：煎汤，15～30g。外用，适量，鲜品捣敷，或煎水洗。

【使用注意】孕妇慎服。

【知识拓展】

1. 著作摘要

（1）"清热解毒，杀虫收敛。治腹泻，痢疾，感冒，疗痈疮疖及湿疹。"（《广西中草药》）

（2）"化痰止咳，消水肿。治伤寒，黄疸，咳嗽，鹤膝风，小儿疳积，风湿。"（《广西药用植物名录》）

（3）"治化脓性创伤，难愈的溃疡等。"（《中国药植图鉴》）

2. 功用发挥　治疗慢性乙型肝炎：①用复方三姐妹片（由三姐妹、黄根等量组方）治疗慢性乙型肝炎和乙肝病毒携带者308例，总有效率为72.4%。HBsAg转阴率32.8%；滴度下降率39.6%，HBeAg转阴率58.6%。疗效优于对照组（*P*<0.01）。②用复方三姐妹片治疗慢性乙型肝炎24例，与用益肝灵治疗的22例作对照，治疗后随访1年。结果：治疗组治疗结束时和1年后有效率分别为83.3%和95.8%，HBeAg、HBV-DNA阴转率分别为50.0%、58.3%和

58.3%、58.3%，均显著高于对照组（$P<0.01$）。治疗组治疗结束时 ALT 和 A/G 的复常率分别为91.7%和72.7%，1 年后则分别为100%和95.8%，均高于对照组（$P<0.05$）。结论：复方三姐妹片为治疗慢性乙型肝炎的有效药物，且远期疗效优于近期疗效。［周培郁，梁文旺．复方三姐妹片治疗慢性乙型肝炎远期疗效观察．广西中医药，1998，21（5）：6-8.］

田基黄 Tiánjīhuáng

【来源】本品为金丝桃科植物地耳草 *Hypericum japonicum* Thunb. 的全草。生于田野湿润处或山坡草地上。广西各地区有分布。春、夏二季花开时采，晒干用或阴干。

【别名】耳挖草、肝炎草、斑鸠窝、雀舌草。

【壮名】牙万耳，Nyavetrwz。

【性味】凉，甜、苦。

【功效】利湿毒，退黄疸，清热毒，消瘀肿。

【主治】能蚌（黄疸），白冻（泄泻），阿意咪（痢疾），兵西弓（肠痈），呗叮（疔疮），口疮（口腔溃疡），目赤肿痛，额哈（毒蛇咬伤），林得叮相（跌打损伤）。

【临床应用】

1. 治传染性肝炎（有黄疸和无黄疸型均可）：地耳草二三两，水煎服，每天一剂。

2. 治痢疾：地耳草五钱，水煎，红痢加白糖，白痢加红糖一两调服。

3. 治跌打损伤肿痛：田基黄、接骨木各30g，水煎，加酒少许服。

4. 治疱疖肿毒：地耳草煎水洗。

5. 治急性结膜炎：全草 30～60g，水煎熏洗患眼。

【用法用量】内服，煎汤，9～15g，鲜品加倍，大剂量可用至 90～120g。外用：适量，捣敷或煎水洗。

【知识拓展】

著作摘要

（1）"用于小儿疳积，肝炎，肝硬化，肠伤寒；外治蛇咬伤，痈疮肿毒。"（《广西中药资源名录》）

（2）"清热解毒，渗湿利水，消肿止痛。治急慢性肝炎，早期肝硬化，肝区疼痛，阑尾炎，疔肿痈疽，毒蛇咬伤，跌打扭伤。"（《常用中草药手册》）

鸡骨草 Jīgǔcǎo

【来源】本品为豆科植物广东相思子 *Abrus cantoniensis* Hance. 除去荚果的全株。生于阳光充足的平原、山坡、路旁。有栽培。广西主要分布于钟山、南宁、武鸣等地。全年可采，阴干。

【别名】黄头草、黄仔强、大黄草、假牛甘子、红母鸡草。

【壮名】棵共给，Gogukgaeq。

【性味】凉，甜、微苦。

【功效】利湿毒，清热毒，通调龙路、火路，调理肝气。

【主治】能蚌（黄疸），水蛊（肝硬化腹水），呗奴（瘰疬），北嘻（乳痈），发旺（风湿痹痛），林得叮相（跌打损伤），额哈（毒蛇咬伤）。

【临床应用】

1. 治瘰疬：鸡骨草六斤，豨莶草四斤。研末，蜜为丸，每丸重一钱。日服三次，每次二丸，连服 2~4 周。

2. 治黄疸：鸡骨草二两，红枣七八枚。煎服。

3. 治急、慢性肝炎，肝硬化，胃痛：用全株 1~2 两，水煎服，或炖瘦猪肉服。

4. 治风湿痹痛，跌打损伤：用全株 1~2 两，水煎服。

5. 治乳腺炎：用鲜叶捣烂外敷。

【用法用量】内服：煎汤，15~30g；或入丸、散剂。外用：适量，鲜品捣敷。

【使用注意】虚寒体弱者慎用。种子有毒，不能入药，用时必须把豆荚全部摘除。

【知识拓展】

著作摘要

（1）"消炎解毒，治传染性肝炎，跌打驳骨。叶：捣绒敷乳疮。"（《南宁市药物志》）

（2）"清热利湿，舒肝止痛。治急慢性肝炎，肝硬化腹水，胃痛，小便刺痛，蛇咬伤。"（《常用中草药手册》）

（3）"清郁热，舒肝，和脾，续折伤。"（《岭南草药志》）

积雪草 Jīxuěcǎo

【来源】本品为伞形科植物积雪草 *Centella asiatica*（L.）Urban 的全草。生于湿润草地或田边、路旁。广西各地区有分布。全年可采，鲜用或阴干。

【别名】雷公根、崩大碗、马蹄草、灯盏菜。

【壮名】碰喏，Byaeknok。

【性味】寒，苦、麻、辣。

【功效】利水道，清热毒，除湿毒，消肿痛。

【主治】能蚌（黄疸），贫痧（感冒），中暑，阿意咪（痢疾），阿意囊（便秘），肉扭（淋证），埃勒（咯血），火眼（急性结膜炎），货烟妈（咽喉肿痛），呗农（痈疮肿毒）。

【临床应用】

1. 治湿热黄疸：积雪草一两，冰糖一两。水煎服。

2. 治小便不通：鲜积雪草一两，捣烂贴肚脐，小便通即去药。

3. 治血淋：积雪草头、草益根各一把。捣烂绞汁和冰糖一两，一次炖服。

4. 治中暑腹泻：积雪草鲜叶搓成小团，嚼细，开水吞服一二团。

5. 治肝脏肿大：崩大碗每次八两至一斤。煎水服。

6. 治麻疹：积雪草一至二两。水煎服。

【用法用量】内服：煎汤，15~30g（鲜品 30~60g）；或捣汁。外用：适量，捣敷或绞汁涂。

【使用注意】脾胃虚寒者慎服。

【知识拓展】

1. 著作摘要

（1）"解毒，泻火，利小便。治热性病，头痛，身热，口渴，小便黄赤。"（《陆川本草》）

（2）"清暑热，去湿热。治肝肿大，肋膜炎，双单喉蛾，防治麻疹，并解钩吻中毒。"（《广东中药》）

（3）"治暑热痧气，腹痛腹胀。"（《闽东本草》）

2. 功用发挥　治疗消化性溃疡：用自拟中药黄雪汤治疗消化性溃疡共50余例。方药组成：炙黄芪、积雪草、枳实、白及、玄胡索、蒲黄、炙甘草，用药比例：3∶3∶2∶2∶2∶2∶1；合并出血者加侧柏叶。煎服方法：每日1剂，先予冷水浸泡30分钟，烧开后文火煎煮30分钟，去渣，饭前1小时温服，日服3次，1个月为1个疗程，治疗期间禁烟酒、酸辣等刺激性食物，注意休息。结果：第一个疗程痊愈者9例（22.5%），第二个疗程痊愈者11例（27.5%），第三个疗程痊愈者15例（37.5%），有效5例（12.5%）。[查龙，徐锦山，周燕，等．复方黄雪汤治疗消化性溃疡．铁道医学，1993，21（5）：289-290.]

赛葵 Sàikuí

【来源】本品为锦葵科植物赛葵 *Malvastrum coromandelianum* (L.) Garcke. 的全草。生于丘陵草地及村边、路旁。广西各地有分布。全年可采，鲜用或晒干用。

【别名】黄花棉、山黄麻、火叶黄花猛、山桃仔、苦麻赛葵。

【壮名】棵赛葵，Gosaigveiz。

【性味】凉，微甜。

【功效】利湿毒，清热毒，退黄疸，祛瘀消肿。

【主治】能蚌（黄疸），白冻（湿热泄泻），阿意咪（湿热痢疾），埃病（肺热咳嗽），货烟妈（咽喉肿痛），仲嘿喯尹（痔疮），呗农（痈肿疮毒），林得叮相（跌打损伤），幽堆（前列腺炎）。

【临床应用】

1. 治急性黄疸型传染性肝炎：①十大功劳叶三至五钱，黄花棉五钱。每天一剂，三次煎服。②黄花棉、三叉枪各一两。加水300mL煎，每日1剂，分2次服。

2. 治前列腺炎：用全草一至四两，水煎服。

3. 治疮疖肿痛：用鲜叶捣烂外敷。

4. 治跌打肿痛：用鲜全草捣烂，酒炒外敷。

【用法用量】内服：煎汤，10~15g，鲜品60~120g。外用：适量，鲜品捣敷。

【知识拓展】

著作摘要

（1）"清热利湿，去瘀消肿。治黄疸，痢疾，疟疾，小儿食滞，肺热咳嗽，喉头炎，疮疖，跌打肿痛。"（《广西中草药》）

（2）"用于急性肝炎，痢疾，喉炎，疟疾，肺热咳嗽，小儿食滞。"（《广西中药资源名录》）

第九章 通龙路、火路药

凡以通调龙路为主要功效，治疗龙路不通病症的药物，称为通龙路药。凡以通调火路为主要功效，治疗火路不通病症的药物，称为通火路药。

龙路，又可称为龙脉、血脉，龙路不通，则血液运行不畅，导致筋骨、肌肉、内脏失养，可见肌肉萎缩、身体偏枯、口唇与指甲青紫、舌有瘀斑。若血液溢出龙路外，可见孔窍出血，包括阿意勒（便血）、肉裂（尿血）、陆裂（咳血、咯血）、鹿勒（吐血）、渗裂（衄血）等。

火路，在人体为传感之道，火路有病或其他疾病影响到火路的功能，则出现感觉异常或缺失，如麻抹（肢体麻木、偏瘫）、发旺（痹病）等。症见四肢麻木，不知冷热，不知痛痒，肢体疼痛，行走不便，重则肢体萎废不用等。

本章壮药中，有的以通龙路功效为主，有的以通火路功效为主，所以，本章壮药相应地分为通龙路药与通火路药两类。其中部分壮药通龙路、通火路功效兼备，则龙路病、火路病皆可用之。

使用通龙路药时，应进行适当的配伍。出血者，配伍止血药；肌肉萎缩、身体偏枯者，配伍补虚药；气和血关系密切，龙路不通，可引起气机不畅，气机不畅可加重血液运行不畅，故使用通龙路药时，常配伍调气药。

使用通火路药时，也应进行适当的配伍。因火路不通，常由龙路不畅导致，故常配伍通龙路药；火路不通，还常与风湿之邪闭阻有关，故使用通火路药时，亦常配伍祛风邪除湿毒药。

第一节 通龙路药

本节壮药以通龙路、行血脉、止血为主要功效，主要用于龙路不通，血行不畅所致的各种血瘀证；或龙路破损，血液外溢所致的出血证。

因本节壮药大多有行血破血作用，故孕妇应慎用或忌用。

野烟叶 Yěyānyè

【来源】本品为茄科植物假烟叶树 *Solanum verbascifolium* L. 的全株。生长于荒野灌木丛中。广西各地有分布。全株全年可采，洗净，切段鲜用或晒干用。

【别名】假烟叶、洗碗叶、大烟叶、野茄树、毛叶树。

【壮名】美通赫，Maexdunghhwij。

【性味】微温，苦、麻、辣；有毒。

NOTE

【功效】通龙路、火路，散瘀血，消肿痛，化痰结，祛风毒，除湿毒。

【主治】林得叮相（跌打肿痛），呗奴（瘰疬），发旺（风湿骨痛），疮疡不敛，能啥能累（湿疹），慢性粒细胞性白血病。

【临床应用】

1. 治风湿痹痛，跌打损伤：用根3钱~1两，水煎服；或用全株水煎外洗。

2. 治小儿腹泻，用根2~3钱，水煎服；或用鲜叶适量，捣烂炒热敷脐部。

3. 治慢性粒细胞白血病：野茄树根9~15g。水煎3次，分服。

4. 治外伤出血：用叶研粉撒伤口。

5. 治无名肿毒：毛叶树适量。捣绒敷患处。

6. 治痈疮肿毒，湿疹，皮炎，外伤感染：假烟叶鲜品捣烂外敷。或煎浓汁洗患处。

【用法用量】内服：煎汤，5~15g。外用：适量，捣敷。

【使用注意】本品全株有毒，以果最毒，内服宜慎。

【知识拓展】

著作摘要

（1）"清热解毒，杀虫疹。"（《贵州草药》）

（2）"治风湿脚痛，煎水洗。"（《岭南采药录》）

（3）"祛风消肿，收敛止血。"（《广西本草选编》）

两面针 Liǎngmiànzhēn （附药：单面针）

【来源】本品为芸香科植物两面针 *Zanthoxylum nitidum*（Roxb.）DC. 的根或枝叶。生于低丘陵地灌木丛中、路旁等向阳地。广西主要分布于南宁、防城、龙州、博白、容县等地。全年均可采收，洗净，切片或段，晒干用或鲜用。

【别名】入地金牛、两边针。

【壮名】棵剩咯，Gocaengloj。

【性味】温，麻、辣、苦；有小毒。

【功效】通龙路、火路，祛风毒，消肿止痛。

【主治】发旺（风湿骨痛），核尹（腰痛），呗奴（瘰疬），贫痧（感冒），豪尹（牙痛），货烟妈（咽痛），渗裆相（烧烫伤），兵嘿细勒（疝气），额哈（毒蛇咬伤）。

【临床应用】

1. 治风湿关节痛：两面针根15g，肖梵天花根30g。水煎服。

2. 治痢疾：两面针根15g，火炭母全草30g，番石榴叶30g，旱莲草20g。水煎服，每日1剂。

3. 治烫伤：先用两面针煎水洗，洗后用两面针干根研粉，撒布患处。

4. 治龋齿痛：两面针根皮研粉，置痛处；或用根3~9g，水煎含漱。

【用法用量】内服：煎汤，5~10g。外用：适量，研末调敷或捣敷，或煎水洗。

【使用注意】不能过量服用。忌与酸味食物同服。

【知识拓展】

1. 著作摘要

（1）"祛风行气，消肿止痛。"（《广西本草选编》）

（2）"治头痛发烧，支气管炎咳嗽，疹病。"（《广西民族药选编》）

（3）"理跌打及蛇伤。患牙痛，煎水含漱。"（《岭南采药录》）

2. 功用发挥 治疗Ⅰ期肛裂：将Ⅰ期肛裂患者10例。随机分为治疗组和对照组2组，每组35例。治疗组给予两面针洗剂坐浴。处方：两面针、毛冬青各30g，防风10g，五倍子、芒硝各15g；打粉备用。用法：将药粉放入盆中，加入沸水1000~1500mL浸泡，待药液温度适宜时坐浴，每次15分钟，每天2次（大便后及睡前各1次）。坐浴后局部涂马应龙麝香痔疮膏，同时嘱患者保持大便通畅，若大便干结难解，可口服麻仁丸以通利大便。对照组用1∶5000高锰酸钾溶液1000~1500mL坐浴，坐浴时间、次数与调摄同给药组。2组均治疗10天为1疗程，1疗程结束后评定疗效。结果：治疗组治愈25例，好转8例，无效2例，治愈率为71.4%，总有效率为94.3%；对照组治愈15例，好转10例，无效10例，治愈率为42.9%，总有效率为71.4%。两组治愈率、总有效率比较，差异均有显著性意义（$P<0.05$），治疗组均优于对照组。[陈华兵，刘少琼. 两面针洗剂治疗Ⅰ期肛裂35例. 新中医，2009，41（12）：73-74.]

附药：单面针（花嘛滇，Vaceudiet） 为芸香科植物舰壳花椒 *Zanthoxylum dissitum* Hemsl. 的根或果实。温，麻、辣；有小毒。功效：通龙路、火路，散寒毒，祛风毒，止痛，调经。主治：发旺（风湿骨痛），林得叮相（跌打损伤），疝气痛，月经过多。用法用量：水煎服或泡酒服，10~15g。

小钻 Xiǎozuàn

【来源】 本品为五味子科植物长梗南五味子 *Kadsura longipedunculata* Finet et Gag. 的根及根茎。生于疏林灌丛中、沟谷旁。广西主要分布于上林、环江、金秀、贺州、全州等地。立冬前后采挖，去净残茎、细根及泥土，切片，晒干用。或剥取根皮，晒干用。

【别名】 红木香、钻骨风。

【壮名】 勾钻依，Gaeucuenqiq。

【性味】 微温，麻、辣、微甜、苦。

【功效】 通龙路、火路，调气道，祛风毒，止痛。

【主治】 发旺（风湿骨痛），心头痛（胃痛），京尹（痛经），腊胴尹（腹痛），林得叮相（跌打肿痛），核尹（腰痛），麻邦（中风）。

【临床应用】

1. 治胃、十二指肠溃疡：南五味子根研末。每日6~9g，开水冲服。

2. 治痛经：红木香根15g，香附9g，红花3g。水煎服，每日1剂。

3. 治胃痛，痛经，产后腹痛，跌打损伤，风湿痹痛，疝气：用根3~5钱，水煎服。

【用法用量】 内服：煎汤，15~20g。外用适量，捣敷或研粉调水敷患处。

【使用注意】 孕妇慎用。

NOTE

【知识拓展】

著作摘要

（1）"祛风活血，行气止痛，散瘀消肿。"（《广西本草选编》）

（2）"祛风活血，理气止痛。用于胃脘痛，痛经，腹痛，风湿骨痛，跌打损伤。"（《广西药用植物名录》）

大钻 Dàzuàn

【来源】本品为木兰科植物冷饭团 Kadsura coccinea (Lem.) A. C. Smith. 的根。生于山谷、疏林。广西大部分地区有分布。全年可采，掘起根部及须根，洗净泥沙，切成小段或割取老藤茎。刮去栓皮，切段。晒干用。

【别名】黑老虎、过山风、臭饭团、十八症、风沙藤。

【壮名】勾钻洪，Gaeucuenqhung。

【性味】温，麻、辣、微苦。

【功效】通龙路、火路，祛风毒，除湿毒，消肿止痛。

【主治】发旺（风湿骨痛），兵吟（筋病），心头痛（胃痛），产后腊胴尹（产后腹痛），京尹（痛经），林得叮相（跌打肿痛），夺扼（骨折），麻邦（中风），兵嘿细勒（疝气）。

【临床应用】

1. 治跌打损伤，风湿性关节痛：冷饭团根 15g，铁箍散 15g。水煎服。外用鲜藤捣烂酒炒敷。

2. 治闭经：冷饭团根、茎 30～50g，黄荆枝 30g，鸡血藤 15g。水煎服。

3. 治慢性胃炎，溃疡病：①黑老虎、山姜各 15g，野桂皮、良姜各 9g，香附 6g。水煎服。并发出血者加侧柏炭 15g。②黑老虎、救必应、海螵蛸各 30g，共研为末，每日 3 次，每次 6g。

【用法用量】内服：煎汤，15～30g。外用：适量，捣敷。

【使用注意】孕妇慎用。

【知识拓展】

1. 著作摘要

（1）"治妇女经期前后肚痛，产后风迷，半身不遂，霍乱吐泻抽筋。"（《岭南采药录》）

（2）"活血祛风，散瘀消肿，行气止痛。"主治"风湿骨痛，胃痛，产后腹痛，痛经，疝气，跌打损伤。"（《广西本草选编》）

（3）"行气活血，祛风止痛。用于风湿骨痛，胃脘痛，痛经，跌打损伤。"（《广西药用植物名录》）

2. 功用发挥 治疗子宫内膜异位症：将 126 例子宫内膜异位症患者随机分为 2 组，治疗组 62 例，对照组 64 例。治疗组用黑老虎汤（组成：黑老虎、毛冬青、败酱草、三棱、莪术、荔枝核、太子参、五味子、女贞子、覆盆子各 15g，菟丝子、麦冬各 20g）保留灌肠治疗，3 个月为 1 个疗程；对照组口服西药内美通，连服 6 个月。结果：治疗组第 1 年的受孕率 30.6%，明显优于西药组的 17.1%，而第 2 年的中药组受孕率与西药组无明显差别，但总有效率中药组 59.6%，与西药组的 43.7% 相比，有统计学差异（$P < 0.05$）。［王冰洁，黄海红. 黑老虎汤保

留灌肠治疗子宫内膜异位症并不孕126例临床观察. 中国社区医师, 2002, 18 (14): 38.]

战骨 Zhàngǔ

【来源】本品为马鞭草科植物黄毛豆腐柴 *Premna fulva* Craib. 的茎。生于海拔 500～1200m 的常绿阔叶林阴处或路边灌木林中。广西主要分布于河池、百色、南宁等地区。夏、秋采。切片晒干用。

【别名】斑鸠占、跌打王、神仙豆腐柴、狐臭柴。

【壮名】猛梦，Maengmbaek。

【性味】平，淡、微涩。

【功效】通龙路，强筋骨，祛风毒，除湿毒，散瘀止痛。

【主治】约京乱（月经不调），肥大性脊椎炎，发旺（风湿骨痛），笨浮（水肿），委约（阳痿）。

【临床应用】

1. 治风湿关节炎：斑鸠占根、大风藤各40g。泡酒服。

2. 治阳痿：斑鸠占根60g，淫羊藿根、花脸荞根各30g。炖肉吃。

3. 治月经不调（经期推后）：斑鸠占根、小血藤根各9g。煨水服。

【用法用量】内服：煎汤，15～30g。外用：适量，煎水洗，或捣敷。

【知识拓展】

著作摘要

（1）"清湿热，调经，解毒。壮阳。"（《贵州草药》）

（2）"清湿热，解毒，调经。主治风湿关节痛，水肿疮毒。"（《全国中草药汇编》）

（3）"用于风湿骨痛，肥大性脊椎炎，肩周炎。"（《广西药用植物名录》）

蒲葵子 Púkuízǐ

【来源】本品为棕榈科植物蒲葵 *Livistona chinensis*（Jacq.）R. Br. 的种子。生于庭园或住宅旁。多为栽培，广西主要分布于桂南地区。秋冬果实成熟时采，除去杂质，晒干用。

【别名】葵树子、扁叶葵。

【壮名】棵榈培，Go'mbawbeiz。

【性味】平，甜、苦；有小毒。

【功效】通龙路，散结肿，抗癌。

【主治】慢性肝炎，癥瘕积聚，贫疹（食道癌，绒毛膜上皮癌，恶性葡萄胎），勒艾今（白血病）。

【临床应用】

1. 治各种癌症：蒲葵子干品30g，水煎1～2小时，或与瘦猪肉炖服。

2. 治肺癌：蒲葵子、半枝莲各60g，水煎服。每日1剂。

3. 治慢性肝炎，白血病，食道癌，鼻咽癌，胃癌，乳腺癌，子宫肌瘤，子宫颈癌：用种子 1 ~ 4 两，捣碎，加水适量，煎 7 ~ 8 小时，取药汤炖瘦猪肉，食汤肉。

4. 治恶性葡萄胎，白血病：葵树子 30g，红枣 6 枚。水煎，每日 2 次服，连服 20 剂为 1 疗程。

【用法用量】内服：煎汤，15 ~ 30g。

【知识拓展】

著作摘要

(1) "凉血止血，抗癌，止痛。"（《广西本草选编》）

(2) "抗癌。"（《常见中草药手册》）

小窃衣 Xiǎoqièyī

【来源】本品为伞形科植物小窃衣 *Torilis japonica*（Houtt.）DC. 的果实。生于杂木林下、沟边、路旁及溪边草丛中。广西各地均有分布。夏末秋初采，晒干用或鲜用。

【别名】窃衣、水防风、华南鹤虱、假芹菜、破子草。

【壮名】牙吧，Nyaba。

【性味】微温，苦、麻、辣；有小毒。

【功效】通调龙路，杀虫，消肿。

【主治】呗农（痈疮溃疡久不收口），蛔虫病，阴道滴虫病，林得叮相（跌打肿痛）。

【临床应用】

1. 治蛔虫病：窃衣果 6 ~ 9g，水煎服。

2. 治腹痛：鲜破子草 30g，水煎，去渣，调冬蜜 30g 服。

3. 治慢性腹泻，蛔虫病：用果实 2 ~ 3 钱，水煎服。

4. 治疮疡溃烂久不收口，阴道滴虫：用果实适量，水煎冲洗。

【用法用量】内服：煎汤，5 ~ 10g。外用适量，捣汁涂，或煎水洗。

【知识拓展】

著作摘要

(1) "活血消肿，收敛杀虫。"（《广西本草选编》）

(2) "果实：用于阳痿，湿疹，蛔虫病。"（《广西药用植物名录》）

鸭脚木 Yājiǎomù

【来源】本品为五加科植物鹅掌柴 *Schefflera octophylla*（Lour.）Harms. 的全株。生于常绿阔叶林中或向阳山坡。广西主要分布于南宁、防城、贵港、容县、岑溪等地。全年可采，洗净，切片，晒干用。

【别名】鸭脚罗伞、九节牛。

【壮名】美丁必，Maexdinbit。

【性味】凉，苦、涩。

【功效】通龙路、火路，清热毒，祛风毒，除湿毒。

【主治】发旺（风湿骨痛），林得叮相（跌打肿痛），贫痧（感冒），发得（发热），货烟妈（咽痛），肝炎。

【临床应用】

1. 治感冒，预防流感、流脑：鸭脚木干皮 30～60g，水煎服。

2. 治跌打瘀肿：①鸭脚木皮 20g，水煎调酒服。②用全株 5 钱～1 两，水煎服。或用鲜叶捣烂，酒炒外敷。

3. 治腹痛腹泻：鸭脚木皮 30g，大牛奶根 30g，鲜灯盏菜 90g，水煎服。

4. 治断肠草中毒：用树皮半斤捣烂，水煎服。

【用法用量】内服：煎汤，10～20g。

【使用注意】虚寒者及孕妇忌用。

【知识拓展】

1. 著作摘要

（1）"活血祛瘀，清热。治风湿，跌打，烧伤。"（《广西中草药》）

（2）"除湿舒筋活络，清胃肠酒食积滞。治红白痢疾，食木薯中毒。"（《岭南草药志》）

2. 功用发挥　治疗小儿急性传染性肝炎：用鸭脚木树皮及嫩枝连叶干品制成鸭脚木糖浆，每毫升鸭脚木糖浆含药相当于 1g 干品。治疗小儿急性传染性肝炎 119 例，治愈 41 例，治愈率 34.4%，治愈平均天数为 21.1 天；好转 75 例，好转率 63%，平均住院天数 14.3 天。无效 3 例。有效率达 97.4%。[李春煊. 鸭脚木治疗小儿急性传染性肝炎 119 例疗效分析. 广西卫生，1973，（3）：30-31.]

旱田草 Hàntiáncǎo

【来源】本品为玄参科植物旱田草 *Lindernia ruellioides*（Colsm.）Pennell. 的全草。生于草地、平原、山谷及林下。广西大部分地区有分布。夏、秋采，鲜用或晒干用。

【别名】锯齿草、锯镰草、调经草、耳环草、地下茶。

【壮名】哈良拔，Hazriengbya。

【性味】平，甜、淡。

【功效】通调龙路，调经，解毒消痈。

【主治】约京乱（月经不调），京瑟（闭经），京尹（痛经），阿意咪（痢疾），口疮，北嘻（乳痈），呗奴（瘰疬），林得叮相（跌打损伤），额哈（毒蛇咬伤）。

【临床应用】

1. 治月经不调、痛经：鲜旱田草 30～60g。水煎服。

2. 治闭经：旱田草 30～60g。酒水炖服。

3. 治乳痈，背痛：鲜旱田草 30～60g。酒水煎服，渣调冷饭或红糖捣烂外敷。

4. 治瘰疬：鲜旱田草 30～60g。水煎服。

5. 治跌打肿痛：鲜旱田草 60～90g。酒炖服。

【用法用量】内服：煎汤，15～30g。

【使用注意】孕妇慎用。

【知识拓展】

著作摘要

(1)"理血行气。主治月经不调，遗精，心绞痛，扁桃体炎，白浊，带下，背痛，瘰疬。"（《福建药物志》）

(2)"理气活血，消肿止痛。主治闭经，痛经，胃痛，乳腺炎，颈淋巴结核；外用治跌打损伤，痈肿疼痛，蛇及狂犬咬伤。"（《全国中草药汇编》）

(3)"用于小儿疳积，蛇伤，口腔炎，痢疾。"（《广西药用植物名录》）

土牛膝 Tǔniúxī

【来源】本品为苋科植物粗毛牛膝 *Achyranthes aspera* L. 钝叶土牛膝 *Achyranthes aspera* L. var. *indica* L. 的全草。生于路边、园边、山坡。广西各地区有分布。夏、秋采，除去杂质，洗净，鲜用或晒干用。

【别名】白牛膝、倒刺草、倒扣草、倒钩草。

【壮名】棵达刀，Godazdauq。

【性味】寒，苦，酸。

【功效】通龙路，解热毒，除湿毒，通水道，驱瘴毒。

【主治】发旺（风湿骨痛），林得叮相（跌打损伤），约京乱（月经不调），京瑟（闭经），京尹（痛经），贫痧（感冒），货烟妈（咽痛），心头痛（胃痛），阿意咪（痢疾），口疮，北嘻（乳痈），笨浮（水肿），肉扭（淋证），瘴毒（疟疾）。

【临床应用】

1. 治血滞经闭：鲜土牛膝 30～60g，或加马鞭草鲜全草 30g。水煎，调酒服。

2. 治喉痛，风火牙痛，痢疾，肾炎，滞产，闭经，尿路结石：用根 1～2 两，水煎服。

【用法用量】内服：煎汤，15～30g。外用适量，捣敷，或研末吹喉。

【使用注意】孕妇禁服。

【知识拓展】

1. 著作摘要

(1)"治红白痢疾，喉疾，跌打损伤，壮筋骨，散血，止痛，理脚气。"（《广西中药志》）

(2)"治鱼骨鲠喉。"（《广西民族药简编》）

(3)"清热除湿。治咳血，鼻衄，尿血，尿路感染，湿热带下。"（《云南中草药》）

2. **功用发挥** 治疗急慢性咽炎、扁桃体炎：选择急慢性咽炎、扁桃体炎患者 240 例，随机分为 2 组。治疗组：口服复方土牛膝糖浆 30mL（儿童酌减），每日 3 次，急性咽炎、扁桃体炎患者连服 3 日为 1 个疗程；慢性咽炎、扁桃体炎患者连服 7 日为 1 个疗程。对照组：急性咽炎、扁桃体炎患者口服头孢克洛胶囊每次 0.25g（6 岁以下儿童服用新达罗冲剂每次 0.125g），每日 3 次，7 日为 1 个疗程；慢性咽炎、慢性扁桃体炎患者每次服用金嗓利咽丸 6g（儿童酌减），每日 3 次，3 日为 1 个疗程。结果：急性咽炎、急性扁桃体炎患者应用复方土牛膝糖浆治疗效果优于对照组，其差别有统计学意义（$P<0.05$）。慢性咽炎、慢性扁桃体炎患者应用复方土牛膝糖浆治疗效果与对照组相似，其差别无统计学意义（$P>0.05$）。[孙一帆，徐庆文，梅全喜，

等．复方土牛膝糖浆治疗急慢性咽炎扁桃体炎的临床观察．中华中医药学刊，2007，25（3）：503－505.]

姜三七 Jiāngsānqī

【来源】本品为姜科植物姜叶三七 *Stahlianthus involucratus*（King ex baker）Craib ex Loes 的根茎和块根。野生于林下、荒坡，多为栽培。广西主要分布于隆林、那坡等地。秋末冬初采，除去杂质，鲜用，或置沸水中烫 1～2 分钟，捞出晒干用。

【别名】土田七、三七姜、姜叶三七。

【壮名】兴三镇，Hingsamcaet。

【性味】温，辣、麻。

【功效】通龙路，调火路，消肿止痛。

【主治】林得叮相（跌打肿痛），发旺（痹病），鹿勒（吐血），渗裂（衄血），月经过多，外伤出血，额哈（毒蛇咬伤）。

【临床应用】

1. 治跌打损伤：姜三七 3～9g，水煎服或浸酒内服，并用鲜块根捣烂酒炒外敷。

2. 治吐血，衄血，月经过多：姜三七晒干用，煅存性，用 3～9g，水煎服。

3. 治外伤出血：姜三七炒炭，研粉撒患处。

【用法用量】内服：煎汤，3～10g。外用：适量，研粉撒患处；或鲜品捣敷。

【使用注意】孕妇慎用。

【知识拓展】

著作摘要

（1）"活血散瘀，消肿止痛。"（《广西中草药》）

（2）"治骨鲠喉，胃下垂，胃出血，产后流血过多，咯血，血痢，胃寒痛。"（《广西民族药简编》）

（3）"用于风湿骨痛，跌打损伤，吐血，衄血，月经过多。"（《广西药用植物名录》）

益母草 Yìmǔcǎo

【来源】本品为唇形科植物益母草 *Leonurus japonicus* Houtt. 的地上部分。生于树边、路旁、田埂、溪边。广西大部分地区有分布。夏季采，鲜用或晒干用。

【别名】益母艾、燕艾、陀螺艾、地落艾、茺蔚。

【壮名】埃闷，Ngaihmwnj。

【性味】微寒，苦、麻、辣。

【功效】通龙路，行血调经，清热毒，利水道。

【主治】兵淋勒（崩漏），约京乱（月经不调），京尹（痛经），京瑟（闭经），产呱忍勒卟叮（产后恶露不尽），呗农（疮疡肿毒），隆白呆（带下），笨浮（水肿），林得叮相（跌打损伤）。

【临床应用】

1. 治痛经：益母草 25g，元胡索 10g。水煎服。

2. 治闭经：益母草、乌豆、红糖、老酒各 50g，炖服，连服一周。

3. 治瘀血块结：益母草 50g，水、酒各半，煎服。

4. 治胎死腹中：益母草捣熟，以暖水少许和，绞取汁，顿服之。

5. 治产后血运，心气绝：益母草，研，绞汁，服一盏。

6. 妇人分娩后服之，助子宫之整复：益母草 45g，当归 15g。水煎，去渣，一日三回分服。

7. 治尿血：益母草汁（服）1 升。

8. 治肾炎水肿：益母草 50g。水煎服。

9. 治小儿疳痢，痔疾：益母草叶煮粥食之，取汁饮之亦妙。

10. 治喉闭肿痛：益母草捣烂，新汲水一碗，绞浓汁顿饮；随吐愈，冬月用根。

11. 治疗肿至甚：益母草茎叶，烂捣敷疮上，又绞取汁五合服之，即内消。

12. 治妇人勒乳后疼闷，乳结成痈：益母草，捣细末，以新汲水调涂于奶上，以物抹之，生者捣烂用之。

13. 治疖子已破：益母捣敷疮。

【用法用量】内服：煎汤，10~30g（鲜品 30~60g）；或熬膏，入丸剂。外用：适量，捣敷或煎水洗。

【使用注意】孕妇、血虚无瘀者慎用；脾胃虚寒者慎服。

【知识拓展】

1. 著作摘要

（1）"益母草，行血养血，行血而不伤新血，养血而不滞血，诚为血家之圣药也。"（《本草汇言》）

（2）"活血调经，祛瘀生新。"（《广西本草选编》）

（3）"用于月经不调，崩漏，胎动不安，产后腹痛，附件炎，跌打损伤。"（《广西药用植物名录》）

2. 功用发挥 治疗人工流产术后：选取 100 例行人工流产术的患者，随机分为观察组和对照组各 50 例，观察组术后给予口服鲜益母草胶囊与头孢氨苄缓释胶囊，对照组单纯给予口服头孢氨苄缓释胶囊，观察比较两组患者阴道出血量、阴道出血持续时间、月经恢复情况和腹痛持续时间。结果：观察组人工流产术后阴道出血量、出血持续时间、月经恢复情况及腹痛持续时间均明显优于对照组，差异具有统计学意义（$P<0.05$）。［陈辰，胡小荣. 鲜益母草胶囊用于人工流产术后疗效观察. 北方药学，2014，11（1）：28–29.］

榕树叶 Róngshùyè

【来源】本品为桑科植物榕树 *Ficus microcarpa* L. f. 的叶。生于村边、路旁，多为栽培。广西各地区有分布。全年可采，晒干用，或鲜用。

【别名】小榕叶、细叶榕、落地金钱。

【壮名】盟棵垒，Mbawgoreiz。

【性味】微寒，微苦、涩。

【功效】通龙路，清热毒，除湿毒，调气道、谷道。

【主治】京瑟（闭经），林得叮相（跌打损伤），发得（感冒发烧），埃病（咳嗽），阿意咪（痢疾），能啥能累（湿疹），仲嘿唥尹（痔疮），目赤肿痛，豪尹（牙痛）。

【临床应用】

1. 治妇女经闭，跌打损伤：榕树叶，焙研末，泡酒服，每次三钱，每日一次，连服三日。

2. 治眼热：榕树叶、黄豆，加片糖少许同煎服。

3. 治风火牙痛：榕树叶晒干用，塞患牙。

4. 治跌打骨折：用鲜叶捣烂，酒炒外敷。

【用法用量】内服：煎汤，10～15g。外用：适量，鲜品捣敷。

【使用注意】麻风病患者忌用，否则皮肤之结节更形表露。

【知识拓展】

著作摘要

（1）"治痢疾。"（《南宁市药物志》）

（2）"接骨，消肿，止痛。治跌打损伤，断筋折骨。"（《陆川本草》）

（3）"消骨内阴疮，敷跌打，止痛，冲酒饮。"（《生草药性备要》）

水茄 Shuǐqié

【来源】本品为茄科植物水茄 *Solanum torvum* Swartz. 的根。生长于路旁、荒地、沟谷及村庄附近等潮湿地方。广西各地有分布。全年均可采，洗净，切片，鲜用或晒干用。

【别名】天茄子、鸭卡、刺蓟茄、山颠茄。

【壮名】可忍，Gwzraemx。

【性味】平，麻、辣；有小毒。

【功效】通龙路，消肿，止痛。

【主治】京瑟（闭经），林得叮相（跌打瘀痛），腰肌劳损，心头痛（胃痛），唪疹（疹症），呗农（痈肿），呗疔（疔疮）。

【临床应用】

1. 治胃病，胃肠绞痛：水茄9g，茄子根9g，煎服。

2. 治牙痛：用水茄9～15g，煎服或碾粉撒于痛处。

3. 治感冒，疹症：水茄9g，假菝叶树9g，煎服。

4. 治跌打瘀痛，闭经，腰肌劳损，胃痛，牙痛：用根3～5钱，水煎服，或浸酒服。

【用法用量】内服：煎汤，9～15g，或浸酒服。外用：适量，捣敷。

【使用注意】孕妇忌用。青光眼病人忌内服，以免增加眼压而使病情恶化。

【知识拓展】

著作摘要

（1）"散血，止痛。治咳血，牙痛，无名肿毒。"（《广西药用植物名录》）

（2）"清暑，止咳，补虚。治疹症，劳弱虚损，久咳。"（《贵州草药》）

（3）"散瘀，消肿，止痛。治跌打瘀痛，腰肌劳损，胃痛。"（《常用中草药手册》）

丁茄 Dīngqié

【来源】本品为茄科植物牛茄子 *Solanum surattense* Burm. f. 的根。生于村旁、路旁、园边、半阴湿肥沃的地方。广西主要分布于南宁、岑溪、玉林、金秀、平南等地。夏、秋采，洗净，鲜用，或晒干用。

【别名】牛茄子、大丁茄、红丁茄、野癫茄、野番茄。

【壮名】难涌，Namjnyungz。

【性味】平，苦、麻、辣；有毒。

【功效】通调龙路，凉血解毒，通气道，镇痛麻醉。

【主治】林得叮相（跌打损伤），呗农（痈疖肿毒），风湿腰腿痛，火眼（急性结膜炎），贫痧（感冒），货烟妈（咽喉炎），能蚌（黄疸），急性胃肠炎，兵西弓（肠痈），勒爷啥疳（小儿疳积），北嘻（乳痈），额哈（毒蛇咬伤），咹唠北（冻疮）。

【临床应用】

1. 治胃痛：丁茄根 1g，晒干用研细粉，痛时服，儿童酌减。

2. 治龋齿痛：丁茄根适量，水浓煎，漱口。

3. 治跌打肿痛，痈疮肿毒：鲜丁茄根捣敷；还用茎叶晒干用，煅存性为末，调茶油敷。

4. 治扭伤：丁茄、姜黄、韭菜根各适量。共捣烂外敷。

5. 治冻疮：鲜丁茄适量，水煎熏洗患处。

【用法用量】外用适量，鲜品捣敷，或煎水洗。

【使用注意】本品一般外用，不可内服。青光眼患者禁用。

【知识拓展】

著作摘要

（1）"活血散瘀，镇痛麻醉。用于跌打损伤，风湿腰腿痛，痈疮肿毒，冻疮。"（《全国中草药汇编》）

（2）"全株：外用治瘰疬。有毒！根：用于哮喘，胃脘痛，淋巴结结核。果实：外用治龋齿。"（《广西药用植物名录》）

水田七 Shuǐtiánqī

【来源】本品为蒟蒻薯科植物裂果薯 *Schizocapsa plantaginea* Hance 的块茎。生于沟边、河旁、浅水湿地。广西各地区有分布。夏秋采挖，洗净，去须根，鲜用，或切片晒干用。

【别名】屈头鸡、水鸡头、水鸡仔、水萝卜、长须果。

【壮名】老朋忍，Lauxbaegraemx。

【性味】凉，苦、微甜；有小毒。

【功效】通龙路，散瘀消肿，理气止痛，清热解毒，调气道、谷道。

【主治】林得叮相（跌打损伤），腊胴尹（腹痛），溃疡病，胃炎，发得（感冒发烧），埃病（咳嗽），货烟妈（咽喉肿痛），诺嚎哒（牙髓炎，牙周炎），呗农（疮疡肿毒），瘴毒（疟疾），航靠谋（痄腮）。

【临床应用】

1. 治溃疡病：水田七、胡椒根（或胡椒）、淀粉、乌贼骨、地榆、石菖蒲。水煎，内服。

2. 治臌胀：水田七、车前子各9～15g，水煎服。

3. 治初期肺结核：水田七三分至一钱。蒸冰糖服，每日1～2次。

4. 治百日咳：水田七9～15g。煎水加蜂糖或冰糖冲服。每日三次，连服数日。

5. 治刀伤出血及伤口溃烂：水田七，磨水外搽，一日二次。

6. 治巴骨癀：水田七，捣烂，加酒少许和匀外敷，一日一次。

7. 治疟疾：水田七3～6g，胡椒作引，水煎服。每日1剂。忌酸、冷、鱼、鸡、蛋、豆类及牛羊肉，孕妇忌服。

8. 治流行性感冒，伤风：水田七根（保留其须子，洗净，切片）500g，加水2000mL，煎至1000mL后过滤。每日口服2～3次，5岁以下每日1～3mL，5～10岁每日4～6mL，10～15岁每日6～8mL，15岁以上每日10mL。亦可酌加白糖或蜂蜜。

9. 治十二指肠溃疡：水田七块根9～15g，水煎服。

10. 治胃、十二指肠溃疡：水田七9份，两面针（或花椒根）2份，独脚莲3份，白及1份。共研细粉，每服15g，每日3次。

【用法用量】 内服：煎汤，9～15g；或研末，每次1～2g。外用：适量，捣敷或研粉调敷。

【使用注意】 孕妇忌用。长期大量服用对肝功能可能有一定损害。

【知识拓展】

著作摘要

（1）"消炎，解毒，止痛。治胃气痛，吐酸，咳嗽，白痢，咽痛，外敷治痈疮。"（《南宁市药物志》）

（2）"止血。治跌打损伤，止咳化痰，各种痛症，调经。"（《广西中药志》）

（3）"凉血止痛，散瘀消肿。治溃疡病，小儿疳积，腹痛，跌打损伤，痈肿，无名肿毒，胃热痛，急性肠胃炎，牙痛。"（《广西实用中草药新选》）

红接骨草 Hóngjiēgǔcǎo

【来源】 本品为苦苣苔科植物耳草长蒴苦苣苔 *Didymocarpus hedyotideus* Chun 的全草。生于石山、石灰岩山阴处石上或陡崖上。广西各地区有分布。全年可采，洗净鲜用，或切碎晒干用。

【别名】 短脚甘松、石上莲、耳草长蒴苣苔、肥牛草。

【壮名】 楔怀皮，Govaizbiz。

【性味】 凉，微苦、涩。

【功效】 通龙路，调气道，凉血散瘀，消肿止痛。

【主治】 林得叮相（跌打损伤），埃病（劳伤咳嗽），呗农（痈疮），狠尹（疖肿）。

【临床应用】

1. 治劳伤咳嗽：全草15～50g，水煎服。

2. 治跌打损伤，骨折：用鲜全草捣烂酒炒外敷，或用全草浸酒内服外搽。

3. 治痈疮疖肿：用鲜全草捣调烂红糖外敷。

【用法用量】内服：煎汤，10～30g。外用：适量，鲜品捣敷，或浸酒搽。

【使用注意】孕妇慎用。

【知识拓展】

著作摘要

（1）"凉血散瘀，消肿止痛。主治劳伤咳嗽、跌打损伤、骨折及痈疮疖肿。"（《广西本草选编》）

（2）"散瘀消肿止痛。主治跌打损伤，痈疮疖肿。"（《中华本草》）

小驳骨 Xiǎobógǔ

【来源】本品为爵床科植物驳骨丹 Gendarussa vulgaris Nees. 的地上部分。生于山地阴湿处、沟谷间，常栽培做绿篱。广西主要分布于藤县、贵港、来宾、忻城、东兰等地。全年可采，洗净，切段，晒干用。

【别名】小叶金不换、骨碎草、小接骨草、驳骨消、驳骨草。

【壮名】哈昌僧，Hahcangswngh。

【性味】平，酸、麻、辣。

【功效】通龙路、火路，接骨消肿，除湿止痛。

【主治】林得叮相（跌打扭伤），夺扼（骨折），发旺（风湿骨痛），筋伤骨痛，京瑟（闭经），产呱腊胴尹（产后腹痛），无名肿毒。

【临床应用】

1. 治跌打扭伤，风湿性关节炎：小驳骨 25～50g（鲜者 50～100g）。水煎服。

2. 治骨折，无名肿毒：小驳骨鲜草捣烂或干草研末，用酒、醋调敷患处。

3. 治风湿骨痛：用枝叶水煎熏洗。

【用法用量】内服：煎汤，15～30g；或研末服；或泡酒。外用：适量，鲜品捣敷，或煎水洗，或研末调敷。

【使用注意】孕妇慎用。

【知识拓展】

著作摘要

（1）"治风湿骨痛。"（《陆川本草》）

（2）"理跌打伤，内服能去瘀生新。"（《岭南采药录》）

（3）"治风邪，理跌打，调酒服。"（《生草药性备要》）

大驳骨 Dàbógǔ

【来源】本品为爵床科植物黑叶接骨草 Gendarussa ventricosa（Wall.）Nees. 的全株。生于山地、水沟边、坡地、路旁灌木丛中或林下湿润地，常栽培做绿篱。广西各地有分布。全年可采，洗净，切段，晒干用。

【别名】偏肿鸭嘴花、黑叶爵床、大接骨、龙头草。

【壮名】棵接骼，Gociepndok。

【性味】平，麻、辣、微酸。

【功效】通龙路，散瘀消肿止痛，祛风除湿。

【主治】林得叮相（跌打损伤），夺扼（骨折），发旺（风湿骨痛），腰脚痛，外伤出血。

【临床应用】

1. 治骨折：大驳骨、小驳骨、酢浆草、两面针根（鲜品）各50g，捣烂，加黄酒少许，骨折复位后外敷患处，上夹板固定，每日或隔日换药1次。

2. 治风湿痹痛：大驳骨100g，泽兰50g，透骨消50g，双飞蝴蝶25g，小驳骨100g，肉郎伞150g，鸡骨香25g。共捣烂，酒炒热外敷。

【用法用量】内服：煎汤，15~30g。外用：适量，鲜品捣敷，或煎水洗。

【使用注意】孕妇慎用。

【知识拓展】

著作摘要

（1）"通经活血，破瘀生新，止痛消肿，续绝伤。治跌打骨折，血瘀肿痛，风湿痹痛。"（《广西中药志》）

（2）"全株：可以除痰和治女人月经过多症。"（《广州植物志》）

小罗伞 Xiǎoluósǎn

【来源】本品为紫金牛科朱砂根 *Ardisia crenata* Sims. 的根或全株。生于山坡林下或村旁灌木丛中。广西各地区有分布。全年可采，洗净，鲜用，或切段晒干用。

【别名】蛛砂根、小郎伞、高脚罗伞、血党。

【壮名】美色根，Meizcaekgaen。

【性味】平，微苦、麻、辣。

【功效】通龙路、火路，祛风除湿，消肿止痛。

【主治】林得叮相（跌打肿痛），夺扼（骨折），发旺（风湿骨痛），京尹（痛经），心头痛（胃痛），货烟妈（咽痛），货嚎（白喉），头痛，丹毒。

【临床应用】

1. 治痛经，萎黄病：血党、姜黄、茜草、槟榔钻、黄花倒水莲。水煎服。

2. 治风湿骨节痛：小郎伞五钱，木通二两，虎骨三钱，鸡骨香三钱，大血藤四钱，桑寄生三钱。浸酒二斤，每服五钱至一两，日二次。

3. 治跌打损伤，关节风痛：朱砂根三至五钱。水煎或冲黄酒服。

4. 治上呼吸道感染，扁桃体炎，白喉，丹毒，淋巴结炎：朱砂根三至五钱，煎服；或研末蜜丸，每次二至三钱，一天二次。

5. 治咽喉肿痛：朱砂根三至五钱。水煎服。或朱砂根全草二钱，射干一钱，甘草一钱。水煎服。

6. 治肺病及劳伤吐血：朱砂根三至五钱，同猪肺炖服。先吃汤，后去药吃肺，连吃三肺为一疗程。

7. 治妇女白带，痛经：朱砂根三至五钱。水煎或加白糖、黄酒冲服。

8. 治流火（丝虫病引起的淋巴管炎）：朱砂根干根一至二两。水煎，调酒服。

9. 治毒蛇咬伤：朱砂根鲜者二两。水煎服；另用盐肤木叶或树皮、乌桕叶适量，煎汤清洗伤口，用朱砂根皮捣烂，敷创口周围。

【用法用量】内服：煎汤，3～10g。外用：适量，捣敷，或浸酒搽。

【使用注意】孕妇忌服。

【知识拓展】

著作摘要

（1）"通经补血，祛风湿。治月经不调，经闭，不孕症，产后风痛，瘫痪，贫血。"（《广西实用中草药新选》）

（2）"祛风散瘀，消肿止痛。治风湿性关节炎，跌打损伤，咽喉肿痛，口腔炎。"（《常用中草药手册》）

（3）"治风湿骨痛，鹤膝风。"（《广西中药志》）

大罗伞 Dàluósǎn

【来源】本品为茜草科植物九节 *Psychotria rubra* （Lour.）Poir. 的根和嫩枝叶。生于山坡林缘、沟谷疏林下、水边。广西大部分地区有分布。根全年可采，洗净，切片晒干用；嫩叶随用随采。

【别名】九节木、山大颜、山大刀、刀伤木、散血丹。

【壮名】棵安沙，Goanhcah。

【性味】凉，微苦、涩。

【功效】通龙路，消肿接骨，解热毒，除湿毒。

【主治】林得叮相（跌打损伤），夺扼（骨折），发旺（风湿骨痛），货嚎（白喉），狠尹呗疔（痈疖疔疮），额哈（毒蛇咬伤），牙疳。

【临床应用】

1. 治白喉：鲜嫩叶，1岁以内每天1两，2～3岁每天2两，4～5岁每天3两，6～7岁每天5两，水煎服。

2. 治风火牙痛，牙龈炎：用根1两，水煎含漱。

3. 治青竹蛇咬伤，跌打损伤，疮痈：鲜嫩叶捣烂调酒外敷（蛇伤敷伤口周围）。

4. 治外伤出血：叶研粉撒伤口。

【用法用量】内服：煎汤，10～30g，鲜品加倍。外用：适量，捣敷。

【使用注意】孕妇慎用。

【知识拓展】

著作摘要

（1）"消肿，止血，生肌。用于风湿骨痛，牙龈肿痛，刀伤出血，跌打损伤，骨折。"

（《广西药用植物名录》）

（2）"清热解毒，祛风除湿，接骨生肌。"（《常用中草药手册》）

射尿蛙 Shèniàowā

【来源】本品为树蛙科动物斑腿树蛙 *Rhacophorus leucomystax*（Gravenhorst）的全体。多栖息于草丛间、玉米地或稻田内，有时在竹上或其他植物上。广西各地有分布。夏、秋捕捉，剥去外皮，除去内脏，洗净，鲜用或烘干研粉。

【别名】射尿拐、青竹拐、游蛙、油拐、变色树蛙。

【壮名】射尿蛙，Vitndanq。

【性味】微寒，咸。

【功效】通龙路，化瘀止血，接骨续筋。

【主治】外伤出血，林得叮相（跌打损伤），夺扼（骨折）。

【临床应用】

治外伤出血：射尿拐烘干，研细粉，撒于外伤出血处；或将射尿拐腹部撕开，连同内脏，贴在外伤出血处。

【用法用量】外用：适量，烘干，研粉撒；或敷贴。

【使用注意】本品外用为主，一般不内服。

【知识拓展】

著作摘要

（1）"接骨。治跌打，骨折。"（《陆川本草》）

（2）"化瘀止血。治外伤出血，跌打损伤，骨折。"（《中国动物药》）

广西王不留行 Guǎngxīwángbùliúxíng

【来源】本品为桑科植物薜荔 *Ficus pumila* L. 的花序托与茎叶。野生于山坡树木间或断墙破壁上。广西各地有分布。花序托秋季采，投入沸水中约 1 分钟取出，纵剖成 2 ~ 4 片，晒干用；茎叶全年可采，鲜用或晒干用。

【别名】爬墙虎、巴山虎、王不留行、凉粉果、薜荔络石藤。

【壮名】芒不，Makbup。

【性味】寒，甜。

【功效】通龙路，利水道，祛风毒，除湿毒。

【主治】发旺（风湿骨痛），阿意咪（痢疾），肉扭（淋证），林得叮相（跌打损伤），约京乱（月经不调），产后乳汁不通，呗农（痈疮）。

【临床应用】

1. 治乳汁不通：用果 5 个，猪脚 1 节，酒水各半炖服。

2. 治风湿关节痛：薜荔茎、南天竹根各 30g。水煎服。

3. 治呕吐：薜荔藤 30g。水煎服。

4. 治牙痛：薜荔藤 60～90g。水煎汁冲白蜜，每日服 3 次。

5. 治阳痿，遗精：薜荔果 12g，葎草 12g。水煎服，连服半个月。

6. 治白疱疮，膝疮，痈肿：用叶适量，水煎外洗。

【用法用量】内服：煎汤，6～15g。外用：适量，煎水洗。

【知识拓展】

著作摘要

（1）"主风血，暖腰脚，变白不衰。"（《本草拾遗》）

（2）"清热解毒，祛湿利尿。治丝虫病，跌打损伤，腰痛，热痢，水泻，热淋，肚胀气坠。"（《湖南药物志》）

（3）"利水去湿，散毒，滑肠通便。治痔疮，天泡疮，酒湿患疮。"（《广东中药》）

骨碎补 Gǔsuìbǔ

【来源】本品为水龙骨科植物槲蕨 Drynaria fortunei（Kunze）J. Sm. 的根状茎。附生于树上、山林石壁上或墙上。广西主要分布于龙州、邕宁、来宾、桂平、平南等地。全年可采，去毛，洗净，切片，晒干用；也可生用或砂烫用。

【别名】毛姜、猴掌姜、石连姜、肉碎补。

【壮名】兴盆，Hingbwn。

【性味】微热，苦。

【功效】调龙路、火路，补阳虚，强筋骨，祛风毒，除湿毒，消肿痛。

【主治】腰腿痛，发旺（痹病），夺扼（骨折），林得叮相（跌打损伤），旁巴尹（肩周炎）。

【临床应用】

1. 治肾虚腰痛、风湿性腰腿疼：骨碎补、桑寄生各 15g，秦艽、豨莶草各 9g。水煎服。

2. 治挫闪：骨碎补 60g，杵烂，同生姜母、菜油、茹粉少许，炒敷患处。

3. 接骨续筋：骨碎补四两，浸酒一斤，分十次内服，每日二次；另晒干用，研末外敷。

【用法用量】内服：煎汤，3～10g。外用：适量，捣敷，或煎水洗，或浸酒服。

【知识拓展】

1. 著作摘要

（1）"主破血，止血，补伤折。"（《开宝本草》）

（2）"疗骨中邪毒，风热疼痛，或外感风湿，以致两足痿弱疼痛。"（《本草正》）

（3）"祛风湿，补肝肾，强筋骨。"（《广西本草选编》）

2. 功用发挥　治疗膝骨关节炎：选取膝骨性关节炎患者 22 例，口服骨碎补总黄酮 12 周，比较患者用药前后膝关节的 HSS 评分和血清中 IL-1β 和 PGE$_2$ 含量。结果：口服骨碎补总黄酮 12 周后，22 例患者 HSS 功能评分较用药前明显改善。[周荣魁，陈昌红，李贺，等. 口服骨碎补总黄酮治疗膝骨关节炎患者的临床观察. 中国医药导报，2011，8（2）：77–78.]

龙船花 Lóngchuánhuā

【来源】本品为茜草科植物龙船花 *Ixora chinensis* Lam. 以根、茎及花入药。野生或栽培。广西各地有分布。根、茎全年可采，洗净，切片晒干用，或鲜用；花夏季采，晒干用。

【别名】百日红、罗伞木、大将军、番海棠。

【壮名】华如龙，Varuzlungz。

【性味】凉，苦、微涩。

【功效】通龙路，散瘀止血，降血压。

【主治】约京乱（月经不调），京瑟（闭经），血压嗓（高血压病）。

【临床应用】

1. 治高血压：龙船花三至五钱，水煎服。

2. 治月经不调，闭经：龙船花三至五钱，水煎服。

3. 治肺结核咯血：用根一至二两，水煎服。

4. 治跌打损伤，筋断骨折，痈疮肿毒：用鲜叶捣烂外敷。

【用法用量】内服：煎汤，10~15g。外用：适量，捣敷。

【使用注意】孕妇慎用。

【知识拓展】

1. 著作摘要

（1）"消疮，咄脓，祛风，止痛，理痰火。"（《生草药性备要》）

（2）"散瘀，续筋，接骨，止痛。治折伤。"（《广西中药志》）

（3）"清肝降压，活血散瘀。"（《常用中草药手册》）

2. 功效发挥　治疗甲状腺功能亢进症：选择符合甲状腺功能亢进症标准病例 36 例，均给予复方龙船花汤（龙船花 15g，葫芦茶 15g，半夏 10g，香附 10g，蛇泡勒 10g，不出林 10g，生地黄 10g，麦冬 10g，夏枯草 10g，海藻 10g）和他巴唑内服治疗并随证加减，疗程 1 年。结果：治愈率为 63.18%。［陆璇霖. 中西医治疗甲状腺功能亢进症临床观察. 吉林中医药，2011，31（7）：657-658.］

茅莓 Máoméi

【来源】本品为蔷薇科植物茅莓 *Rubus parvifolius* Linn. 的全株。生于山坡杂木林下、向阳山谷、路旁或荒野。广西各地有分布。茎叶夏、秋采，根全年可采，切片，晒干用。或临时采用新鲜品。

【别名】拦路蛇、铺地蛇、三月泡、天青地白。

【壮名】芒东，Makdumh。

【性味】寒，苦、涩。

【功效】通龙路，利水道，清热毒，散瘀止痛。

【主治】肉扭（淋证），能啥能累（湿疹），狠尹（疖肿）。

【临床应用】

1. 治跌打损伤：茅莓根 30g，接骨木 15g。水煎，分 2 次，加米酒适量冲服。

2. 治过敏性皮炎：茅莓根 50g，明矾 10g。将茅莓煎水，去渣，加明矾溶化，乘温洗患处，每日 1 次。

3. 治外伤出血：茅莓叶适量，晒干用研末，撒敷伤口，外加包扎。

【用法用量】内服：煎汤，10~15g。外用：适量，捣敷。

【知识拓展】

1. 著作摘要

（1）"根、叶：清热解毒，利尿。用于尿路感染，肾结石，跌打损伤，风湿，痢疾，感冒，疮疡肿毒；外用治皮肤瘙痒。"（《广西药用植物资源名录》）

（2）"清热解毒，祛风除湿，活血消肿。"（《宁夏中草药手册》）

2. 功用发挥　治疗多发性骨髓瘤周围神经病变：将 40 例患者随机分为治疗组和对照组各 20 例，治疗组给予茅莓汤联合维生素 B_{12}，对照组仅给予维生素 B_{12}，4 周为 1 个疗程，观察两组治疗前后的疗效、神经症状评分、神经体征评分、肌电图神经传导速度。结果：治疗组总有效率明显高于对照组（$P<0.05$）；两组均能有效降低神经症状和体征评分，增加神经传导速度，治疗组作用明显优于对照组（$P<0.05$）。[许晓峰，张学进，杨国良，等 . 茅莓汤联合维生素 B_{12} 治疗万珂引起多发性骨髓瘤周围神经病变的临床研究 . 中国中医药科技，2012，19（1）：13-14.]

排钱草 Páiqiáncǎo

【来源】本品为豆科植物排钱树 *Desmodium pulchellum*（L.）Benth. 的根或地上部分。生于山坡、疏林下，或山谷溪旁。广西主要分布于靖西、南宁、北流、平南、苍梧等地。根全年可采，地上部分夏秋采。切片，晒干用，或鲜用。

【别名】排钱草根、阿婆钱、排钱树、串钱草。

【壮名】壤等钱，Gaeumuengxbya。

【性味】平，淡、涩；有小毒。

【功效】通龙路、火路，通谷道，利水道，清热毒，除湿毒。

【主治】能蚌（黄疸），奔寸（子宫脱垂），肝脾肿大，贫痧（感冒），发旺（风湿骨痛），林得叮相（跌打损伤）。

【临床应用】

1. 治妇女月经不调、闭经：排钱草根 60~90g，老母鸡 1 只，酒少许。同炖，饭前服。

2. 治疟疾、肝脾肿大：排钱草干根 15~30g。水煎服。

3. 治跌打损伤：排钱草树干茎、叶 60~90g，水煎调酒服。

4. 治血崩：用根 5 钱~1 两，炒成炭，水煎服。

5. 治蜈蚣咬伤：排钱草叶与食盐少许共捣烂，敷伤口周围。

【用法用量】内服：煎汤，地上部分 5~15g，根 15~30g，鲜品 50~100g；或浸酒。外用：

适量，捣敷。

【使用注意】孕妇及血虚者慎服。过量或长期服用会致呕吐。

【知识拓展】

著作摘要

（1）"消风热，浸酒去瘀生新，治小儿马牙疳，又治跌打。"（《生草药性备要》）

（2）"治月内锁喉病，牙痛，以之浸酒能去瘀生新，又能去湿消滞。"（《岭南采药录》）

琴叶榕 Qínyèróng

【来源】本品为桑科植物琴叶榕 *Ficus pandurata* Hance. 根或叶。生于山地的灌木丛、疏林中或村落旁。广西主要分布于横县、南宁、东兰、天峨等地。全年采根，晒干用。叶夏季采。

【别名】羊奶果、牛奶树、过山香、鸡公木。

【壮名】冗楣紧，Rungzmbawgimz。

【性味】温，甜。

【功效】通龙路，行气活血，舒筋活络。

【主治】约京乱（月经不调），产呱嘻馁（产后乳汁不下），林得叮相（跌打损伤），核尹（腰痛），外用治北嘻（乳痈）。

【临床应用】

1. 治乳痈：鲜琴叶榕根二两，水煎去渣，用甜酒兑服。外用鲜琴叶榕叶捣敷患处。

2. 治腰背酸痛：琴叶榕干根一至二两，穿山龙干根五钱。酒水煎服。

3. 治痛经：琴叶榕干根一两，益母草五钱，艾叶二钱。水煎服。

4. 治跌打损伤：琴叶榕干根一至二两，酒水煎服。

【用法用量】内服：煎汤，30~60g。外用：适量，捣敷。

【使用注意】孕妇慎用。

【知识拓展】

著作摘要

（1）"祛风，去湿，解毒。疗疟，通乳汁。"（《江西民间草药验方》）

（2）"活血行气，舒筋通络。"（《福建中草药》）

酸藤子 Suānténgzǐ

【来源】本品为紫金牛科植物酸藤 *Embelia laeta* (L.) Mez. 的根及枝叶。生于山野或村旁。广西主要分布于梧州、藤县、金秀、桂平、马山等地。全年可采，洗净，切段，鲜用，或晒干用。

【别名】酸藤头、酸藤木、酸果藤、鸡母酸、入地龙。

【壮名】棵审容，Gosoemjrumz。

【性味】凉，酸、涩。

【功效】通龙路，解热毒，散瘀消肿，收敛止血。

NOTE

【主治】林得叮相（跌打损伤），货烟妈（咽喉痛），齿龈出血，阿意咪（痢疾），白冻（泄泻），京尹（痛经），经卡（闭经）。

【临床应用】

1. 治口腔炎，咽喉炎，扁桃体炎，肠炎腹泻，痢疾，痛经，闭经，带下，跌打肿痛：用根 5 钱~1 两，水煎服。

2. 治子宫脱垂：用根 1 两，炖猪肉服。

3. 治痈疮肿痛：用叶捣烂外敷。

【用法用量】内服：煎汤，9~15g。外用：适量，捣敷，或煎水洗，或含漱。

【使用注意】孕妇慎用。

【知识拓展】

著作摘要

（1）"根、叶：用于口腔炎，咽喉炎，牙痛，肠炎，腹泻，白带多，脱肛，子宫脱垂，跌打损伤。"（《广西药用植物名录》）

（2）"祛瘀止痛，收敛止泻。治跌打瘀痛，肠炎腹泻，咽喉肿痛。"（《常用中草药手册》）

铜锤玉带草 Tóngchuíyùdàicǎo

【来源】本品为桔梗科植物铜锤玉带草 *Pratia nummularia*（Lam.）A. Br. et Aschers. 的全草。生于阴湿田坎边，或山林阴处。广西大部分地区有分布。全年可采，洗净晒干用，或鲜用。

【别名】扣子草、铜锤草、地浮萍、宁痈草、秤砣草。

【壮名】哈铜锤，Hazdoengzcuiz。

【性味】平，甜、苦。

【功效】通龙路，祛风毒，除湿毒。

【主治】发旺（风湿疼痛），约京乱（月经不调），隆白呆（白带），漏精（遗精）；外用治林得叮相（跌打损伤），渗裂（创伤出血）。

【临床应用】

1. 治痈疮肿毒，跌打骨折，淋巴结炎：用全草三至四钱，水煎服。并用鲜全草捣烂外敷。

2. 治风湿疼痛，月经不调，子宫脱垂：铜锤玉带草三至五钱，煎水服或配伍用。

3. 治跌打损伤，骨折：鲜铜锤玉带草捣烂敷患处。

【用法用量】内服：煎汤，9~15g。外用：适量，捣敷。

【知识拓展】

著作摘要

（1）"解毒，去翳。"（《贵阳民间药草》）

（2）"活血祛瘀，除风利湿。"（《云南中草药》）

（3）"消炎解毒，补虚，退翳；治虚弱，咳吐浓痰，目翳，乳痈，无名肿毒。"（《广西植物名录》）

香胶木 Xiāngjiāomù

【来源】本品为榆科植物香胶木 *Celtis philippinensis* Blanco. 的根皮与叶。生于混交林中。广西大部分地区有分布。春、夏采，晒干用。

【别名】茶胶树、假玉桂、刨花、茶胶木、胶木。

【壮名】笔把邑，Bizbazbya。

【性味】平，辣、苦。

【功效】通龙路，活血止痛，解毒消肿。

【主治】林得叮相（跌打伤痛），坐骨神经痛，心头痛（胃痛），呗农（疮疖肿毒）。

【临床应用】

1. 治跌打瘀肿，扭挫伤：用鲜根皮捣烂，酒调外敷。

2. 治外伤出血：用鲜叶捣烂外敷。或用根皮研粉撒布患处。

3. 治疮疖肿痛：用鲜根皮捣烂外敷。

【用法用量】外用：适量，捣敷，或研末散，或调敷。

【使用注意】本品仅外用，一般不内服。

【知识拓展】

著作摘要

(1) "皮、叶：驱风，消肿，破积，解毒。治跌打损伤，疮疖肿毒。"（《陆川本草》）

(2) "去瘀散结，消肿止血。"（《广西本草选编》）

鸭脚艾 Yājiǎoài

【来源】本品为菊科植物白苞蒿 *Artemisia lactiflora* Wall. ex DC. 的全草。生于路旁或山坡草地。广西大部分地区有分布。夏季采，鲜用，或晒干用。

【别名】鸭脚菜、刘寄奴、鸡甜菜、甜菜子、四季菜。

【壮名】楇法策，Gofazcwz。

【性味】微温，苦、辣。

【功效】通龙路，活血散瘀，理气止痛。

【主治】阿意勒（便血），肉裂（尿血），京瑟（闭经），隆白呆（白带），产呱腊胴尹（产后腹痛），阴疮肿痛，林得叮相（跌打损伤），渗裆相（烧烫伤），巧尹（头痛），白冻（泄泻），埃病（咳嗽），慢性肝炎。

【临床应用】

1. 治肺热咳嗽：生鸡甜菜二两，薄荷二钱，水豆腐四两，白糖二两。炖服。

2. 治跌打积瘀：鲜鸭脚菜半斤，鲜水泽兰四两。共捣烂，用酒炒热，取汁二两服；渣敷患处。

3. 治大小便出血：鸭脚菜、旱莲草、狗肝菜各二两，车前草一两。捣烂，加二流米水三两取汁，冲白糖服，每口服一次，连服两三日。

4. 治闭经或经前腹痛：鲜鸭脚艾一至二两。酒水煎，调红糖服。

5. 治产后积瘀腹痛或伴有寒热、肢节酸痛：鸭脚艾一两。水煎，调红糖服。

6. 治白带：鲜鸭脚艾一至二两。水煎服。

7. 治跌打黑肿：生鸭脚菜二两，生韭菜一两。共捣烂，用酒炒熟，敷患处。

【用法用量】内服：煎汤，10～15g。外用：适量，捣敷。

【使用注意】孕妇慎用。

【知识拓展】

著作摘要

（1）"活血通经，疗霍乱水泻，止金疮出血。治汤火伤，心气痛，水胀，大小便血。"（《岭南采药录》）

（2）"清肺止咳。治肺炎咳嗽，气喘。"（《陆川本草》）

（3）"治跌打接骨，疮疡。"（《南宁市药物志》）

粗叶悬钩子 Cūyèxuángōuzǐ

【来源】本品为蔷薇科植物粗叶悬钩子 *Rubus alceaefolius* Poir. 的根、叶。生于山坡、丘陵、路旁、旷野灌木丛中。广西主要分布于武鸣、博白、平南、岑溪、桂林等地。全年可采，洗净，晒干用。

【别名】沿钩子、八月泡、牛暗桐、侯罕。

【壮名】莟怀，Dumhvaiz。

【性味】平，甜。

【功效】通龙路，化瘀止血，消肿止痛，清热利湿，涩精止遗。

【主治】林得叮相（跌打损伤），发旺（风湿痹痛），外伤出血，肝炎，肝脾肿大，阿意咪（痢疾），白冻（泄泻），北嘻（乳痈），漏精（遗精）。

【临床应用】

1. 治急慢性肝炎，肝脾肿大，行军性血红蛋白尿症：用根 5 钱～1 两，水煎服。

2. 治乳腺炎，天疱疮：用根、叶 5 钱～1 两，水煎服。并用鲜全株适量，水煎外洗。

3. 治妇女血崩：用根 1 两炒焦，水煎服。

4. 治遗精：粗叶悬钩子干品 15～20g，水煎服。

5. 治口腔炎：用全株水煎含漱。

6. 治外伤出血：用叶研粉撒患处。

【用法用量】内服：煎汤，15～30g。外用：适量，捣敷，或研粉撒。

【知识拓展】

著作摘要

（1）"根：消肿止痛。用于跌打损伤，胃脘痛，牙痛，疮疡肿毒。茎、叶：用于疟疾，乳疮，跌打损伤，骨折。"（《广西药用植物名录》）

（2）"清热，消肿，止血，散瘀。"（《广西中草药》）

第二节　通火路药

本节壮药性寒或温，多具有麻味、辣味或苦味，以疏通火路为主要功效，主要用于火路不通病证，如麻抹（肢体麻木、偏瘫）、发旺（痹病）等。临床多见感知异常，表现为四肢麻木或疼痛，冷热不知、痛痒不觉、行走不便，甚至痿废不用等。

本节壮药中，兼有通龙路功效的壮药，孕妇、月经期妇女应慎用或忌用。

扶芳藤 Fúfāngténg

【来源】本品为卫矛科植物爬行卫矛 *Euonymus fortunei*（Turcz.）Hand. Mazz.、冬青卫矛 *Euonymus japonicus* L. 或无柄卫矛 *Euonymus subsessilis* Sprague 的地上部分。广西主产于那坡、上林、罗城、永福、兴安等地。全年可采，切碎，晒干用。

【别名】岩青藤，爬行卫矛、爬墙虎、山百足，铁草鞋。

【壮名】勾咬，Gaeundaux。

【性味】平，麻、辣。

【功效】通火路、龙路，补肾壮腰，益气血，舒筋活络，止血消瘀。

【主治】麻邦（半身不遂），发旺（风湿痹痛），核尹（肾虚腰膝酸痛），陆裂（咯血），鹿裂（吐血），嘘内（气虚），勒内（血虚），林得叮相（跌打损伤），创伤出血，约京乱（月经不调），兵淋勒（崩漏），笃绥（落枕）。

【临床应用】

1. 治咳血，鼻衄，月经不调，血崩：扶芳藤 9～18g。水煎服。

2. 治两脚转筋，四肢无力：扶芳藤、席草根各 30g，大血藤 15g。煮鸡蛋吃。

3. 治体质虚弱：扶芳藤 30g，棉花根 60g，山茱萸 24g。共研细末，每服 9g，每日 2 次，开水冲服。

4. 治腰肌劳损：扶芳藤 30g，大血藤 15g，或加梵天花根 15g。水煎，冲红糖、黄酒服。

5. 治外伤出血：用茎皮研粉撒伤口，或用鲜叶捣烂外敷。

6. 骨折（复位后，小夹板固定）：鲜扶芳藤适量，捣烂敷患处。

【用法用量】内服：煎汤，6～15g；或浸酒；或入丸、散剂。外用：适量，研粉调敷，或捣敷，或煎水熏洗。

【使用注意】孕妇忌服。

【知识拓展】

1. 著作摘要

（1）"主一切血，一切气，一切冷，大主风血。以酒浸服。"（《本草拾遗》）

（2）"通经。治血崩，吐血。"（《广西药用植物名录》）

（3）"活血，杀虫。治跌打损伤。"（《贵州民间药物》）

2. 功用发挥　治疗面神经瘫痪：马鞭草汤（马鞭草、节节草、扶芳藤、仙鹤草）煎汤取汁，合猪嘴巴上下一副，放少量红糖或盐同煮，口服，治疗面神经瘫痪 58 例。面瘫完全纠正 35 例，基本纠正 19 例，无效 4 例，总有效率 93.2%。[彭振声. 马鞭草汤治疗面神经瘫痪 58 例临床观察. 中国社区医师，2002，(3)：36.]

宽筋藤 Kuānjīnténg

【来源】本品为防己科植物中华青牛胆 *Tinospora sinensis*（Lour.）Merr. 的藤茎。生于丘陵林中或灌丛中。广西主要分布于防城、龙州、南宁、河池、柳州等地。全年可采，割取藤茎，切段，鲜用，或晒干用。

【别名】伸筋藤，春根藤，舒筋藤。

【壮名】勾丛，Ganeusongx。

【性味】寒，微苦。

【功效】通火路、龙路，舒筋通络，祛风毒，除湿毒。

【主治】发旺（风湿关节痛），核尹（腰酸背痛），麻邦（半身麻痹），林得叮相（跌打损伤），水蛊（肝硬化腹水）。

【临床应用】

1. 治骨折，跌打损伤：宽筋藤 9～15g，煎服；外用其鲜藤、叶捣烂敷患处。

2. 治风湿性关节炎：宽筋藤、山苍子根、大血藤、骨碎补各 15g。水煎服。

3. 治乳腺炎，无名肿毒：伸筋藤鲜茎，叶捣烂外敷患处。

【用法用量】内服：煎汤，10～20g。外用：适量，捣敷。

【使用注意】孕妇及产后忌服。

【知识拓展】

著作摘要

(1)"舒筋活络，杀虫。外敷跌打筋断，风湿骨痛；内服舒筋活络。"（《南宁市药物志》）

(2)"舒筋活络，清热利湿。治风湿筋骨痛，腰肌劳损，跌打损伤。"（《常用中草药手册》）

(3)"茎：用于感冒发热身痛，风湿骨痛，筋络不舒，肝硬化腹水，跌打损伤。"（《广西中药资源名录》）

鹰不扑 Yīngbùpū

【来源】本品为五加科植物虎刺楤木 *Aralia armata*（Wall.）Seem 的根、根皮或枝叶。生于山地林中。广西主要分布于天等、那坡、凌云、上思、百色等地。根，全年可采，切断，晒干用。叶，夏、秋采，鲜用。

【别名】楤木、广东楤木、雀不站、鸟不宿、雷公木。

【壮名】棵洞伞，Godungjcanz。

【性味】温，辣；有小毒。

【功效】通火路、龙路，祛风除湿，行气止痛。

【主治】林得叮相（跌打损伤），发旺（风湿痹痛），心头痛（胃痛）、白冻（腹泻），阿意咪（痢疾），能蚌（黄疸），笨浮（水肿），隆白呆（白带过多），幽堆（前列腺炎），呗嘻（乳痈），呗农（疮痈）。

【临床应用】

1. 治急性传染性肝炎，急性肾炎，前列腺炎，咽炎：根 3～9g，水煎服。

2. 治跌打肿痛：鹰不扑 250g，用好酒 1500mL 浸 7 日，外搽患处。每日服药酒 3 次，每次 15～30mL。或取鹰不扑鲜根适量，捣烂，酒炒，敷患处。

3. 治风湿骨痛：鹰不扑枝叶、红龙船花叶、鸡爪风叶、爬山虎各适量。煎水洗患处。

4. 治乳腺炎，疮疖，无名肿毒：用鲜叶捣烂外敷。

【用法用量】内服：煎汤，9～15g；或泡酒。外用：适量，捣敷，或煎水熏洗。

【使用注意】孕妇慎用。

【知识拓展】

1. 著作摘要

（1）"散瘀消肿，祛风湿。治跌打，风湿疼痛。"（《广西中草药》）

（2）"散瘀消肿，抗菌止痛。治跌打损伤，痈，疖，肝炎，肾炎，前列腺炎，急性关节炎，胃痛，腹泻，痢疾，白带。"（《广西实用中草药新选》）

2. 功用发挥 治疗冠心病合并前列腺增生症：治疗组用加味补阳还五汤（黄芪 30～60g，地龙 9g，桃仁 15g，红花 8g，当归 8g，川芎 8g，赤芍 12g，鹰不扑 20g，露兜根 20g，白术 15g，桂枝 6g，杜仲 15g，牛膝 10g，甘草 5g），随证加减，每日一剂，水煎，分 3 次服。对照组口服普乐安片，每次 2g，每天 3 次。治疗组总有效率 91.2%；对照组总有效率 73.7%。［廖展梅，徐泽杰. 加味补阳还五汤治疗冠心病合并前列腺增生症临床观察. 湖北中医杂志，2006，28（11）：24.］

牛大力 Niúdàlì

【来源】本品为蝶形花科植物美丽崖豆藤 *Millettia speciosa* Champ. 的根。生于丘陵疏林及灌丛中。广西主要分布于梧州、玉林、钦州、南宁、百色等地。全年可采，切片，晒干用。

【别名】山莲藕、倒吊金钟、大力薯。

【壮名】勾两抹，Gorengxmox。

【性味】平，甜。

【功效】调火路、龙路，通气道、水道，除热毒，舒筋活络，补虚润肺。

【主治】核尹（腰痛），发旺（风湿性关节炎），慢性肝炎，漏精（遗精），隆白呆（带下），埃病（咳嗽），钵痨（肺结核）。

【临床应用】

1. 治风湿性关节炎，腰肌劳损：牛大力、南五加皮各 1000g，宽筋藤、海风藤各 750g，牛膝 90g，山胡椒根 250g，榕树须（气根）500g。加水 6000mL，煎至 1000mL。每次服 50mL，每日 2 次。

2. 治胸膜炎：牛大力藤 15g，一见喜 3g。水煎服。

3. 治慢性肝炎：牛大力藤根30g，十大功劳9g，甘草3g。水煎服。

4. 治病后体虚，肺虚咳嗽，风湿痹痛，腰腿痛，慢性肝炎：用根30~60g，水煎服。

【用法用量】内服：煎汤，10~20g；或浸酒。

【使用注意】咳嗽属实证者慎用。

【知识拓展】

著作摘要

（1）"用于病后虚弱，肺虚咳嗽，劳伤咳嗽，慢性肝炎，风湿骨痛，跌打损伤。"（《广西中药资源名录》）

（2）"治咳嗽，肾炎，风湿，贫血。"（《广西民族药简编》）

（3）"舒筋活络，补虚润肺。治腰腿痛，风湿痹痛，慢性肝炎，肺结核。"（《常用中草药手册》）

丢了棒 Diūlebàng

【来源】本品为远志科植物蝉翼藤 Securidaca inappendiculata Hassk. 的全株。常生于密林、山谷或溪边灌丛中。广西主要分布于北流、玉林、防城、百色、南宁等地。全年可采，切片，晒干用。

【别名】五味藤、五马巡城、蝉翼藤、丢了棍。

【壮名】棵贡省，Gogukcaengx。

【性味】微寒，辣、苦。

【功效】通火路、龙路，祛风毒，除湿毒，清热毒，通谷道。

【主治】林得叮相（跌打损伤），发旺（风湿骨痛），急性肠胃炎，阿意咪（痢疾），过敏性皮炎，肉卡（小便不通）。

【临床应用】

1. 治风湿骨痛，急性胃肠炎：用根4~5钱，水煎服；或用根5分~1钱，研粉，开水送服。

2. 治跌打损伤：丢了棒根浸酒搽患处；或用其根研粉，酒调涂患处。

【用法用量】内服：煎汤，6~10g（鲜品30~60g）；研末服1.5~3g。外用：适量，浸酒搽，或研末涂。

【使用注意】孕妇及久病体弱者慎服。

【知识拓展】

著作摘要

（1）"活血散瘀，消肿止痛，清热利尿。"（《广西中草药》）

（2）"治产妇体虚，咳嗽，消瘦无力，过敏性皮疹。"（《西双版纳傣药志》）

水八角 Shuǐbājiǎo

【来源】本品为玄参科大叶石龙尾 Limnophila rugosa （Roth） Merr. 的全草。生于河边、沟边湿地。广西主要分布于博白、防城、南宁、北流、平乐等地。全年可采，洗净，切段，晒干用。

【别名】水茴香、水薄荷、水荆芥、水波香。

【壮名】良龙因，Rienglungzrin。

【性味】温，麻、辣、甜；有小毒。

【功效】通火路，调气道，健脾利湿，理气止痛。

【主治】心头痛（胃痛），白冻（泄泻），笨浮（水肿），埃病（咳嗽），墨病（气喘），小儿乳积，呗农（疮疖），林得叮相（跌打损伤），夺扼（骨折），蛇虫咬伤。

【临床应用】

1. 治湿阻脾胃：水茴香15g，藿香、陈皮、南五味子根、樟树根各9g。水煎服。

2. 治脘腹气胀，胃痛：水茴香、南五味子根、徐长卿各9g（胃痛加青木香、乌药）。水煎服。

3. 治水肿（包括肾炎水肿）：水茴香、臭茉莉根、海金沙藤、鸡矢藤、地骷髅、白茅根各30g；有腹水者，加腹水草、葫芦壳、半边莲各15g。水煎服。

4. 治慢性气管炎，胃寒痛，腹泻：用全草3~5钱，水煎服。

5. 治跌打瘀肿，骨折，疔疮肿毒，毒蛇、毒虫咬伤，蜈蚣咬伤：用鲜全草捣烂外敷。

【用法用量】内服：煎汤，10~15g。外用：适量，捣敷，或煎水洗。

【使用注意】热性胃痛者慎用。

【知识拓展】

著作摘要

（1）"清热解表，祛风除湿，止咳止痛。主治感冒，咽喉肿痛，肺热咳嗽，支气管炎，胃痛；外用治天疱疮。"（《全国中草药汇编》）

（2）"行气消肿，健胃止痛。治水肿、食欲不振、心气痛。"（《陆川本草》）

（3）"燥湿去痰，消肿止痛，杀虫解毒。治气喘咳嗽，小儿奶痨，疮疖，蛇伤，胃寒痛。"（《南宁市药物志》）

七叶莲 Qīyèlián

【来源】本品为五加科植物鹅掌藤 *Schefflera arboricola* Hayata 的全株。生于山谷或阴湿的疏林中。广西主要分布于马山、龙州、南宁等地。全年可采，洗净，晒干用。

【别名】小叶鸭脚木、汉桃叶、七叶烂、鹅掌柴、七加皮。

【壮名】勾镇楣，Gaeucaetmbaw。

【性味】温，辣、甜、苦。

【功效】调火路、龙路，祛风毒，除湿毒，消肿止痛。

【主治】发旺（风湿痹痛），林得叮相（跌打肿痛），外伤出血，夺扼（骨折），巧尹（头痛）、豪尹（牙痛）、心头痛（胃痛）、腊胴尹（腹痛）。

【临床应用】

1. 治跌打损伤，风湿关节痛：用全株1两，水煎服；或用鲜叶适量捣烂，调酒炒热外敷。

2. 治胃痛，腹痛和各种痛症：用全株 3~5 钱，水煎服；或制成注射剂，肌注。

3. 治风湿关节痛：七叶莲、红龙船花叶、大风艾各适量。共捣烂，用酒炒热后，敷患处，用布包扎。

4. 治跌打损伤：七叶莲、酒糟各适量。共捣烂，用芭蕉叶包好煨暖，敷患处。

5. 治外伤出血：七叶莲适量。捣烂敷患处。

【用法用量】内服：煎汤，9~15g（鲜品 15~30g）。外用：适量，捣敷，或煎水洗。

【使用注意】孕妇忌用。

【知识拓展】

著作摘要

（1）"壮筋活络，续筋接骨，理跌打，祛风湿。治跌打筋断骨折，风湿关节痛，外伤出血。"（《广西民间常用草药手册》）

（2）"舒筋活络，消肿止痛。主治风湿骨痛，跌打损伤。"（《常用中草药手册》）

杜仲藤 Dùzhòngténg

【来源】本品为夹竹桃科植物杜仲藤 *Parabarium micranthum*（A. DC.）Pierre、红杜仲藤 *Parabarium chunnianum* Tsiang、毛杜仲藤 *Parabarium huaitingii* Chun et Tsiang 的茎皮及根皮。生于山林下或沟谷小树丛中。广西主要分布于桂平、北流、博白、防城、上思等地。全年可采，鲜用，或切片，晒干用。

【别名】藤杜仲、白喉崩、土杜仲、九牛藤、软羌藤。

【壮名】勾兵脓，Gaeubinghndoengx。

【性味】平，微辣、苦；有小毒。

【功效】通火路、龙路，祛风活络，散瘀止痛，强筋壮骨。

【主治】发旺（风湿痹痛），腰肌劳损，腰腿痛，林得叮相（跌打损伤），外伤出血。

【临床应用】

1. 治风湿关节痛：毛杜仲藤根皮 9~15g。水煎服。

2. 治风湿痛，腰痛，阳痿，高血压：用根皮或老藤皮 2~4 钱，水煎服。

3. 治扭伤，挫伤，骨折：用老藤皮 0.5~1 两，水煎服；并用鲜根皮捣烂外敷。

4. 治外伤出血：用根皮研粉撒敷。

【用法用量】内服：煎汤，6~10g，或浸酒。外用：适量，捣敷，或研末撒。

【使用注意】内服过量有头晕、呕吐等中毒症状，故用量不宜过大。本品不可混为杜仲使用。

【知识拓展】

著作摘要

（1）"祛风活络，壮腰膝，强筋骨。"（《广西本草选编》）

（2）"通经活络，行气活血。主治风湿性腰腿痛，肾亏腰痛，阳痿，高血压。"（《常用中草药手册》）

（3）"主治风湿痹痛，腰肌劳损，腰腿痛，跌打损伤。外用治外伤出血。"（《全国中草药汇编》）

金毛狗脊 Jīnmáogǒujǐ

【来源】本品为蚌壳蕨科植物金毛狗脊 *Cibotium barometz*（L.）J. Sm. 的根茎。生于山沟及溪边林下阴湿处。广西主要分布于玉林、南宁、邕宁、武鸣等地。秋冬采挖，洗净，除去金黄色绒毛，切片，晒干用。

【别名】狗脊、金狗脊、金毛狗、金狗毛、黄狗头。

【壮名】赫麻现，Hwetmahenj。

【性味】温，苦、甜。

【功效】通火路，补肝肾，强腰膝，祛风湿，利关节。

【主治】肾虚腰痛脊强，足膝软弱无力，发旺（风湿痹痛），遗尿，尿频，漏精（遗精），隆白呆（白带过多）。

【临床应用】

1. 治腰腿疼痛，手足麻木，筋脉不舒：蘑菇、金毛狗脊各120g，酒500g，浸半月至1月。每服9～15g，日3次。

2. 治老年尿多：金毛狗脊根茎、大夜关门、蜂糖罐根、小棕根各15g，炖猪肉吃。

3. 治肾虚腰痛，风湿骨痛，腰肌劳损，半身不遂：用根茎3钱～1两，水煎服；或浸酒服。

4. 治外伤出血：用绒毛敷伤处。

5. 治毒疮及溃疡久不收敛：狗脊鲜品加白糖适量捣烂敷患处。

【用法用量】内服：煎汤，10～15g；或浸酒。外用：适量，鲜品捣敷。

【使用注意】肾虚有热，小便不利或短涩黄赤，口苦舌干者慎服。

【知识拓展】

1. 著作摘要

（1）"根状茎（狗脊）：用于肾虚腰痛，腰胀，夜尿，遗尿，白带，风寒湿痹，四肢酸软。""根状茎茸毛：用于外伤出血。"（《广西中药资源名录》）

（2）"根茎，补肾壮腰，祛风通络。绒毛，止血。"（《广西本草选编》）

2. 功用发挥 治疗结核病：金狗脊15g，鸡蛋5个，红糖30g，为一日剂量。以金狗脊、鸡蛋二味，加水500g，煎沸后，即取出鸡蛋击破蛋皮，复入煎熟，使药液渗入蛋内，鸡蛋食之，汤冲红糖服之，至病愈为止。［史文选. 验方四则. 河南中医，1985，（1）：13.］

八角枫 Bājiǎofēng

【来源】本品为八角枫科植物八角枫 *Alangium chinense*（Lour.）Harms 的根。生于山野、路旁灌木丛中，村边宅旁也常见生长。广西各地区均有分布。夏、秋采，洗净，晒干用，支根名为"白金条"，须根名为"白龙须"。

【别名】白龙须、五角枫、白金条、八角王、八角金盘。

【壮名】棵景，Gogingz。

【性味】微热，苦、麻、辣；有毒。

【功效】通火路、龙路，祛风除湿，温经脉，散瘀止痛。

【主治】发旺（风湿骨痛），林得叮相（跌打损伤），麻抹（肢体麻木），麻邦（瘫痪），邦巴尹（肩周炎），活邀尹（颈椎病），核尹（腰痛）。

【临床应用】

1. 治风湿骨痛：干八角王根 21g，好酒 500g。浸 7 日，每日早晚各服 15g。

2. 治精神分裂症：用根研粉，每服 5 分 ~ 1 钱，开水送服。

3. 治跌打损伤：八角枫干根二钱，算盘子根皮五钱，刺五加一两。泡酒服。

4. 治鹤膝风：白金条节五钱，松节三钱，红、白牛膝各三钱。切细，加烧酒一斤浸泡。每服药酒五钱，常服。

【用法用量】内服：煎汤，须根 1 ~ 3g，根 3 ~ 6g；或浸酒。外用：适量，捣敷或煎水洗。

【使用注意】孕妇、小儿及年老体弱者忌服。不宜过量服用。

【知识拓展】

1. 著作摘要

（1）"治麻痹风毒，打扑瘀血停积。"（《本草从新》）

（2）"散风。治湿滞腰膝筋骨中及痰结瘀凝，腹胀满，跌扑血积。"（《草木便方》）

（3）"治腰痛，去风湿麻木，止吐血，兼治疟疾，筋骨疼痛，跌打损伤。"（《分类草药性》）

2. 功用发挥　治疗肩关节周围炎：用八角枫须根洗净晒干用，切碎或研末。早晚各服一次，每次 0.5 ~ 1g（年老体弱者服 0.5g），服药前后 1 小时内忌生冷。连服 6 天，停药 2 天。孕妇忌用。共治疗 56 例，治愈 36 例，好转 18 例，未愈 2 例。随访 35 例，半年内未见复发。[万一伟. 手法加八角枫散治疗肩关节周围炎 56 例报告. 中国民族民间医药杂志，2001，10（9）：341.]

九龙藤 Jiǔlóngténg

【来源】本品为豆科植物龙须藤 *Bauhinia championii*（Benth.）Benth. 的藤茎。生于石山灌丛或山地林中。广西主要分布于南宁、桂林、柳州、河池等地。随时可采，洗净，切片，晒干用。

【别名】龙须藤、过岗龙、燕子尾、羊蹄叉、猪蹄叉。

【壮名】勾燕，Gaeu'enq。

【性味】平，麻、辣、苦。

【功效】通火路、龙路，祛风毒，调谷道，利湿止痛。

【主治】发旺（风湿痹痛），林得叮相（跌打损伤），麻邦（偏瘫），心头痛（胃痛），唪疳（疳积），阿意咪（痢疾）。

【临床应用】

1. 治胃、十二指肠溃疡：九龙藤一至二两，两面针二至三钱。水煎，每日一剂，分二三次服。

2. 治心胃气痛：干九龙藤根 15g。水煎服。

3. 治小儿疳积：干九龙藤根 9g，人字草 6g。水煎当茶饮，或研末同猪肝、鸡肝蒸吃。

4. 治风湿性关节炎，腰腿痛，跌打肿痛，病后虚弱：用茎 1 两，加姜、酒、猪蹄同煎服。

5. 治天疱疮：九龙藤、盐夫木、小乳汁草各适量，加青矾少许。煎水洗患处。

【用法用量】内服：煎汤，9～15g，鲜品加倍；或浸酒。外用：适量，煎水洗。

【使用注意】"本品须切片久煎，用量不可超过 30g，过量服用有恶心反应。"（《福建药物志》）

【知识拓展】

著作摘要

（1）"祛风，祛瘀，止痛。治风湿骨痛，跌打接骨。"（《南宁市药物志》）

（2）"活血，祛风，补脾健胃。主治病后体虚，食欲不振，小儿疳积。"（《海南岛常用中草药手册》）

（3）"治胃痛，痢疾。"（《福建药物志》）

石南藤 Shínánténg

【来源】本品为胡椒科植物石南藤 *Piper wallichii*（Miq.）Hand. –Mazz. 的全株。生于阴湿处，攀援树上或石上。广西各地有分布。秋季采，洗净，切碎，晒干用。

【别名】爬岩香、巴岩香、南藤、丁公寄、丁公藤。

【壮名】勾马散，Gaeumazsanh。

【性味】温，麻、辣。

【功效】通火路，祛风止痛，补肾壮阳，止咳平喘。

【主治】发旺（风寒湿痹），诺吟尹（筋骨疼痛），核尹（腰痛），委约（阳痿），京尹（痛经），埃病（咳嗽），墨病（气喘），手术后疼痛。

【临床应用】

1. 治瘫痪：石南藤 15g，首乌、千斤拔各 30g。水煎服。

2. 治风寒湿痹，腰膝冷痛：石南藤 30g，淫羊藿 30g，五加皮 30g，当归 12g，白芍 12g，川芎 9g。水煎，温服。

3. 治跌打损伤：石南藤适量。捣烂，加酒适量，蒸热，内服少许，外搽患处。

4. 治风寒湿痹，肾虚腰痛，阳痿：用全株 3～5 钱，水煎服或浸酒服。

5. 治肾虚喘咳：用全株 2～3 钱，水煎服。

6. 治妇女会阴破裂：石南藤全草适量。煲水外洗患处，每日 3 次，连洗数日，能加速伤口愈合。

【用法用量】内服：煎汤，6～15g；或浸酒。外用：适量，鲜品捣敷，或浸酒搽。

【使用注意】孕妇及阴虚火旺者慎服。

【知识拓展】

著作摘要

（1）"补肾壮阳，发表散寒。"（《四川中药志》）

（2）"治寒湿痹伤筋，祛风，筋骨疼痛，利小便及茎中痛，热淋初起，利小便急速。"（《滇南本草》）

金刚头 Jīngāngtóu

【来源】本品为百合科植物菝葜 Smilax china L. 的根茎。生于荒坡、林下及灌木丛中。广西各地区有分布。全年可采，洗净，鲜用，或切片，晒干用。

【别名】九牛力、金刚刺、金刚藤、筋骨柱子、红灯果。

【壮名】勾金刚，Gaeuginhgangh。

【性味】平，甜。

【功效】通火路，祛风毒，利水湿，调谷道，解毒消肿。

【主治】发旺（风湿痹痛），麻抹（肢体麻木），笨浮（水肿），肉扭（淋证），隆白呆（带下），白冻（泄泻），阿意咪（痢疾），呗奴（瘰疬），呗农（痈肿疮毒），仲嘿唥尹（痔疮），胃癌，食管癌，直肠癌。

【临床应用】

1. 治筋骨麻木：菝葜浸酒服。

2. 治风湿关节痛：菝葜、虎杖各 30g，寻骨风 15g，白酒 750g。上药泡酒 7 天，每次服一酒盅（约 15g），早晚各服 1 次。

3. 治乳糜尿：楤木（鸟不宿）根、菝葜根茎各一两。水煎，分早晚二次服。

4. 治淋症：菝葜根（盐水炒）15g，银花 9g，萹蓄 9g。水煎服。

5. 治赤白带下：菝葜半斤，捣碎煎汤，加糖二两。每日服。

6. 治食道癌，鼻咽癌，胃癌，直肠癌，宫颈癌：用根茎 1 斤半。加水 7 斤浸 1 小时后，以文火煎 3 小时，去渣，入肥肉二两，再煎取浓缩液 1 斤，1 天内服完。

【用法用量】内服：煎汤，15～30g；或浸酒；或入丸、散剂。

【知识拓展】

1. 著作摘要

（1）"化痰止咳。浸酒服，可治筋骨麻木。"（《南京民间药草》）

（2）"祛风除湿。治腰腿疼痛，风湿性关节炎，肠炎腹泻。"（《常用中草药手册》）

（3）"解毒祛风，为疮痈要药。治历节痛风（类风湿性关节炎），肌肉麻痹，食道癌，牛皮癣。"（《中草药学》）

2. 功用发挥　治疗炎性不孕症：采用金刚藤糖浆口服联合输卵管通液术治疗炎性不孕症 102 例，结果总妊娠率 42.16%，显著优于以头孢拉啶口服联合输卵管通液术。对照组结果总妊娠率 22.22%（$P<0.01$）。并且病程越短，治愈率越高，副作用轻微。[胡巧珍. 金刚藤糖浆治疗炎性不孕症效果观察. 苏州医学院学报，1999，19（1）：87.]

地桃花 Dìtáohuā

【来源】本品为锦葵科植物肖梵天花 Urena lobata Linn. 的全株。常生于村旁、旷野、荒坡和路边。广西主要分布于百色、南宁、玉林、梧州等地。全年可采，洗净，鲜用，或切段，晒干用。

【别名】野桃花、红花地桃花、桃子草、痴头婆、刺头婆。

【壮名】华讨南，Vadauznamh。

【性味】凉，甜、辣。

【功效】通火路、龙路，调气道、谷道，祛风利湿，消肿解毒。

【主治】发旺（风湿痹痛），贫痧（感冒），货烟妈（咽痛），埃病（咳嗽），阿意咪（痢疾），白冻（泄泻），肉扭（淋证），笨浮（水肿），隆白呆（带下），约京乱（月经不调），林得叮相（跌打肿痛），呗嘻（乳痈），狠尹（疮疖），额哈（毒蛇咬伤）。

【临床应用】

1. 治风湿痹痛，肠炎痢疾：地桃花干根一至二两。水煎服。

2. 治流感，小儿肺炎：肖梵天花全草9g，万年青6g，陈石灰6g。水煎服。

3. 治单喉蛾，淋病，外感寒热，痢疾：地桃花根二两。煎汤含漱及内服。

4. 治白浊，白带：肖梵天花鲜根一至二两。水煎服。

5. 治痈疮：生地桃花根捣烂敷。

【用法用量】内服：煎汤，15～30g（鲜品30～60g）。外用：适量，捣敷。

【使用注意】脾胃虚寒者慎服。孕妇慎用。

【知识拓展】

著作摘要

（1）"逐痹驱风，活血解热。"（《福建民间草药》）

（2）"全草，治毒蛇伤，急惊风，破伤风，哮喘。根，治淋病，双单喉蛾，外感热，痢疾。"（《广西药植图志》）

（3）"破积，散毒。治跌打损伤，疮痈。"（《陆川本草》）

半枫荷 Bànfēnghé

【来源】本品为金缕梅科植物金缕半枫荷 Semiliquidambar cathayensis H. T. Chang 的树皮、叶和根。生于低山的杂木林中，广西主要分布于北部、东北部地区。全年可采，洗净，切段，晒干用。

【别名】金缕半枫荷、木荷树、小叶半枫荷。

【壮名】美楼烈，Maexlaeulej。

【性味】温，涩、微苦。

【功效】通火路、龙路，祛风除湿，通络止痛。

【主治】发旺（风湿痹痛），腰腿痛，巧尹（偏头痛），麻邦（半身不遂），林得叮相（跌打损伤）。

【临床应用】

1. 治风湿性关节炎，腰腿痛：用树皮4～5钱，水煎服。

2. 治跌打肿痛：用鲜叶捣烂，调酒炒热外敷。

NOTE

3. 治外伤出血：半枫荷鲜叶捣烂敷患处，或焙干研末撒患处。

【用法用量】内服：煎汤，10～30g；或浸酒。外用：适量，煎水熏洗。

【使用注意】孕妇忌用。

【知识拓展】

1. 著作摘要

（1）"叶、树皮，水煎服，兼洗患处，治风湿骨痛。"（《广西民族药简编》）

（2）"善祛风湿，凡脚气、脚弱、痹痛，以之浸酒服。"（《岭南采药录》）

（3）"根：用于风湿痹痛，风瘫，跌打损伤。"（《广西中药资源名录》）

2. 功用发挥　治疗膝关节骨性关节炎：方法为将200例膝关节骨性关节炎患者随机分为4组，每组50例。半枫荷散组以半枫荷散（由半枫荷根、荆芥、防风、乳香、胡椒根组成）治疗；扶他林膏组以扶他林膏治疗；复方南星止痛膏组以复方南星止痛膏治疗；理疗组以 YSHD-Ⅰ型红外线治疗灯治疗。半枫荷散组愈显率、总有效率与复方南星止痛膏组、理疗组比较，差异均有统计学意义（$P<0.05$）；与扶他林膏组比较，差异有非常显著性意义（$P<0.01$）。结论：半枫荷散治疗膝关节骨性关节炎疗效显著。[李云燕，张玉娥，徐毅，等. 半枫荷散治疗膝关节骨性关节炎50例疗效观察. 新中医，2005，37（7）：17-18.]

飞龙掌血 Fēilóngzhǎngxuè

【来源】本品为芸香科植物飞龙掌血 *Toddalia asiatica* （L.） Lam. 的根。生于山间沟谷丛林中或山坡阔叶林中。广西各地有分布，全年可采，洗净，晒干用。

【别名】黄椒、飞龙斩血、见血飞、血见愁，大救驾。

【壮名】温肖，Oenceu。

【性味】温，麻、辣、微苦；有小毒。

【功效】通火路、龙路，祛风止痛，散瘀止血。

【主治】发旺（痹病），核尹（腰痛），心头痛（胃痛），林得叮相（跌打损伤），扭像（扭挫伤），约京乱（月经不调），京尹（痛经），京瑟（闭经），夺扼（骨折），外伤出血。

【临床应用】

1. 治风湿肿痛，外伤疼痛，肋间神经痛：飞龙掌血干根皮四至六钱，水煎服，亦可浸酒服。

2. 治崩漏：见血飞、陈艾各三钱，陈棕炭、百草霜各四钱。水煎服，白糖为引。

3. 治跌打损伤：见血飞三钱，月月红根二钱，牛膝三钱。共研末用酒引。如头部损伤，加羌活二钱，藁本二钱。

4. 治胃痛，吐血，疟疾，风寒感冒：用根二至三钱，水煎服。

5. 治外伤出血：用根研粉撒患处。

【用法用量】内服：煎汤，9～15g；或浸酒，或入散剂。外用：适量，鲜品捣敷；干品研末撒或调敷。

【使用注意】孕妇忌用。

【知识拓展】

著作摘要

（1）"散瘀，解表。治伤风咳嗽，腹绞痛。"（《贵州民间药物》）

（2）"全株：用于感冒，吐血，咳嗽，胃脘痛，风湿痹痛；外治牙痛，跌打损伤。根、茎、果实有毒。"（《广西中药资源名录》）

（3）"治痛经，经闭，血块，劳伤吐血，风湿麻木，筋骨疼痛。"（《四川常用中草药》）

红鱼眼 Hóngyúyǎn

【来源】本品为大戟科植物红鱼眼 *Phyllanthus reticulatus* Poir. 的全株。生于路旁、山谷。广西主要分布于南宁、邕宁、武鸣、龙州等地。全年可采，洗净，切段，阴干用。

【别名】烂头钵、山兵豆、龙眼睛。

【壮名】美定，Meizding。

【性味】平，涩、淡；有小毒。

【功效】通火路、龙路，祛风毒，除湿毒，散瘀消肿。

【主治】发旺（风湿性关节痛），林得叮相（跌打损伤）。

【临床应用】

1. 治风湿关节痛：用全株 3~5 钱。浸酒服。

2. 治跌打损伤：用鲜茎、叶捣烂外敷。

【用法用量】内服：煎汤，9~15g；或浸酒。外用：适量，捣敷。

【使用注意】孕妇慎用。

【知识拓展】

1. 著作摘要

（1）"祛风活血，散瘀消肿。"（《广西本草选编》）

（2）"消炎，收敛、止泻。主治痢疾，肠炎，肠结核，肝炎，肾炎，小儿疳积。"（《全国中草药汇编》）

2. 功用发挥　治疗糖尿病腹泻：共观察糖尿病腹泻患者 80 例，随机分为治疗组和对照组各 40 例。两组均在原治疗基础上，调整降糖药物，使血糖控制在近正常范围。治疗组在此基础上，采用壮药红鱼眼 15g，每天 1 剂，水煎服。对照组易蒙停 2mg，每天 3 次。1 个月后观察疗效。治疗组总有效率为 95%，对照组为 80%，差异有统计学意义（$P<0.05$）。同时观察了血清胃泌素、血浆胃动力等，差异有统计学意义（$P<0.05$）。［朱红梅. 壮药红鱼眼治疗糖尿病腹泻疗效观察. 辽宁中医杂志，2004，31（9）：724-725.］

辣蓼 Làliǎo

【来源】本品为蓼科植物水辣蓼 *Polygonum hydropiper* Linn. 或旱辣蓼 *Polygonum Pubescens* Blume 的全草。生于近水边阴湿处、河滩、水沟边、山谷湿地。广西各地均有分布。夏、秋花开时采，鲜用或晒干用。

【别名】辣柳草、蓼子草、红辣蓼、水蓼。

【壮名】棵菲，Gofeq。

【性味】温，麻、辣；有小毒。

【功效】通火路、龙路，祛风止痛，调谷道，除湿毒，散瘀消肿，杀虫止痒。

【主治】发旺（风湿痹痛），林得叮相（跌打肿痛），阿意咪（痢疾），白冻（泄泻），兵淋勒（崩漏），呗农（痈肿），呗疔（疔疮），能啥能累（湿疹），痂（脚癣），外伤出血，额哈（毒蛇咬伤）。

【临床应用】

1. 治痢疾：辣蓼根八钱，水煎，糖调服。

2. 治关节炎：辣蓼叶适量，开水泡片刻后搓揉痛处。

3. 治跌打撞伤，局部青紫肿痛：鲜辣蓼，同米酒或甜酒酿糟捣烂敷。

【用法用量】内服：煎汤，10～30g；或入丸、散剂。外用：适量，捣敷，或煎水洗。

【使用注意】痢疾、泄泻属湿热者慎用。孕妇忌服。

【知识拓展】

1. 著作摘要

（1）"去风湿，通关窍，散瘀，解毒。杀虫，止血。"（《江西民间草药验方》）

（2）"全草：用于痢疾，风湿痹痛；外治跌打损伤，皮肤瘙痒，疮疡肿毒。有小毒。"（《广西中药资源名录》）

（3）"清热解毒，止渴，利小便。治胃腹冷痛，中暑烦渴，小儿痢疾，蛇犬咬伤。"（《泉州本草》）

2. 功用发挥　治疗慢性结肠炎：以辣蓼30g，铁苋菜20g，马齿苋30g，炒陈皮6g，防风6g，炒白芍10g为基本方，随证加减，共治疗慢性结肠炎28例，疗效满意。[裴开明. 自拟辣蓼铁苋菜汤治疗慢性结肠炎. 光明中医，2000，15（3）：52-53.]

量天尺 Liángtiānchǐ（附药：量天尺花）

【来源】本品为仙人掌科植物量天尺 *Hylocereus undatus*（Haw.）Britt. et Rose 的茎。栽培或逸生。广西各地有分布。全年可采，洗净，去皮，刺，鲜用。

【别名】霸王鞭、霸王花、龙骨花、七星剑花。

【壮名】华其林，Vagizlinz。

【性味】凉，甜、淡。

【功效】通火路，舒筋活络，解毒消肿。

【主治】夺扼（骨折），林得叮相（跌打损伤），航靠谋（痄腮），呗农（疮肿），渗裆相（烧烫伤）。

【临床应用】

1. 治骨折，腮腺炎，疮肿：用鲜茎适量去皮刺，捣烂外敷。

2. 治气痛，痰火咳嗽：量天尺花和猪肉煎汤服。

【用法用量】外用：适量，鲜品捣敷。

【知识拓展】

著作摘要

（1）"茎：用于肺热咳嗽，肝胃气郁疼痛；外治跌打肿痛，瘰疬，烧、烫伤，痈疮肿毒。""花：用于肺燥咳血，瘰疬，腮腺炎。"（《广西中药资源名录》）

（2）"花，润肺止咳。茎，舒筋活络，解毒。"（《广西本草选编》）

附药：量天尺花（华其林，Vagizlinz） 为量天尺的花。性微寒，味甜。功效：调气道，润肺止咳，解毒消肿。主治：钵痨（肺结核），肺燥咳血，航靠谋（痄腮），呗奴（瘰疬）。用法用量：水煎服，9～15g。外用适量，鲜品捣敷。本品也与猪廋肉煮汤当菜吃。使用注意：喘咳属寒者慎用。

络石藤 Luòshíténg

【来源】本品为夹竹桃科植物络石 *Trachelospermum jasminoides*（Lindl.）Lem. 的带叶藤茎。生于丘陵及山地疏林中，常攀于树上、石上或墙壁上。广西各地有分布。秋季至春季采割。除去杂质，切碎生用，或晒干用。

【别名】络石、络石草、骑墙虎、石邦藤。

【壮名】勾烈，Gaeulez。

【性味】微寒，麻、辣、苦。

【功效】通火路、龙路，祛风止痛，解毒消肿。

【主治】发旺（风湿痹痛），筋脉拘挛，林得叮相（跌打损伤），货烟妈（咽喉肿痛），呗农（痈疮肿毒）。

【临床应用】

1. 治关节炎：络石藤、五加根皮各30g，牛膝根15g。水煎服，白酒引。

2. 治跌打骨折，痈肿：用藤2～4钱，水煎服。并用鲜藤、叶捣烂外敷。

3. 治坐骨神经痛：用藤2～4钱，水煎服。

4. 治筋骨痛：络石藤1～2两。浸酒服。

5. 治痈疽疼痛：络石藤15g，甘草节10g，忍冬花10g，乳香、没药各5g。水600mL，煎至200mL，每日分3次服。

【用法用量】内服：煎汤，6～15g，单味可用至30g；浸酒，30～60g；或入丸、散剂。外用：适量，研末调敷，或捣汁涂。

【使用注意】阳虚畏寒、大便溏薄者禁服。

【知识拓展】

1. 著作摘要

（1）"祛风止痛，通络消肿。适用于关节痛，肌肉痹痛，腰膝酸痛等症；也能消散诸疮，去咽喉肿痛。"（《中国药用植物志》）

（2）"祛风活络，凉血止血。治关节炎，肺结核，吐血，外伤出血，风火牙痛，瘰疬，毒蛇咬伤。"（《江西草药》）

（3）"能宣风热，凉血通络。"（《四川中药志》）

2. 功用发挥　治疗小儿腹泻：络石藤鲜品200g，加水2500mL，煎煮至沸后，用温火维持15分钟，去渣留汁，待温，外洗，外洗部位为小儿双膝以下。轻者每日1次，略重者每日2次，早晚分洗，危重有脱水及酸中毒者，应及时补液，纠正酸碱失调，配合应用抗生素。共治疗小儿腹泻200例，效果满意。[邹彩华．络石藤外洗治疗小儿腹泻．中医外治杂志，2001，10（4）：48.]

牛耳枫 Niúěrfēng

【来源】本品为虎皮楠科植物牛耳枫 *Daphniphyllum calycinum* Benth. 的全株。生于灌丛中或小溪两岸的疏林中。广西各地均有分布。全年可采，阴干用。

【别名】土鸦胆子、羊屎子、假鸦胆子、南岭虎楠、南岭虎皮楠。

【壮名】美西咔，Meizcjhmbe。

【性味】寒，苦、麻、辣；有小毒。

【功效】调火路、龙路，清热毒，活血止痛。

【主治】发旺（风湿骨痛），夺扼（骨折），林得叮相（跌打损伤），贫痧（感冒），货烟妈（咽炎），呗嘻（乳痈），白冻（泄泻），阿意咪（痢疾），额哈（毒蛇咬伤）。

【临床应用】

1. 治感冒发热，扁桃体炎，脾脏肿大：牛耳枫根9～15g，或鲜根15～30g。水煎服。

2. 治蛇伤或骨折：牛耳枫鲜叶捣烂敷。

3. 治关节痛，跌打肿痛，痈疮肿毒，毒蛇咬伤，烧烫伤：用根、叶适量，水煎外洗，并用鲜根、叶捣烂外敷（蛇伤敷伤口周围）。

4. 治跌打损伤，疮疖肿毒，毒蛇咬伤，烧烫伤：牛耳枫叶煎水洗或捣烂敷。

【用法用量】内服：煎汤，10～15g（鲜品加倍）。外用：适量，捣敷。

【使用注意】孕妇忌服。

【知识拓展】

著作摘要

(1)"驱风，止痛，消肿。治风湿骨痛，浮肿。"（《陆川本草》）

(2)"治跌打后遗筋缩。"（《南宁市药物志》）

三加 Sānjiā

【来源】本品为五加科植物白簕 *Acanthopanax trifoliatus* (L.) Merr. 的根及茎。生于丘陵及山坡灌丛中。广西各地有分布。秋季采，鲜用或晒干用。

【别名】三加皮、白竻根、三叶五加、香藤刺。

【壮名】蹦乐，Baeklaeg。

【性味】凉，苦、麻、辣。

【功效】通火路、龙路，清热解毒，祛风利湿，活血舒筋。

【主治】发旺（风湿骨痛），核尹（腰痛），麻抹（肢体麻木），林得叮相（跌打损伤），贫痧（感冒），发得（发热），货烟妈（咽炎），巧尹（头痛），埃病（咳嗽），心头痛（胃痛），白冻（泄泻），阿意咪（痢疾），胸胁痛，能蚌（黄疸），石淋，隆白呆（带下），航靠谋（痄腮），呗嘻（乳痈），呗农（痈疮），额哈（毒蛇咬伤）。

【临床应用】

1. 治风湿痹痛，跌打损伤，坐骨神经痛：用根 1～2 两，水煎或浸酒服。

2. 治感冒发热，腹泻，尿路结石，骨鲠喉：用根 5 钱～1 两，水煎服。

3. 治骨折，乳腺炎，疖肿疮疡，用鲜叶或根皮捣烂外敷。

【用法用量】内服：煎汤，15～30g，大剂量可用至60g；或浸酒。外用：适量，研末调敷，捣敷或煎水洗。

【使用注意】孕妇慎服。

【知识拓展】

著作摘要

（1）"祛风清热，消肿止痛。"（《广西本草选编》）

（2）"主治胃炎疼痛。"（《台湾药用植物志》）

（3）"治感冒高热骨痛，风湿性关节炎，坐骨神经痛，咳嗽，胸痛，尿路结石。"（《常用中草药手册》）

桑寄生 Sāngjìshēng

【来源】本品为桑寄生科植物桑寄生 *Taxillus chinensis*（DC.）Danser 的带叶茎枝。生于海拔 20～400m 的平原或低山常绿阔叶林中，寄生于桑树、桃树、李树、龙眼、荔枝、杨桃、油茶、油桐、橡胶树、榕树、木棉、马尾松或水松等多种植物上。广西各地均有分布。冬季至次春采割，除去粗茎，切段，干燥，或蒸后干燥。

【别名】桑树寄生、桑上寄生、广寄生。

【壮名】棵想，Gosiengz。

【性味】平，苦、甜。

【功效】调火路、龙路，祛风毒，除湿毒，补肝肾，强筋骨，安胎元。

【主治】发旺（风湿骨痛），核杂尹（腰膝酸痛），心头痛（胃痛），委约（阳痿），兰喯（眩晕），吠偻（胎漏、胎动不安），兵淋勒（崩漏），产呱嘻馁（缺乳），漏精（遗精）。

【临床应用】

治风湿性关节炎，坐骨神经痛，腰膝酸痛，高血压病，胎动不安：用全株 4 钱～1 两，水煎服。

【用法用量】内服：煎汤，10～15g；或入丸、散剂；或浸酒；或捣汁服。外用：适量，捣敷。

【知识拓展】

1. 著作摘要

（1）"除风湿，消肿，清热，祛痰，顺气，止咳。治痢疾，疮疥，吐血，子宫脱垂。"（《广西药用植物名录》）

（2）"治肝风昏眩，四肢麻木，酸痛，内伤咳嗽，小儿抽搐。"（《湖南药物志》）

2. 功用发挥　治疗先兆性流产和习惯性流产：①用补肾安胎方〔炒黄芩12g、白术15g、桑寄生15g、川断10g、炒杜仲15g、菟丝子10g、阿胶10g（烊化）、生地黄15g、熟地黄15g、砂仁10g〕加减，治疗习惯性流产56例。56例中年龄最大的34岁，最小的25岁，自然流产次数最多4次，最少1次，全部病例经妇产科或B超确诊。结果：56例全部度过危险期，其中35例顺产，21例剖宫产，无出现发育异常婴儿。〔高华红．自拟补肾安胎方治疗习惯性流产56例．国医论坛，2007，22（5）：35-36.〕②采用保胎汤（黄芪、党参、白术、菟丝子等）内服，配合中药（桑寄生、补骨脂、炒杜仲、川续断等）外佩治疗先兆流产36例，结果：治愈32例，总有效率为88.9%。〔汤春琼，史红颖．中药内服外佩治疗先兆流产36例．陕西中医，2006，27（10）：1192-1193.〕③以寄生茯苓汤（桑寄生30g，茯苓30g，川断20g，菟丝子15g，苎麻根30g，当归12g，艾叶炭5g，苏梗15g，煅龙骨20g，煅牡蛎20g）为基本方，随证加减，水煎2次合并药液，早晚分服，自妊娠1月开始服用自流产月份度过即可停药。治疗先兆性流产和习惯性流产53例。结果：有效50例、无效3例，总有效率为94.3%；对保胎成功者进行随机调查，47例正常分娩，3例待娩，已分娩者的47例新生儿发育正常，未发现畸形及发育不良情况。〔伍朝霞．寄生茯苓汤治疗先兆性流产和习惯性流产53例．山西中医，2000，16（6）：17.〕

威灵仙 Wēilíngxiān

【来源】本品为毛茛科植物威灵仙 *Clematis chinensis* Osbeck、棉团铁线莲 *Clematis hexapetala* Pall. 或东北铁线莲 *Clematis manshurica* Rupr. 的根及根茎。生于丘陵或海滨的疏林中或灌木间。广西各地有分布。秋季采挖，除去泥沙，晒干用。

【别名】铁脚威灵仙、黑脚威灵仙、老虎须、辣椒藤、七寸风。

【壮名】壤灵仙，Raglingzsien。

【性味】温，麻、辣、咸；有小毒。

【功效】通火路，祛风邪，除湿毒，止痛，消痰涎，散癖积。

【主治】发旺（痹病、风湿骨痛），麻抹（肢体麻木），兵吟（筋脉拘挛），痛风，核尹（腰痛），肉卡（癃闭），诸骨鲠咽。

【临床应用】

1. 治风湿痹痛，黄疸，浮肿，小便不利，偏头痛，跌打内伤：用根3~5钱，水煎服。

2. 治急性扁桃体炎：鲜全草1~2两，水煎服。

3. 治鱼骨鲠喉：用根2~3钱，水煎加醋慢慢吞咽。

4. 治尿路结石：威灵仙60~90g，金钱草50~60g。每日1剂，煎服。

【用法用量】内服：煎汤，6~10g；浸酒或入丸、散剂。外用：适量，捣敷，或煎水熏洗。

【使用注意】气虚血弱者及孕妇忌服。

【知识拓展】

1. 著作摘要

（1）"祛风除湿，通经活络，利尿，止痛。治风湿骨痛，黄疸，浮肿，小便不利，偏头

痛，跌打内伤。"(《广西中草药》)

(2)"为利尿、通经药，有镇痛之效。治偏头痛，颜面神经麻痹，痛风等。"(《现代实用中药》)

2. 功用发挥 治疗骨刺：将威灵仙适量烘干或微火炒干，但不成炭，再研末陈醋调糊状平摊于棉垫敷于患处，用胶布固定好。2～3 天换药 1 次，10 天为一疗程，即可见效。[苏捍卫，李进龙. 威灵仙研末调醋治骨刺. 河北中西医结合杂志，1996，5（4）：97.]

豨莶草 Xīxiāncǎo

【来源】 本品为菊科植物豨莶 *Siegesbeckia orientalis* L.、腺梗豨莶 *Siegesbeckia pubescens* Makino 或毛梗豨莶 *Siegesbeckia glabrescens* Makino 的地上部分。生于路旁荒野处。广西大部分地区有分布。夏、秋二季花开前及花期均可采割，除去杂质，晒干用。

【别名】 肥猪草、肥猪菜、粘苍子、粘糊菜、黄花草。

【壮名】 棵豨莶，Gohihcenh。

【性味】 寒，麻、辣、苦；有小毒。

【功效】 通火路，祛风毒，解热毒，解瘴毒。

【主治】 发旺（痹病、风湿骨痛），核尹（腰痛），麻抹（肢体麻木），麻邦（半身不遂），缩印糯哨（痿证），笨浮（水肿），瘴病，血压嗓（高血压），呗农（痈疮），麦蛮（风疹），能啥能累（湿疹），额哈（毒蛇咬伤）。

【临床应用】

1. 治风湿痹痛，偏瘫：全草 3～5 钱，水煎服，并用全草水煎外洗。

2. 治急性肝炎，高血压，肠炎，神经衰弱：全草 5～8 钱，水煎服。

3. 治疗毒疮疡，湿疹：全草 1～2 两，水煎外洗。

【用法用量】 内服：煎汤，9～12g；大剂量30～60g；捣汁或入丸、散剂。外用：适量，捣敷；或研末敷；或煎水熏洗。

【使用注意】 孕妇慎服。

【知识拓展】

1. 著作摘要

(1)"祛风湿，利关节，解毒。"(《广西中药资源名录》)

(2)"安神降压，祛风止痛。治神经衰弱，失眠，高血压，风湿痹痛，蛇虫咬伤。"(《常用中草药手册》)

2. 功用发挥 治疗急性痛风性关节炎：将 130 例急性痛风性关节炎患者随机分为 2 组，治疗组（65 例）采用复方豨莶草胶囊，对照组（65 例）采用扶他林和别嘌呤醇治疗，观察治疗前后血尿酸的变化及临床疗效。结果：与对照组相比，治疗组血尿酸变化无统计学差异（$P > 0.05$）；临床疗效方面，两组间无统计学差异（$P > 0.05$）；治疗组患者用药期间不良反应少。[孙贵才，于雪峰，李登宇，等. 复方豨莶草胶囊治疗反复性痛风性关节炎的临床疗效观察. 中医药信息，2007，24（2）：34-35.]

小叶买麻藤 Xiǎoyèmǎimáténg

【来源】本品为买麻藤科植物小叶买麻藤 *Gnetum parvifolium*（Warb.）C. Y. Cheng 的藤茎叶。生于丘陵及山地林中，缠绕在大树上。广西大部分地区有分布。全年可采，洗净，晒干用，或鲜用。

【别名】驳骨藤、木花生、麻骨风。

【壮名】勾隔，Gaeugoq。

【性味】微温，苦。

【功效】通火路、龙路，祛风毒，消肿止痛，化痰止咳。

【主治】发旺（痹病、风湿骨痛），核尹（腰痛），林得叮相（跌打损伤），夺扭（骨折），埃病（咳嗽），额哈（毒蛇咬伤）。

【临床应用】

1. 治腰痛：小叶买麻藤、葫芦茶各 60g。水煎服。

2. 治风湿痹痛，腰肌劳损，跌打损伤，用藤 5 钱~1 两，水煎服。

3. 治毒蛇咬伤：用鲜藤 2 两，捣汁内服；或用藤 5 钱~1 两。水煎服。

4. 治骨折：用鲜藤捣烂或用干藤研粉酒炒，复位后，乘热外敷，包扎固定，每日换药一次。

【用法用量】内服：煎汤，6~10g；鲜品 15~60g；或捣汁。外用：适量，研末调敷；或鲜品捣敷。

【知识拓展】

著作摘要

（1）"茎叶：续筋骨。治跌打损伤，骨折筋伤。"（《陆川本草》）

（2）"茎叶：接骨，消肿，止痛。治风湿骨痛。根：治鹤膝风。"（《广西药用植物名录》）

（3）"藤茎祛风去湿，活血散瘀。治风湿性腰腿痛，筋骨酸软，跌打损伤，毒蛇咬伤。"（《常用中草药手册》）

羊耳菊 Yáng'ěrjú

【来源】本品为菊科植物羊耳菊 *Inula cappa*（Buch. -Ham.）DC. 的全株。生于向阳山坡或灌木丛中。广西大部分地区有分布。夏、秋采割全草，春、秋挖根，洗净，鲜用或晒干用。

【别名】大力王、白牛胆、猪耳风、大刀药、白背风。

【壮名】雅粉抹，Nyafaedmox。

【性味】温，辣、甜、微苦。

【功效】通火路，祛风毒，除湿毒，调气道、谷道。

【主治】发旺（风湿骨痛），林得叮相（跌打损伤），贫痧（感冒），埃病（咳嗽），瘴毒（疟疾），心头痛（胃痛），白冻（泄泻），阿意咪（痢疾），慢性肝炎，月经不调，京尹（痛经），下肢溃疡，额哈（毒蛇咬伤）。

【临床应用】

1. 治风湿骨痛，跌打损伤：用全株2~3两，浸酒1斤，每次服5钱~1两，并用药酒擦患处。

2. 治风寒感冒，慢性气管炎，慢性肝炎，慢性胃炎，月经不调，痛经：用全株5钱~1两，水煎服。

3. 治下肢溃疡，毒蛇咬伤：用全株研粉撒布患处，并用全株水煎洗患处。

4. 治痔疮，疥癣：羊耳菊60g，煎水洗患处。

【用法用量】内服：煎汤，15~30g。外用：60~120g，捣汁涂或煎水洗。

【知识拓展】

著作摘要

（1）"疏风祛湿，行气，泻肝明目。治伤风头痛，风湿骨痛，腹泻，目痛，疟疾，痔疮，疥癣。"（《湖南药物志》）

（2）"利湿。治痢疾，水肿。"（《福建药物志》）

匙羹藤 Chígēngténg

【来源】本品为萝藦科植物匙羹藤 *Gymnema sylvestre*（Retz.）Schult. 的根及全株。生长于丘陵或山坡灌丛或疏林中。广西各地有分布。全年均可采收，洗净，晒干用或鲜用。

【别名】羊角藤、老鸦藤、小羊角扭、小羊角木。

【壮名】勾瓢更，Gaeubeuzgeng。

【性味】平，苦；有小毒。

【功效】通火路，祛风毒，除湿毒，消肿止痛。

【主治】发旺（风湿骨痛），贫痧（感冒），发得（发热），埃病（咳嗽），货烟妈（咽喉肿痛），啊肉甜（糖尿病），仲嘿喯尹（痔疮），呗农（痈疽疮疡），额哈（毒蛇咬伤）。

【临床应用】

1. 治痈、疽、疔：匙羹藤30g，土茯苓15g。水煎服。

2. 治无名肿毒，湿疹：匙羹藤根30g，土茯苓15g。水煎服。

3. 治跌打肿痛，骨折：用鲜叶捣烂外敷。

【用法用量】内服：煎汤，15~30g。外用：鲜品适量，捣敷。

【使用注意】孕妇慎用。

【知识拓展】

著作摘要

（1）"全株：用于感冒发热，喉痛，咳嗽，胆囊炎，肝区痛，小便不利，血尿，瘰疬；外治乳痈。"（《广西中药资源名录》）

（2）"清热解毒，消肿止痛。主治扁桃体炎，风湿关节痛，瘰疬，乳腺炎，外伤感染，痈，疽，疔，湿疹，无名肿毒，跌打损伤。"（《福建药物志》）

海桐皮 Hǎitóngpí

【来源】本品为豆科植物刺桐 *Erythrina indica* Lam. 的树皮。生于山沟或草坡上，也有栽培。广西主要分布于贵港、北流、南宁、宁明、龙州等地。栽后 8 年左右，即可剥取树皮，夏、秋采。剥后刮去灰垢，去棘刺，晒干用。

【别名】刺桐皮、青桐木、刺青桐木。

【壮名】美通，Maexdongz。

【性味】平，苦、辣。

【功效】调火路，祛风毒，除湿毒，杀虫止痒。

【主治】发旺（风湿骨痛），麻抹（肢体麻木），兵吟（筋骨拘挛），林得叮相（跌打损伤），能啥能累（湿疹），唪冉（疥疮）。

【临床应用】

1. 治风湿性关节炎：用树皮 3～5 钱，水煎服或浸酒服。

2. 治小儿蛔虫病：用树皮 5 分～1 钱，研粉开水冲服。

3. 治肝硬化腹水：用鲜树皮 2 两，炖猪骨服。

4. 治骨折：用鲜树皮捣烂外敷。

【用法用量】内服：煎汤，6～12g；或浸酒。外用：适量。煎汤熏洗；或浸酒搽；或研末调敷。

【使用注意】血虚者慎服。

【知识拓展】

1. 著作摘要

（1）"生肌止痛，散血，凉皮肤，敷跌打，杀疥癣虫。止风虫牙痛。"（《岭南采药录》）

（2）"解热祛瘀，解毒，生肌。治骨折，乳痈。"（《贵州草药》）

2. 功用发挥 治疗重度膝骨关节炎：对 38 例（58 膝）重度膝骨关节炎患者采用海桐皮汤熏洗治疗，每日 2 次，每次 30 分钟，疗程为 14 天，观察临床疗效及主要症状体征积分变化情况。结果：总有效率为 91.1%；治疗前后比较，膝关节疼痛、膝关节晨僵、形寒肢冷、行走困难、局部压痛、功能障碍积分及总积分差异有统计学意义（$P<0.05$）。[童国伟. 海桐皮汤熏洗治疗重度膝骨关节炎疗效观察. 上海中医药杂志，2012，46（6）：60-61.]

假鹰爪 Jiǎyīngzhǎo

【来源】本品为番荔枝科植物假鹰爪 *Desmos chinensis* Lour. 的全株。生于丘陵或海滨的疏林中或灌木间。广西各地有分布。全年可采，洗净，晒干用，或鲜用。

【别名】酒饼藤、假酒饼叶、鸡爪风、碎骨王、鸡爪叶。

【壮名】棵漏挪，Golaeujndo。

【性味】温，苦、麻、辣；有小毒。

【功效】通火路，祛风毒，利湿毒，消肿痛，杀虫止痒。

【主治】发旺（痹病），林得叮相（跌打损伤），笨浮（水肿），麦蛮（风疹），痂（癣），喯冉（疥疮），呗农（痈疽、疮疡）。

【临床应用】

1. 治风湿痹痛，跌打损伤：用根 3~5 钱，水煎或浸酒服。

2. 治消化不良：用根、叶 1~4 钱，水煎服。

3. 治产后腹痛：用根 3~5 钱，水煎服。

4. 治疥癣：用根皮捣烂调醋外涂。

【用法用量】内服：煎汤，3~15g，鲜品加倍。外用：适量，捣敷、捣汁涂，或煎水洗。

【知识拓展】

著作摘要

（1）"止痛，截疟，杀疥癣虫。主治跌打损伤，风湿骨痛，寒疟，汗斑，疥癣。"（《陆川本草》）

（2）"全株：用于消化不良，咳嗽，疟疾，风湿痹痛，跌打损伤。"（《广西中药资源名录》）

臭牡丹 Chòumǔdān

【来源】本品为马鞭草科植物臭牡丹 *Clerodendron bungei* steud. 的根、茎、叶。生于山坡、路旁、屋边阴湿地。广西各地有分布。夏季采，晒干用。

【别名】臭八宝、大红袍、矮童子、大红花、臭枫草。

【壮名】棵毕豪，Gobihau。

【性味】温，苦、麻、辣；有小毒。

【功效】通火路、龙路，祛风除湿，解毒消肿。

【主治】发旺（痹病），豪尹（牙痛），能啥能累（湿疹），呗农（痈疽疮疡），呗嘻（乳痈），仲嘿喯尹（痔疮），京乱（月经不调），奔寸（子宫脱垂）。

【临床应用】

1. 治跌打损伤，风湿性关节炎：用鲜根 1~2 两，酒水各半煎服。

2. 治关节炎（风湿性关节痛）：①臭牡丹鲜叶。绞汁，冲黄酒服，每日 2 次，每次 1 杯，连服 20 日。如有好转，再续服至痊愈。②臭牡丹根 30~45g，水酒各半煎，分两次服。或与猪蹄筋 60g 炖汤服。

3. 治火牙痛：鲜臭牡丹叶 30~60g。煮豆腐服。

4. 治高血压：臭牡丹、玉米须、夏枯草各 30g，野菊花、豨莶草各 10g。水煎服。

5. 治乳腺炎：鲜臭牡丹叶 250g，蒲公英 9g，麦冬草 12g，水煎冲黄酒、红糖服。

6. 治痔疮，脱肛：用臭牡丹根 1 两，煮猪大肠 2 两服；并用根适量。水煎熏洗。

7. 治痈肿发背：臭牡丹叶晒干用，研细末，蜂蜜调敷。未成脓者能内消，若溃后局部红热不退，疮口作痛者，用蜂蜜或麻油调敷，至红退痛止为度。

8. 治痈疽疮疡：用鲜叶适量，捣烂调食盐少许外敷，并用叶适量水煎熏洗。

9. 治内外痔：臭牡丹叶120g煎水，加食盐少许，放桶内，乘热熏患处，至水凉为度，渣再煎再熏，每日2次。

【用法用量】内服：煎汤，10~15g，鲜品30~60g；或捣汁；或入丸剂。外用：适量，煎水熏洗；或捣敷；或研末调敷。

【使用注意】孕妇慎用。

【知识拓展】

著作摘要

(1)"治虚弱，浮肿。消臌胀，治腹痛。又可通经，治妇女血崩。"(《贵州民间方药集》)

(2)"全株：用于感冒发热，头晕，阳痿，子宫脱垂，疝气，久痢，风湿骨痛，皮肤瘙痒。"(《广西中药资源名录》)

(3)"行气活血，祛风平肝，消肿解毒。治崩漏，白带，月经不调，头晕目眩，高血压，风湿疼痛，疝气，脱肛，痔疮，痢疾，痈疽疮毒，毒蛇咬伤。"(《陕西中草药》)

<h1 style="text-align:center">铺地蜈蚣 Pūdìwúgōng</h1>

【来源】本品为石松科植物灯笼草 *Palhinhaea cernua* (L.) Franco et Vasc. 的全草。生长于山溪边或林下阴湿石上。广西主要分布于扶绥、金秀、富川、南宁、兴安等地。7~9月采收，去泥土杂质，晒干用。

【别名】筋骨草、收鸡草、蜈蚣草、小伸筋、地松柏。

【壮名】勾领，Gaeulingz。

【性味】平，辣、微苦。

【功效】通火路、龙路，祛风除湿，解毒止痢，补虚止遗，止血，调和筋骨。

【主治】发旺（风湿骨痛），麻抹（肢体麻木），阿意咪（痢疾），漏精（肾虚遗精），脉漏，渗裆相（烧烫伤）。

【临床应用】

1. 治风湿骨痛：用全草5~1两，水煎服。

2. 治跌打损伤：伸筋草茎叶15g，煎服。

3. 治吐血：铺地蜈蚣30g，捣烂，开水冲服。

4. 治疮疖肿毒，痈疮溃烂：用鲜全草，水煎洗患处。

【用法用量】内服：煎汤，10~15g，鲜品30~60g；或浸酒。外用：适量，捣敷。

【使用注意】孕妇及出血过多者慎服。

【知识拓展】

著作摘要

(1)"全草：用于风湿骨痛，筋络不舒，小儿惊风，小儿疳积，盗汗，水肿，脚气肿，崩漏，胎动不安，木薯中毒。"(《广西中药资源名录》)

(2)"祛风散湿，通经行气，舒筋活络，活血。"(《湖南药物志》)

(3)"舒筋活络，利尿，止血。内服适用于风湿骨节痛，风疹块，黄疸，大便下血等症。外用治汤火伤疮。"(《江西中药》)

南蛇藤 Nánshéténg（附药：南蛇藤果）

【来源】本品为卫矛科植物南蛇藤 *Celastrus orbiculatus* Thunb. 的根、藤茎及叶。多野生于山地沟谷及临缘灌木丛中。广西主要分布于金秀、龙州、柳城、融水、桂林等地。全年采根、藤，夏季采叶，秋季采果。晒干用或鲜用。

【别名】过山枫、过山龙、穿山龙、老牛筋。

【壮名】医厄，Yw'ngwz。

【性味】温，麻、辣。

【功效】通火路、龙路，祛风除湿，解毒消肿。

【主治】发旺（痹病、风湿骨痛），麻抹（肢体麻木），麻邦（半身不遂），巧尹（头痛），豪尹（牙痛），兵嘿细勒（疝气），京尹（痛经），京瑟（闭经），勒爷狠风（小儿惊风），林得叮相（跌打损伤），阿意咪（痢疾），喯痧（痧症），呗脓显（脓疱疮）。

【临床应用】

1. 治风湿腰腿痛，瘫痪，四肢麻木，跌打损伤：用根、藤五至八钱，水煎冲酒服，或浸酒内服外搽。

2. 治疮疡，疱疹：用叶五至七钱，水煎服，或用鲜叶捣烂外敷。

3. 治闭经，腰痛：用根、藤五钱，水煎服。

4. 治筋骨痛：南蛇藤五钱至一两。水煎服。

5. 治一切痧症：南蛇藤五钱。水煎兑酒服。

6. 治痢疾：南蛇藤五钱。水煎服。

7. 治肠风，痔漏，脱肛：南蛇藤、槐米，煮猪大肠食。

8. 治小儿惊风：南蛇藤三钱，大青根一钱半。水煎服。

9. 治蜂、虫伤：南蛇藤叶捣烂外敷。

【用法用量】内服：煎汤，9～15g；或浸酒。外用：适量，鲜品捣敷，或干品研末敷。

【使用注意】孕妇慎服。

【知识拓展】

1. 著作摘要

（1）"治小儿惊风，痢疾，筋骨痛，痔疾，肠风。"（《湖南药物志》）

（2）"散血通经，祛风湿，强筋骨，消炎解毒。治头晕痛，牙痛，呕吐，四肢麻木，腰腿痛，经闭。"（《常用中草药配方》）

2. 功用发挥 治疗各类风湿病：患者 459 例，年龄 12～67 岁，其中男 83 例，女 376 例。服用复方南蛇藤口服液（组成：南蛇藤 100g，鸡血藤 10g，甘草 10g），每次 1 支，3 次/天，1 个月为 1 疗程，总共治疗 3 个疗程。总有效率达 91.5%。[包柏林 . 复方南蛇藤口服液的研究与临床疗效观察 . 华夏医学，1998，11（5）：648-649.]

附药：**南蛇藤果**（医厄，Yw'ngwz） 为南蛇藤的果实。性平，味甜。功效：养心安神，镇惊，活血止痛。主治：囊奈（神经衰弱），年闹诺（失眠），头痛，惊悸，筋骨痛，腰腿麻木，林得叮相（跌打损伤）。用法用量：水煎服，6~15g。使用注意：孕妇慎服。

博落回 Bóluòhuí

【来源】本品为罂粟科植物博落回 *Macleaya cordata*（Willd.）R. Br. 的全草。生于林下或灌丛中。广西主要分布于平南、岑溪、昭平、全州、三江等地。夏、秋采，洗净鲜用或晒干用。

【别名】号筒杆、三钱三、滚地龙。

【壮名】博落回，gocenhluij。

【性味】温，麻、辣、苦；有大毒。

【功效】通火路、龙路，解毒消肿，镇痛，杀虫。

【主治】发旺（痹病、风湿骨痛），林得叮相（跌打损伤），呗农（痈疮），呗疔（疔疮），脓肿，货烟妈（咽喉肿痛），惹脓（中耳炎），歇啥（阴痒、阴道炎），下肢溃疡，渗裆相（烧烫伤），东笃哈（蛇虫咬伤），痂（顽癣）。

【临床应用】

1. 治跌打瘀肿，风湿关节痛：用鲜根、叶捣烂，酒炒外敷。

2. 治皮肤瘙痒，癣疥：用鲜叶捣烂取汁外涂。

3. 治痈疮溃烂：用叶研粉撒患处。

【用法用量】外用：适量，捣敷，煎水熏洗，或研末调敷。

【使用注意】本品有大毒，忌内服。

【知识拓展】

1. 著作摘要

(1)"外用治跌打。"（《广西中药志》）

(2)"祛风解毒，行气消肿，杀虫。"（《湖南药物志》）

(3)"全草：外治风湿关节痛，跌打损伤，痈疮肿毒，癣，疥，蜂蜇伤。有毒"（《广西中药资源名录》）

2. 功用发挥　治疗子宫颈糜烂：从博落回果实中提出了乙氧基血根碱和乙氧基白屈菜红碱，并转化为枸橼酸盐，制成博落回栓剂。共治疗子宫颈糜烂767例，总有效率为94.8%，其中痊愈率为47.1%，显效率为22.6%，有效率为25.1%。16名宫颈间变病例全部治愈。[上海中药二长新品种试制小组．妇科新药"博落回栓剂"．中成药研究，1978，（1）：18-20.]

雷公藤 Léigōngténg

【来源】本品为卫矛科植物雷公藤 *Tripterygium wilfordii* Hook. f. 的根、茎。生于背阴多湿的山坡、山谷、溪边灌木林中。广西主要分布于乐业、融水、金秀、桂林、西林等地。秋季采，晒干用。

【别名】黄藤根、黄药、水脑子根。

【壮名】勾没闲，Gaeumeihen。

【性味】寒，苦、麻、辣；有大毒。

【功效】通火路，祛风除湿，消肿止痛，杀虫解毒。

【主治】滚克（类风湿关节炎），发旺（风湿顽痹），能啥能累（湿疹），麻风病，喯冉（疥疮），呗疔（疔疮），红斑狼疮，痂（癣），痂怀（银屑病）。

【临床应用】

1. 治风湿性关节炎：雷公藤根、叶，捣烂外敷，半小时后即去，否则起泡。

2. 治皮肤发痒：雷公藤叶，捣烂，搽敷。

3. 治腰带疮：雷公藤花、乌药，研末调擦患处。

4. 治头癣：取雷公藤鲜根剥皮，将根皮晒干用后磨成细粉，调适量凡士林或醋，涂患处（预先将患处洗净去掉痂皮），每日1～2次。

【用法用量】内服：煎汤，去皮根木质部分15～25g；带皮根10～12g。均需文火煎1～2小时。也可制成糖浆、浸膏片等。研粉装胶囊服，每次0.5～1.5g，每日3次。外用：适量，研粉或捣烂敷；或制成酊剂、软膏涂擦。

【使用注意】本品有大毒，内服宜慎。凡疮疡出血者慎用。

【知识拓展】

著作摘要

（1）"杀虫，消炎，解毒。"（《湖南药物志》）

（2）"根、茎：用于类风湿性关节炎，红斑狼疮，银屑病，皮肤血管炎，肾炎，斑秃。全株有毒。"（《广西中药资源名录》）

山乌龟 Shānwūguī

【来源】本品为防己科植物广西地不容 Stephania kwangsiensis H. S. Lo、桂南地不容 Stephania kuinanensis H. S. Lo et M. Yang、小花地不容 Stephania micrantha H. S. Lo et M. Yang 的块根。生于石山林中或灌丛石上。广西主要分布于田林、凌云、龙州、那坡、靖西等地。全年可采挖，洗净，切片，晒干用。

【别名】地不容、金不换薯、吊金龟、金线吊乌龟。

【壮名】门崩茂，Maengzbaegmbouj。

【性味】寒，苦。

【功效】通火路、龙路，调气道、谷道，消肿止痛，清热毒。

【主治】发旺（风湿骨痛），林得叮相（跌打损伤），心头痛（胃痛），阿意咪（痢疾），白冻（泄泻），埃病（咳嗽），货烟妈（咽痛），神经痛，豪尹（牙痛），呗农（痈疮），呗嘻（乳痈），额哈（毒蛇咬伤），产呱胴尹（产后腹痛），约京乱（月经不调）。

【临床应用】

1. 治肾炎水肿，脚气浮肿，风湿性关节炎：用根3～5钱，水煎服。

2. 治毒蛇咬伤，痈疮肿毒：用根3～5钱，水煎服，并用鲜根捣烂外敷（蛇伤敷伤口周围）。

【用法用量】内服：煎汤，10～15g。外用：适量，鲜品捣敷。

【知识拓展】

1. 著作摘要

(1) "桂南地不容，消肿止痛。"(《广西药用植物名录》)

(2) "广西地不容，消炎，止痛，镇静。用于胃脘痛，痢疾。"《广西药用植物名录》)

(3) "用于头痛，失眠，喉痛，胃腹痛，肠炎，痢疾；外治跌打肿痛，痈疮肿毒。为提取颅痛定的原料。"(《广西中药资源名录》)

2. 功用发挥　治疗毒蛇咬伤：18 例毒蛇咬伤患者，经过结扎、冲洗、扩创排毒等初步处理伤口后，用灯心 2g 覆盖伤口周围，将山乌龟汁（新鲜山乌龟 1 斤，米泔水 500mL，捣取汁）敷灯心上，并以绷带轻轻包扎，随即解除结扎的布带。每晚换药 1 次，重者早晚换药各 1 次。结果：18 例中，自觉症状及体征全部消失、能恢复原来工作者，为临床痊愈，共 12 例；自觉症状及体征缓解或明显好转、功能改善者为显效，共 3 例；其余 3 例因故无法追踪观察。[黄仁生. 山乌龟治疗毒蛇咬伤 18 例疗效观察. 湖北中医杂志, 1982,（3）：40-41.]

老虎刺 Lǎohǔcì

【来源】本品为豆科植物老虎刺 Pterolobium punctatum Hemsl. 的根、枝叶。生于石山山坡疏林中。广西主要分布于全州、桂林、上林、隆安、苹果等地。夏、秋采，洗净，鲜用或晒干用。

【别名】牛阳子、牛尾簕、倒钩藤、黄牛筋、老鹰刺。

【壮名】老虎刺，Gohcaemhseuj。

【性味】凉，苦，涩。

【功效】通火路，祛风除湿，清热解毒，消肿止痛。

【主治】发旺（风湿痹痛），埃病（咳嗽），货烟妈（咽痛），豪尹（牙痛），麦蛮（风疹），林得叮相（跌打损伤），呗农（疮疡），狠尹（疖肿）。

【临床应用】

1. 治支气管炎，咽炎，喉炎：老鹰刺根 9g。水煎服。

2. 治皮肤痒疹，风疹，荨麻疹：老鹰刺叶适量。煎水外洗。

【用法用量】内服：煎汤，9~30g。外用：适量，煎汤洗。

【知识拓展】

著作摘要

(1) "根：用于风湿骨痛，跌打损伤。枝叶：外治湿疹，痈疮肿毒。"(《广西中药资源名录》)

(2) "根：消肿止痛。用于跌打损伤，牙痛。枝、叶：祛风除湿，清热解毒。用于风湿痹痛；外用治疮疖。"(《广西药用植物名录》)

(3) "清热解毒，驱风除湿。主治支气管炎，咽炎，喉炎，皮肤痒疹，风疹，荨麻疹。"(《云南中草药》)

蜘蛛香 Zhīzhūxiāng

【来源】本品为败酱科植物蜘蛛香 Valeriana jatamansii Jones 的根茎或全草。生于山顶草地、林中或溪边。广西主要分布于南丹、凌云、乐业、隆林、那坡等地。秋、冬采挖，去残叶，洗净，晒干用。

【别名】马蹄香、小马蹄香、鬼见愁、豆豉菜根、九转香。

【壮名】蜘蛛香，caetndungz。

【性味】温，麻、辣、微苦。

【功效】通火路、龙路，理气和中，散寒除湿。

【主治】发旺（风湿痹痛），林得叮相（跌打损伤），心头痛（胃痛），腊胴尹（腹痛），白冻（泄泻），喯疳（疳积），笨浮（水肿），约京乱（月经不调），呗农（疮疡），狠尹（疖肿）。

【临床应用】

1. 治风湿关节痛：用根茎研粉，每服三分，热酒送服。

2. 治风湿麻木：蜘蛛香一两。煨水服，并用药渣搽患处。

3. 治感冒：蜘蛛香五钱，生姜一钱。煨水服。

4. 治呕泻腹痛：蜘蛛香，石菖蒲根。用瓦罐炖酒服。

5. 治月经不调，痛经：用全草三至五钱，水煎服。

6. 治跌打损伤：用根茎研粉调酒外敷。

7. 治毒疮：蜘蛛香磨醋，外擦患处。

【用法用量】内服：煎汤，3~9g。外用：适量，磨汁涂。

【使用注意】阳虚气弱者及孕妇忌用。

【知识拓展】

著作摘要

（1）"除湿散寒，治脚气水肿，脾胃食滞，外敷疮疖。"（《广西中药志》）

（2）"用于脘腹胀痛，腹泻，痧症，脚气水肿，跌打损伤，风湿骨痛。"（《广西中药资源名录》）

（3）"治消化不良，小儿咳嗽，疳积，流感，疟疾。"（《云南中草药》）

第十章　解毒药

凡具有祛除体内各种毒邪功效，主要用于各种毒邪所致疾病的壮药，称为解毒药。

壮医把凡是能够对人体造成伤害的致病因素均称为毒，毒的种类多种多样，主要有痧、瘴、风、热、寒毒，尚有药、食、虫、蛇毒等，故本类药物相应分为解痧毒药、解瘴毒药、解风毒药、解热毒药、解寒毒药，以及解药食中毒药、解虫蛇毒药七大类。

不同的毒邪导致的毒病，其临床表现各不相同。解痧毒药主要用于痧病（痧症）、贫痧（感冒）病。痧病（痧症）以全身胀累、头昏脑胀、胸闷恶心、胸背部透发痧点为主要临床表现；贫痧（感冒）以发热怕冷、鼻塞、流涕、咽喉肿痛为主要临床表现。解瘴毒药主要用于瘴毒病（疟疾），以怕冷、发热交替发作为主要临床表现。解风毒药以祛风毒、除痹痛为主要功效，主要用于发旺（风湿骨痛）病，以关节酸麻肿痛、活动不利为主要临床表现。解热毒药主要用于热毒所致的各种病症，如呗农（疮痈）、狠尹（疖肿）、豪尹（牙痛）、货烟妈（咽喉肿痛）、阿意咪（痢疾）、斑疹等。解寒毒药主要用于寒毒侵犯谷道引起的疾病，以腹部冷痛、呕吐泄泻、食积不消为主要临床表现。解药食中毒药用于错食各种药物和食物引起的中毒，以胃肠痛、恶心呕吐、泄泻为主要临床表现。解虫蛇毒药主要用于各种毒虫和毒蛇蜇咬引起的中毒，以局部皮肤瘙痒、肿胀、疼痛，严重者皮肤溃烂为主要临床表现。

第一节　解痧毒药

本节壮药多为寒性，苦味居多，兼具麻辣味。以解痧毒为主要功效，主要用于痧病（痧症）疾病，以皮肤痧点、全身酸累、头昏脑胀、胸闷恶心为辨证要点。因痧毒为外邪，故解痧毒药多能解表，兼可用于贫痧（感冒）属于风热外袭者；因寒能清热，苦能燥湿，故本节壮药也可用于热毒证、湿热证。

本节壮药易伤脾胃，脾胃虚寒者应慎用。

大金花草 Dàjīnhuācǎo

【来源】本品为鳞始蕨科植物乌蕨 *Sphenomeris chinensis*（L.）Maxon 的全草或根茎。生于林下或灌木丛中湿地。广西各地有分布。秋季采，洗净泥沙，晒干用。

【别名】大叶金花草、金花草、乌韭蕨、乌韭、金鸡尾。

【壮名】棍盖冬，Gutgaijdoeg。

【性味】寒，微苦、涩。

【功效】解痧毒，除湿毒，止带，止咳，止血。

【主治】唉痧（痧症），中暑，贫痧（风热感冒），阿意咪（痢疾），呗农（痈肿），牙疳，白浊，隆白呆（白带过多），埃病（咳嗽），脉漏、鹿裂（吐血）、阿意勒（便血）、肉裂（尿血）等出血性疾病。

【临床应用】

1. 治中暑发痧：鲜乌韭叶四两。捣烂绞汁服。

2. 治痢疾：鲜乌韭全草、鲜水蜈蚣全草各一两。水煎服。

3. 治急性支气管炎：乌韭鲜叶二两。水煎服。

4. 治白浊，湿热带下：乌韭鲜全草一至二两。捣烂绞汁，调米泔水服。

5. 治吐血，大便下血，尿血：雪仙草根茎三至五钱（鲜品加倍）。水煎服。

6. 治乳痈：乌韭根茎一两，水煎，冲黄酒服；鲜叶捣烂敷患处。

7. 治跌打刀伤出血或肿痛，或伤口溃烂：大金花草叶、石仙桃叶共捣烂敷患处。用大金花草干粉撒布伤口，能止血，生肌，收口。

8. 治烫火伤：大金花草叶捣烂或研末，冷开水调敷患处。

【用法用量】内服：煎汤，50~100g，或捣汁饮。外用：适量，捣敷，或研末撒。

【使用注意】脾胃虚寒者慎服。

【知识拓展】

著作摘要

（1）"叶：治热咳吐血，红白痢疾，解毒；外治跌打出血，疮疡烂肉等证；根：治赤白痢。"（《广西中药志》）

（2）"清热，解毒，利湿。治流感，感冒，咳嗽，扁桃体炎，腮腺炎，肠炎，痢疾，皮肤湿疹。"（《常用中草药手册》）

（3）"治白喉、咽喉痛，治骨折。"（《广西民族药简编》）

鸭跖草 Yāzhícǎo

【来源】本品为鸭跖草科植物鸭跖草 *Commelina communis* L. 的地上部分。生于田野间。广西大部分地区有分布。夏季采，晒干用。

【别名】竹夹菜、竹壳菜、竹叶兰、竹叶菜。

【壮名】牙网表，Nyavangxbeuj。

【性味】寒，甜。

【功效】清热毒，除湿毒，通水道，凉血止血。

【主治】唉痧（痧症），呗红线（丹毒），航靠谋（疟腮），货烟妈（咽喉肿痛），能蚌（黄疸），阿意咪（痢疾），隆白呆（白带过多），笨浮（水肿），肉扭（淋证），血热出血。

【临床应用】

1. 治小儿丹毒，热痢，急性热病：鲜鸭跖草二至三两（干的一两），重症可用五至七两。水煎服或捣汁服。

2. 治水肿，腹水：鲜鸭跖草二至三两。水煎服，连服数日。

3. 治黄疸性肝炎：鸭跖草四两，猪瘦肉二两。水炖，服汤食肉，每日一剂。

4. 治高血压：鸭跖草一两，蚕豆花三钱。水煎，当茶饮。

5. 治关节肿痛，痈疽肿毒，疮疖脓疡：鲜鸭跖草捣烂，加烧酒少许敷患处，一日一换。

6. 治外伤出血：鲜全草适量，捣烂外敷。

7. 治目赤肿痛：鲜全草适量捣烂，调梅片少许敷眼眶。

【用法用量】内服：煎汤，10~15g（鲜品100~150g）；或捣汁服。外用：适量。捣敷或捣汁点喉。

【使用注意】脾胃虚寒者慎服。

【知识拓展】

著作摘要

（1）"能清热利尿，润肺。治跌打损伤，筋骨疼痛，小便淋漓作痛。"（《四川中药志》）

（2）"治心脏性水肿，脚气水肿，肾炎水肿，尿路感染及结石。"（《常用中草药手册》）

草鞋根 Cǎoxiégēn

【来源】本品为菊科植物地胆草 *Elephantopus scaber* L. 的全草。生于村野、山谷、荒地等低草丛中。广西大部分地区有分布。夏、秋采，洗净，鲜用或晒干用。

【别名】苦地胆、地胆头、贴地草、土蒲公英。

【壮名】牙念堆，Nyanetdeih。

【性味】寒，苦、麻、辣。

【功效】清热毒，除湿毒，解瘴毒，利水道。

【主治】贫痧（感冒），货烟妈（咽痛），埃病（咳嗽），鼻衄，能蚌（黄疸），阿意咪（痢疾），呗嘻（乳痈），呗农（痈疮），呗疔（疔疮），额哈（毒蛇咬伤），肉扭（淋证），笨浮（水肿）。

【临床应用】

1. 治阳黄：地胆头连根叶洗净，鲜者120~180g，煮猪肉食，连服4~5天。

2. 治风热感冒，扁桃体炎，咽喉炎，痢疾，腹泻，急性肝炎，水肿，阑尾炎：用鲜草5钱至1两，水煎服。

3. 治疖肿，乳痈：草鞋根（全草）适量。捣烂，加米醋调匀，敷患处。

4. 治毒蛇咬伤，蜈蚣咬伤：用鲜全草捣烂，敷伤口周围。

【用法用量】内服：煎汤，9~15g（鲜品30~60g）；或捣汁饮。外用：适量，捣敷或煎水洗。

【使用注意】脾胃虚寒者慎服。

【知识拓展】

1. 著作摘要

（1）"治胃热痛，牙龈肿痛，肝炎，肾炎，消化不良，痧病，小儿高热惊风。"（《广西民族药简编》）

（2）"用于流行性感冒，感冒，痧症，扁桃体炎，淋浊，白带，崩漏，咽喉炎，结膜炎，

乳腺炎，胆囊炎，急性胃肠炎，黄疸肝炎，皮肤湿疹，下肢溃疡，疮疖痈肿。"（《广西中药资源名录》）

（3）"叶：敷热毒疮，乳痈，跌打。"（《南宁市药物志》）

2. 功用发挥　治疗疟疾：老公鸡1只（至少三年以上，越老越好），草鞋根（鲜品）30～60g。将老公鸡去毛和内脏，剁成大块；草鞋根洗净，去其心，切成数段。两药共放入砂锅或锑锅，加适量食盐和水，慢火煲至鸡肉烂熟为止，吃肉喝汤，一次顿服，依个人食量服用，量不限。服用时间：以秋季或疟疾症状控制一周后服最好。此药量可供3人共服。[官世芳，林同发．根治疟疾验方．医学文选，1990，（6）：30.]

磨盘草 Mòpáncǎo

【来源】本品为锦葵科植物磨盘草 *Abutilon indicum*（L.）Sweet 的全草及根。生于砂地、旷野或路旁。广西各地均有分布。夏、秋采，晒干用。

【别名】耳响草、帽笼子、磨盆草、牛响草。

【壮名】棵芒牧，Gomakmuh。

【性味】全草：平，甜。根：凉，甜、淡、苦。

【功效】祛风邪，解热毒，通气道，止咳嗽，通水道，补肾阴，通龙路，消瘀肿。

【主治】啉疹（疹症），贫痧（感冒），发得（发热），埃病（肺燥咳嗽），航靠谋（痄腮），货烟妈（咽喉痛），麦蛮（风疹），肉扭（淋证），尿浊，肾虚诸症，肠疝，仲嘿啉尹（痔疮），林得叮相（跌打损伤），呗农（痈疮），笨埃（瘿瘤）。

【临床应用】

1. 治肺结核，百日咳，气管炎，感冒风热：用茎三至五钱，水煎服。

2. 治尿路感染：用根三至五钱，水煎服。

3. 治耳鸣：用全草五钱至一两，炖猪耳朵服。

4. 治赤白痢：磨盘草子实，炒研为末，每次一钱，每日三次，饭前蜜汤送服。

5. 治过敏性荨麻疹：磨盘草干全草一两，猪瘦肉适量，水炖服。

6. 治痈疽肿毒：磨盘草子实一枚，研末，开水冲服；另取鲜叶与蜜或红糖捣敷患处。

7. 治痔疮：用鲜磨盘草一至二两，浓煎熏洗。

8. 治中耳炎，外耳道炎：用鲜全草捣烂绞取汁，加冰片少许滴耳。

【用法用量】内服：煎汤，全草 30～60g，根 9～15g；或炖肉服。外用：适量，捣敷或煎水洗。

【使用注意】孕妇慎用。

【知识拓展】

著作摘要

（1）"疏风清热，升清降浊。治感冒高热不退，流行性腮腺炎，甲状腺肿，遗精。"（《常用中草药手册》）

（2）"茎煎服治神经痛，耳聋，感冒眩晕，疮疡，妇人难产及头痛。叶敷肿毒。"（《台湾药用植物志》）

2. 功用发挥 治疗婴儿湿疹：选取湿疹门诊患儿66例，随机分成中草药磨盘草、艾叶煎液浸浴治疗组36例和常规西药对照组30例。观察临床疗效、复发率和不良反应。结果：治疗组总有效率94.4%，对照组总有效率93.3%，两组疗效无明显差异（*P*>0.05）；3个月后随访，治疗组复发率22.72%，比对照组复发率52.6%明显降低；治疗期间治疗组未出现明显不适，对照组有困倦、嗜睡、胃肠反应等副作用。[莫礼滨. 磨盘草、艾叶煎液浸浴治疗婴儿湿疹36例. 广西中医药，2011，34（5）：31-32.]

山芝麻 Shānzhīma

【来源】本品为梧桐科植物山芝麻 *Helicteres angustifolia* L. 的根或全株。野生于向阳山坡、路旁及丘陵地。广西主要分布于宁明、南宁、贵港、梧州、桂林等地。夏、秋采，除去泥沙，洗净，切段，晒干用。

【别名】岗油麻、岗脂麻、野芝麻、假芝麻、山油麻。

【壮名】冷喇邑，Lwgrazbya。

【性味】寒，麻、辣、微苦；有小毒。

【功效】祛风毒，解热毒，祛湿毒，调谷道、气道。

【主治】唉瘴（瘴症），贫痧（感冒），笃麻（麻疹），航靠谋（痄腮），呗农（痈肿），呗疔（疔疮），额哈（毒蛇咬伤），湿毒疮，阿意咪（痢疾），白冻（泄泻），发旺（风湿骨痛）。

【临床应用】

1. 治外感痧气，阳黄疸，热疟：山芝麻、古羊藤根、两面针等份。共磨粉。每服一钱。开水送下，日服二三次。

2. 治感冒发热：山芝麻9g，青蒿、红花、地桃花各6g，两面针1.5g。水煎服，分2次服。

3. 治流感，感冒，肠炎，痢疾：用全株5钱~1两，水煎，分3次服。

4. 治痈疮肿毒，腮腺炎：用鲜叶捣烂外敷。

【用法用量】内服：煎汤，9~15g（鲜者30~60g）。外用：适量，捣敷或煎水洗。

【使用注意】本品有小毒，内服量不宜过大。中毒时可见恶心，腹泻，头晕等反应。孕妇及体弱者忌服。

【知识拓展】

著作摘要

（1）"解表清热，治痧气，热性感冒，毒疮。"（《南宁市药物志》）

（2）"清热止渴，祛痰止咳。治肺病，瘰疬。"（《泉州本草》）

（3）"拔毒生肌，清热解毒。"（《岭南采药录》）

狗肝菜 Gǒugāncài

【来源】本品为爵床科植物狗肝菜 *Dicliptera chinensis* （L.）Nees. 的全草。生于村边园中、草丛中，阴生。广西大部分地区有分布。夏、秋采，鲜用或晒干用。

【别名】猪肝菜、羊肝菜、草羚羊、野辣椒、假红蓝。

【壮名】棵巴针，Gobahcim。

【性味】寒，微甜、苦。

【功效】解痧毒，清热毒，调谷道、气道，清肝明目，利水道。

【主治】贫痧（感冒），埃病（咳嗽），火眼（急性结膜炎），呗疔（疔疮），阿意勒（便血），肉裂（尿血），肉扭（淋证），兰喯（眩晕）。

【临床应用】

1. 治感冒高热，肺热咳嗽，目赤肿痛，小便淋沥，小儿痢疾：用全草5钱~1两，水煎服。

2. 治小便淋沥：新鲜狗肝菜一斤，蜜糖一两，捣烂取汁，冲蜜糖和开水服。

3. 治小儿痢疾：狗肝菜二两。水煎，分三四次服。

4. 治目赤肿痛：狗肝菜一两，野菊花一两。水煎服。

5. 治疮疡：狗肝菜、犁头草。共捣烂，敷患处。

【用法用量】内服：煎汤，30~60g。外用：适量，捣敷或熬膏贴。

【使用注意】脾胃虚寒者慎服。

【知识拓展】

著作摘要

（1）"凉血，散热，解毒，利尿。治疮疖肿痛，痢疾，小便不利。"（《陆川本草》）

（2）"凉血，解毒，平肝，明目。治炭疽，疔疮，肠热下血。"（《南宁市药物志》）

（3）"散热。凡热气盛，肝火盛服之。"（《岭南采药录》）

第二节　解瘴毒药

本节壮药多为寒性、苦味，有的兼有麻、辣味。以解瘴毒为主要功效，主要用于瘴毒（疟疾）病，以怕冷、发热交替发作为辨证要点。

假茶辣 Jiǎchálà

【来源】本品为楝科植物灰毛浆果楝 *Cipadessa cinerascens* (Pell.) Hand. -Mazz. 的根或叶。生于沟边疏林或灌木丛中，广西各地有分布。根全年可采，切片，晒干用。叶夏、秋采，鲜用或阴干用。

【别名】鱼胆木、大苦木、假吴萸、串黄皮、野茶辣。

【壮名】茶辣拓，Cazlazdoj。

【性味】微温，苦、麻、辣。

【功效】解瘴毒，通气道，化湿，行气止痛。

【主治】瘴毒（疟疾），贫痧（感冒），发旺（风湿痹痛），阿意咪（痢疾），腊胴尹（腹痛），渗裆相（烧烫伤），能那（皮肤瘙痒）。

【临床应用】

1. 治风湿痹痛，跌打瘀肿，腹痛，痢疾，疟疾：用根3~5钱或用鲜叶1两，水煎服。

2. 治外伤出血：灰毛浆果楝鲜叶适量，捣烂敷患处。

3. 治小儿皮炎，皮肤瘙痒：假茶辣叶、桃叶各适量。煎水洗患处。

【用法用量】内服：煎汤，10～15g，鲜品加倍。外用：适量，煎水洗。

【使用注意】孕妇慎服。

【知识拓展】

著作摘要

(1)"治风湿，跌打，痢疾，绞肠痧肚痛。"(《广西药用植物名录》)

(2)"祛风化湿，行气止痛。治痢疾，疟疾。"(《广西中草药》)

(3)"清热解毒，消炎消肿，治大便秘结，感冒，高热不退，烫烧伤，皮肤瘙痒。"(《云南思茅中草药选》)

土柴胡 Tǔcháihú

【来源】本品为菊科植物牡蒿 *Artemisia japonica* Thunb. 的全草。生于路边、山坡、旷野丛中。广西主要分布于藤县、苍梧、岑溪、玉林、博白等地。夏、秋采，洗净，鲜用或晒干用。

【别名】牡蒿、菊叶柴胡、臭艾、白花蒿、齐头蒿。

【壮名】柸棰，Caekcae。

【性味】寒，苦、微甜。

【功效】祛风毒，清热毒，解瘴毒，凉血，杀虫。

【主治】贫痧（感冒），发得（发热），瘴毒（疟疾），中暑，钵痨（肺痨），潮热，血压嗓（高血压病）；外用治创伤出血，呗农（痈疮），呗疔（疔疮），疥癣，能啥能累（湿疹）。

【临床应用】

1. 治风热感冒，疟疾，黄疸，扁桃体炎，风湿关节炎，高血压：用全草3～5钱，水煎服。

2. 治夏季感冒头痛：齐头蒿30g。水煎服。

3. 治肺结核潮热，低热不退：牡蒿、枸杞根各15g。水煎服。

4. 治跌打损伤，刀伤出血，痈疮肿毒：用鲜全草捣烂外敷。

5. 治湿疹，风疹：用鲜全草水煎外洗。

【用法用量】内服：煎汤，10～20g。外用：适量，捣敷或煎水洗。

【知识拓展】

著作摘要

(1)"驱风发散，解表退热。治感冒身热头痛。"(《陆川本草》)

(2)"能清血热、肝热，退潮热。治咳嗽，大小便不通。"(《四川中药志》)

(3)"治伤寒结胸，热症发狂，补五痨七伤，治痔疮，酒毒，下血。"(《分类草药性》)

青蒿 Qīnghāo

【来源】本品为菊科植物黄花蒿 *Artemisia annua* L. 的全草。生于旷野、坡地、沟边、田间等处。广西各地均有分布。夏、秋采，鲜用，或切段，阴干用。

【别名】黄花蒿、臭蒿，臭青蒿。

【壮名】雅勇，Nya'nyungz。

【性味】寒，苦、微辣。

【功效】解瘴毒，清热毒，解暑，除蒸。

【主治】瘴毒（疟疾），暑热证，暑湿证，湿温证，虚热证，能蚌（黄疸），嘀呇（疥疮），能啥能累（湿疹），麦蛮（风疹）。

【临床应用】

1. 治疟疾，间歇热：黄花蒿三至五钱。水煎服。

2. 治暑热发痧，胸闷腹痛：鲜黄花蒿嫩叶五钱至一两或种子五钱。水煎服。

3. 治结核潮热，盗汗，消化不良：黄花蒿二至四钱。水煎服。

4. 治暑温，暑热，暑泻，秋暑：滑石三钱（水飞），生甘草八分，青蒿一钱五分，白扁豆一钱，连翘三钱（去心），白茯苓三钱，通草一钱。加西瓜翠衣一片入煎，每日一至二剂，水煎服。

5. 治风热感冒，伤暑发热，腹泻，疟疾，肺结核潮热，阴虚发热，盗汗：用全草三至五钱，水煎服。

6. 治疥疮，风疹，小儿风热：用全草适量，水煎熏洗。

【用法用量】内服：煎汤，5～10g，治疟疾可用20～40g，不宜久煎，鲜品用量可加倍，水浸绞汁饮；或入丸、散剂。外用：适量，研末调敷，或鲜品捣敷，或煎水洗。

【使用注意】脾胃虚寒者慎服。

【知识拓展】

著作摘要

（1）"青蒿叶，除烦清暑，退热除蒸，为劳热、暑热专药。"（《药性切用》）

（2）"消疮肿，治蛇伤。"（《贵州民间方药集》）

（3）"解热健胃，驱风止痒。"（《常用中草药手册》）

杜茎山 Dùjīngshān

【来源】本品为紫金牛科植物杜茎山 *Maesa japonica*（Thunb.）Moritzi. 的根或茎叶。生于山坡林中或灌丛，广西各地有分布。全年可采，洗净，切段，晒干用，或鲜用。

【别名】土恒山、踏天桥、水麻叶、胡椒树、山茄子。

【壮名】棵得岜，Godaekbya。

【性味】寒，苦。

【功效】根：解瘴毒，祛风毒，调火路，消肿止痛，利水道。叶：止血。

【主治】根：瘴毒（疟疾），嘀痧（痧症），发得（发热），身疼，烦躁，口渴，林得叮相（跌打损伤），笨浮（水肿）。叶：外用治创伤出血。

【临床应用】

1. 治感冒头痛，目眩：用枝、叶二至五钱，水煎服。

2. 治水肿：杜茎山、泡桐、通草，水煎去渣，加豆腐一块服。

3. 治黄肿，腹水：杜茎山根、地茄子根、野黄麦菜、灯笼草各一两。水煎服，以绿壳鸭蛋为引。

4. 治皮肤风毒：杜茎山根与白糖，煎服。

5. 治功能性子宫出血：用枝叶五钱同鸡肉炖服。

6. 治外伤出血，跌打肿痛，骨折，疔疮肿毒：用鲜叶捣烂外敷。

【用法用量】内服：煎汤，15～30g。外用：适量，煎水洗或捣敷。

【知识拓展】

著作摘要

(1)“根：用于骨髓炎，风湿痹痛；外治骨折，跌打肿痛。”“叶：外治烧、烫伤。”(《广西中药资源名录》)

(2)“祛风寒，消肿胀。治腰痛，感冒头痛，眼目晕眩。”(《湖南药物志》)

(3)“主温瘴寒热发歇不定，烦渴，头疼，心躁。取其叶捣烂，以新酒浸，绞汁服之。吐出恶涎甚效。”(《本草图经》)

红辣树根 Hónglàshùgēn

【来源】本品为夹竹桃科植物鸡骨常山 *Alstonia yunnanensis* Diels 的根。生于山地、沟谷灌丛或林中，广西主要分布于南丹、乐业、隆林等地。秋、冬采挖，洗净，晒干用，或鲜用。

【别名】红辣树、白虎木、野辣椒、云南鸭脚树、云南鸡骨常山。

【壮名】榧骨豪，Faexgukhau。

【性味】寒，苦；有小毒。

【功效】解瘴毒，清热毒，止血消肿。

【主治】瘴毒（疟疾），贫疹（感冒），埃病（肺热咳嗽），货烟妈（咽喉肿痛），口舌生疮，呗农（痈肿疮毒），林得叮相（跌打损伤），外伤出血。

【临床应用】

1. 治疟疾，感冒发热，肺热咳嗽，咽喉肿痛，口腔炎：用根二至四钱，水煎服。

2. 治疟疾，肝炎：鸡骨常山 9～12g。煎服。

3. 治跌打肿痛，骨折，痈疮：用鲜叶捣烂外敷。

4. 治外伤出血：鸡骨常山（叶）研末外敷患处。

5. 治骨折：鸡骨常山叶适量，捣烂外包。并用鸡骨常山根和茎 60g，泡酒，每服 20mL，每日服 2 次。

【用法用量】内服：煎汤，6～12g。外用：适量，捣敷，或研末撒。

【使用注意】孕妇及体弱者忌服。

【知识拓展】

著作摘要

(1)“根：用于疟疾，高血压头痛。”“地上部分：用于口腔炎；外治骨折，跌打肿痛。”(《广西中药资源名录》)

(2)“外用消肿，治局部红肿。又降血压。”(《广西中药志》)

(3)“消炎，止血，接骨，止痛。治肝炎。”(《云南中草药选》)

NOTE

土常山 Tǔchángshān

【来源】本品为山矾科植物华山矾 *Symplocos chinensis*（Lour.）Druce. 的根和枝叶。生于丘陵、荒坡、旷野、灌木丛中，广西各地有分布。全年可采，洗净，晒干用。

【别名】华山矾、狗屎木、猪糠木、白花丹、华灰木。

【壮名】美捐善，Mbawgenhsan。

【性味】平，甜，苦；有小毒。

【功效】解瘴毒，祛风毒，通谷道，止血生肌。

【主治】瘴毒（疟疾），贫痧（感冒），阿意咪（痢疾），呗农（痈疮疔肿），筋骨痛，皮炎，外伤出血。

【临床应用】

1. 治疟疾，感冒，痢疾：用根2~4钱，水煎服。

2. 治痢疾：华山矾叶15g，算盘子叶15g，枫树叶9g（均鲜）捣汁服。红痢加白糖，白痢加红糖。

3. 治腰痛：华山矾根9g，卷柏2~3株。水煎，黄酒冲服。

4. 治疮疡久不收口：土常山水煎洗患处。

5. 治外伤出血：①土常山叶研粉撒伤处；②华山矾叶（鲜）适量，捣烂外敷；③华山矾根内皮晒干用，研细粉，菜油调敷。

6. 治疥疮：土常山根120g。水煎，洗患处。

7. 治皮肤瘙痒：用全株水煎外洗。

【用法用量】内服：煎汤，6~10g。外用：适量，捣敷，或研末调敷。

【使用注意】本品有小毒，用量过大可引起恶心、呕吐、头晕、胸闷等症状，故不可过量使用。若出现中毒症状，可用甘草15~30g，水煎服；或用生姜30~60g，水煎服。

【知识拓展】

著作摘要

（1）"根：用于感冒发热，黄疸型肝炎，小儿疳积，热瘀内积，血崩，泄泻，疟疾。""叶：用于皮肤瘙痒，疮疡。"（《广西中药资源名录》）

（2）"治疟。"（《广西中药志》）

（3）"清热解表，化痰除烦。主治感冒发热，口渴心烦，腰腿痛。"（《常用中草药手册》）

第三节　解风毒药

本节壮药性寒或温，多具有麻辣味，以祛风毒、除痹痛为主要功效，主要用于发旺（风湿骨痛）疾病，以肢体关节酸麻胀痛、活动不利为辨证要点。其中多数壮药兼有通龙路火路的功效，还常用于林得叮相（跌打损伤）等病证。

兼有通龙路火路功效的壮药，孕妇与月经期妇女应慎用或忌用。

走马胎 Zǒumǎtāi

【来源】本品为紫金牛科植物大叶紫金牛 *Ardisia gigantifolia* Stapf 的根或根茎。生于山地林中湿润处。广西主要分布于金秀、罗城、凌云、隆林、那坡等地。秋季采挖，洗净，鲜用，或切片，晒干用。

【别名】大发药、血枫、山鼠、山猪药、走马风。

【壮名】棵封勒，Gofunghlwed。

【性味】热，麻、辣。

【功效】祛风毒，除湿毒，调龙路、火路，祛瘀止痛。

【主治】发旺（风湿痹痛），林得叮相（跌打损伤），麻邦（半身不遂），呗农（痈疮），下肢溃疡，勒爷顽瓦（小儿麻痹后遗症），约京乱（月经不调），兵淋勒（崩漏），产呱腊胴尹（产后腹痛）。

【临床应用】

1. 治风湿关节炎：走马胎、金缕半枫荷、五加皮各 15g。酒水各半煎服。

2. 治跌打损伤，风湿骨痛：走马胎根二两，大罗伞、小罗伞各三两，五指牛奶、土牛膝各四两。浸好酒三斤，三天可用。每日早晚各服二两。兼用药酒外擦患处。

3. 治风湿骨痛，产后风瘫，半身不遂，小儿麻痹后遗症，月经不调，跌打损伤：用根三钱至一两，水煎服。跌打损伤，并用鲜叶捣烂外敷。

4. 治疖肿：用鲜叶或鲜根捣烂外敷。

【用法用量】内服：煎汤，9~15g；鲜品 30~60g；或浸酒。外用：适量，研末调敷。

【使用注意】实热证忌用。

【知识拓展】

著作摘要

（1）"活血行血。治产后血瘀。"（《广西中药志》）

（2）"祛风湿。治风湿骨痛，风瘫鹤膝。"（《陆川本草》）

（3）"理跌打伤，止痛，治四肢疼痛，俱水煎服。"（《岭南采药录》）

小发散 Xiǎofāsàn

【来源】本品为清风藤科植物簇花清风藤 *Sabia fasciculata* Lecomte et L. Chen 的全株。生于山地林中。广西主要分布于那坡、凌云、罗城、融水、金秀等地。全年或秋、冬季采，洗净，切片，晒干用。

【别名】散风藤。

【壮名】勾容清，Gaeurumzcing。

【性味】温，甘、微涩。

【功效】祛风毒，除湿毒，通龙路，消肿止痛。

【主治】发旺（风湿痹痛），林得叮相（跌打损伤）。

【临床应用】

治跌打损伤，风湿痹痛：用全株五钱至一两，水煎服，或浸酒内服外搽。

【用法用量】内服：煎汤，10～30g；或浸酒。外用：适量，浸酒搽。

【使用注意】脾胃虚弱者慎用。

【知识拓展】

著作摘要

（1）"全株：用于风湿痹痛。"（《广西中药资源名录》）

（2）"根、茎：用于产后恶露不尽，肾炎水肿，跌打损伤，风湿骨痛。"（《广西药用植物名录》）

（3）"祛风除湿，散瘀消肿。主治跌打损伤，风湿痹痛。"（《全国中草药汇编》）

铜钻 Tóngzuàn

【来源】本品为茶茱萸科植物定心藤 *Mappianthus iodoides* Hand. -Mazz. 的根及藤茎。生于山地沟边林下或密林中。广西主要分布于防城、上思、宁明、武鸣、上林等地。全年可采，洗净，切片，晒干用。

【别名】假丁公藤、甜果藤、黄九牛、藤蛇总管、定心藤。

【壮名】准同，Cunjdongz。

【性味】平，微苦、涩。

【功效】祛风毒，通龙路、火路，调经止痛。

【主治】发旺（风湿痹痛），能蚌（黄疸），约京乱（月经不调），京尹（痛经），京瑟（闭经），产呱发旺（产后风湿骨痛），呗农（痈疮肿毒），额哈（毒蛇咬伤）。

【临床应用】

1. 治黄疸：用藤三至五钱，水煎服。

2. 治风湿腰腿痛，跌打损伤：用根五钱至一两，水煎服。或浸酒内服外搽。

3. 治毒蛇咬伤：用根五钱至一两，水煎服。或浸酒内服，并搽伤口周围。

4. 治月经不调，痛经，产后风痛：甜果藤、乌药、冰片叶少量，共研粉，每服0.9～1.5g。

【用法用量】内服：煎汤，15～30g；或浸酒。外用：适量，捣敷或煎水洗。

【知识拓展】

著作摘要

（1）"茎：用于黄疸型肝炎，风湿关节酸胀，跌打损伤。"（《广西中药资源名录》）

（2）"祛风除湿，消肿解毒。"（《广西本草选编》）

大风艾 Dàfēngài

【来源】本品为菊科植物艾纳香 *Blumea balsamifera*（Linn.）DC. 的全株。生于村边、路旁、旷地、山坡草地或灌木丛中，有栽培。广西主要分布于龙州、那坡、百色、田林、凌云等地。夏、秋采。鲜用，或阴干。

【别名】大艾、冰片艾、大毛香、艾纳香、梅片艾。

【壮名】大风艾，Dafunghngai。

【性味】温，麻、辣、苦；有小毒。

【功效】祛风毒，除湿毒，通龙路，祛瘀止痛。

【主治】发旺（风湿骨痛），产呱发旺（产后骨痛），头风痛，林得叮相（跌打损伤），京尹（痛经），约京乱（月经不调），能啥能累（湿疹），下肢溃疡。

【临床应用】

1. 治头风痛：鲜大风艾鲜叶 30g，鸡蛋 2 个，加酒、盐适量，同煎服。

2. 治月经不调，痛经：用根三至四钱，水煎服。

3. 治肿胀，风湿关节炎：大风艾、蓖麻叶、石菖蒲煮水洗。

4. 治跌打损伤，疮疖痈肿，皮肤瘙痒：大风艾鲜叶捣烂外敷，或煎水洗患处。

5. 治湿疹，下肢溃疡，皮肤瘙痒：用鲜全草适量，水煎外洗。

【用法用量】内服：煎汤，15～50g；或浸酒服。外用：50～500g，浸酒外擦，或煎水洗。

【使用注意】实热证慎用。

【知识拓展】

著作摘要

（1）"全株：用于外感风热头痛，经痛，月经过多，产后风，产后虚肿，营养性浮肿，小儿惊风；外治风湿性关节炎，跌打损伤，湿疹。"（《广西中药资源名录》）

（2）"全草：用于月经不调，痛经，风寒感冒，风湿骨痛；外用治湿疹，皮肤瘙痒，跌打损伤。"（《广西药用植物名录》）

（3）"祛风解表。治感冒发热，疟疾。"（《海南岛常用中草药手册》）

小风艾 Xiǎofēngài

【来源】本品为菊科植物长叶阔苞菊 Pluchea eupatorioides Kurz 的地上部分。生于丘陵、灌丛中。广西主要分布于龙州、大新、崇左、南宁等地。夏、秋采，除去杂质，洗净，切段，晒干用。

【别名】香艾、长叶阔苞菊、泽兰。

【壮名】矮虽，Ngaihsaej。

【性味】平，微辣、麻。

【功效】祛风毒，通龙路、火路，调经止痛。

【主治】发旺（风湿关节炎），心头痛（胃痛），林得叮相（跌打肿痛），京尹（痛经），兵淋勒（崩漏），约京乱（月经不调）。

【临床应用】

1. 治虚寒痛经：小风艾 10g，当归 10g，益母草 10g，枳壳 10g，白芍 10g，甘草 6g，水煎服。

2. 治风湿骨痛：小风艾 30g，九节风 30g，鸡血藤 30g，千年健 30g，吹风藤 30g，三钱三

30g，水煎外洗。

【用法用量】内服：煎汤，10～15g。外用：适量。

【知识拓展】

著作摘要

（1）"全草：用于风湿痹痛，跌打肿痛。"（《广西中药资源名录》）

（2）"全草：用于跌打肿痛。"（《广西药用植物名录》）

（3）"祛风止痛，活血调经。用于风湿关节炎，跌打肿痛，月经不调，痛经。"（《广西中药材标准》）

火油草 Huǒyóucǎo

【来源】本品为菊科植物千头艾纳香 *Blumea lanceolaria*（Roxb.）Druce 的叶。多生长于草地、山坡、路旁、林缘或溪边。广西各地有分布，全年可采，多为鲜用。

【别名】走马风。

【壮名】艾油忍，Ngaihyouzremx。

【性味】平，麻、辣。

【功效】解风毒，除湿毒，消肿痛，通龙路火路。

【主治】发旺（风湿痹痛），巧尹（头风痛），产呱发旺（产后关节痛），林得叮相（跌打肿痛）。

【临床应用】

1. 治妇女头风痛：走马风二两，同鸡蛋煲，冲酒服。

2. 治产后关节痛：鲜走马风、鲜大风艾各适量，共捣烂，用酒炒热后，敷患处；或用水煲，洗患处。

3. 治跌打肿痛：走马风、泽兰、土加皮、鹰不扑各适量，共捣烂，用酒炒热后，敷患处。

4. 治风湿骨痛：走马风、大风艾、大力王各适量，共捣烂，用酒炒热，敷患处；或用水煎，洗患处。

【用法用量】内服：鲜叶100g，水煎冲酒（20～50mL）服。外用：鲜叶适量，捣烂，加酒炒热外敷或水煎洗患处。

【知识拓展】

著作摘要

（1）"治妇女产后骨痛，头痛，风湿骨痛，跌打肿痛。"（《广西民间常用草药》）

（2）"祛风湿，通经活络，解表止痛。治风湿性关节炎，头痛，跌打扭伤，毒蛇咬伤，湿疹，皮炎，痈疮，疖肿。"（《常用中草药手册》）

（3）"用于气管炎，鹅口疮。"（《广西药用植物名录》）

通骨消 Tōnggǔxiāo

【来源】本品为爵床科植物大花老鸦嘴 *Thunbergia grandiflora*（Roxb. ex Rottll.）Roxb. 的

根。生于山地林中，有栽培。广西各地有分布。夏、秋采挖，洗净，切片，鲜用或晒干用。

【别名】大花山牵牛、假山苦瓜、鸭嘴参、老鸭嘴、葫芦藤。

【壮名】勾蒿，Gaenhauh。

【性味】平，微甜、苦。

【功效】解风毒，通龙路、火路，补阴，散瘀消肿。

【主治】发旺（风湿骨痛），肾虚腰痛，委约（阳痿），林得叮相（跌打损伤），京尹（痛经）。

【临床应用】

1. 治经期腹痛，腰肌劳损，风湿性关节痛，小儿麻痹后遗症：用根 1～2 两，水煎服。

2. 治跌打肿痛，骨折，外伤出血：用鲜根、叶捣烂外敷。

【用法用量】内服：煎汤，15～30g。外用：鲜品适量，捣敷。

【知识拓展】

著作摘要

（1）"根：用于肺虚咳嗽，肾虚腰痛，阳痿，遗精，早泄，风湿痹痛，跌打内伤。""叶：外治跌打肿痛，骨折，无名肿毒，深部脓疡。"（《广西中药资源名录》）

（2）"根、叶、花、种子：用于跌打损伤，风湿，疮疡肿毒，痛经。"（《广西药用植物名录》）

（3）"根皮：跌打损伤，骨折。茎、叶：蛇咬伤，疮疖。叶：治胃痛。"（《全国中草药汇编》）

毛麝香 Máoshèxiāng

【来源】本品为玄参科植物毛麝香 *Adenosma glutinosum*（L.）Druce 的全草。生于丘陵或山坡草地上。广西各地有分布。秋季采，晒干用。

【别名】香草、蓝花草、五凉草、酒子草、毛老虎。

【壮名】哈瓢，Hazrang。

【性味】温，甜、辣。

【功效】祛风毒，通龙路、火路，止痛，止痒。

【主治】发旺（风湿骨痛），勒爷顽瓦（小儿麻痹后遗症），腊胴尹（腹痛），呗农（痈肿），呗疔（疔疮），能啥能累（湿疹），林得叮相（跌打损伤），额哈（毒蛇咬伤）。

【临床应用】

1. 治小儿麻痹后遗症，风湿痹痛，跌打损伤，疮疡肿痛，荨麻疹，毒蛇咬伤：用全草 3～5 钱，水煎服；或用鲜全草适量，水煎外洗，或捣烂外敷。

2. 治哮喘：毛麝香净叶切丝，配洋金花卷烟吸。

3. 治臊鼠咬伤：五凉草，煎水洗，或捣敷，再和苦楝树遳各二两，煎水饮之，另以甘蔗煎水洗之。

【用法用量】内服：煎汤，10～15g。外用：适量，煎水洗，或捣敷。

【知识拓展】

著作摘要

（1）"全草：用于感冒发热，胃痛，腹痛；外治湿疹，跌打损伤，沙虫脚，蛇虫咬伤，外伤出血。"（《广西中药资源名录》）

（2）"止血，止痛，散瘀消肿。治跌打刀伤，风湿疮疡。"（《南宁市药物志》）

（3）"祛风湿，消肿痛。治小儿麻痹，风湿骨痛，风寒腹痛，毒蛇咬伤，跌打损伤，疮疖肿毒。"（《常用中草药手册》）

第四节　解热毒药

本节壮药性寒，多具有苦味，以清热解毒、消肿止痛、祛风除湿为主要功效，主要用于热毒所致的多种病症，如呗农（痈疮）、狠尹（疖肿）、呗疔（疔疮），豪尹（牙痛）、货烟妈（咽喉肿痛）、腊胴尹（腹痛）、白冻（泄泻），阿意咪（痢疾）、斑疹、丘疹、疱疹等。因热毒病症范围广泛，所以，本节壮药根据其功效特点及主治证的不同，分为解热毒消肿药与解热毒除湿药两类。

本节壮药性苦寒，易伤肠胃，脾胃虚寒者慎服。

一、解热毒消肿药

本类壮药性多寒凉，以苦味为主，以解热毒、消肿止痛为主要功效，主要用于热毒所致的贫痧（感冒）、货烟妈（咽痛）、呗农（痈疮）、狠尹（疖肿）、额哈（毒蛇咬伤）等病症。其中部分壮药兼有祛湿毒功效，还可用于湿热所致的阿意咪（痢疾）、白冻（泄泻）等病症。

三叉苦 Sānchàkǔ

【来源】本品为芸香科植物三丫苦 *Evodia lepta*（spr.）Merr. 的叶。生于山谷、溪边、林下。广西各地有分布。全年可采，鲜用，或阴干用。

【别名】三桠苦、三叉虎、三丫虎、三支枪、斑鸠花。

【壮名】棵三咖，Gosamnga。

【性味】寒，苦。

【功效】解热毒，除湿毒，通龙路、火路，消肿止痛。

【主治】贫痧（感冒），林得叮相（跌打损伤），发旺（风湿骨痛），能啥能累（湿疹），皮炎，狠尹（疖肿），黄蜂螫伤。

【临床应用】

1. 治脑炎初期：三叉苦叶二两，水煎服。

2. 治耳内生疮：三丫苦鲜叶捣烂取汁，滴耳。

3. 治外感痧气：三丫苦叶二至三两，煲水分数次服。

4. 治创伤：三丫苦叶适量，捣烂外敷。

5. 治虫蛇咬伤，疖肿，跌打，扭伤：三丫苦鲜叶捣烂外敷。

6. 治湿疹、皮炎、痔疮：三丫苦叶煎水外洗。

7. 解钩吻中毒：三丫苦叶，干者用二两，生者酌加，煎水服。

【用法用量】内服：煎汤，10~15g。外用：适量，捣敷，或煎水洗。

【知识拓展】

1. 著作摘要

（1）"清热毒。治跌打发热作痛。"（《岭南采药录》）

（2）"治风湿骨痛，感触痧气。"（《广西中药志》）

（3）"清热解毒，燥湿止痒。防治流感，流脑，乙型脑炎；治疗扁桃体炎，咽喉炎，黄疸型肝炎，虫蛇咬伤，疖肿，湿疹，皮炎，痔疮。"（《常用中草药手册》）

2. 功用发挥　治疗急性支气管炎：选择诊断符合《临床疾病诊断依据治愈好转标准》的急性支气管炎患者 190 例，随机分为治疗组和对照组，每组 95 例。治疗组服双三口服液（主要由三姐妹、三叉苦、地骨皮组成），对照组服常规西药。结果：前者总有效率为 91.58%，其中治愈率为 81.05%。两组间治疗结果比较、治疗前后病情积分比较、治疗起效时间比较方面，治疗组均优于对照组（P<0.05）。认为双三口服液治疗急性支气管炎有较好的疗效与其抑菌、抑病毒及抗炎作用有关。［蒙定水，林寿宁，陈斯宁．双三口服液治疗急性支气管炎的临床研究——附 190 例对照分析．辽宁中医杂志，1999，26（1）：18-19.］

岗梅根 Gǎngméigēn

【来源】本品为冬青科植物梅叶冬青 *Ilex asprella*（Hook. f. et Arn.）Champ. ex Benth. 的根。生于山坡、林下。广西主要分布于南宁、罗城、桂林、梧州、贵港等地。秋季采挖，晒干用。

【别名】岗梅、白点秤、槽楼星、秤星木、假甘草。

【壮名】楞曾，Laekcaengh。

【性味】寒，苦、甜。

【功效】解热毒，通龙路。

【主治】贫痧（感冒），货烟妈（咽痛），心头痛（胃痛），发旺（风湿骨痛），阿意咪（痢疾），埃病（咳嗽），钵脓（肺痈），嘀冉（疥疮），林得叮相（跌打损伤），肉裂（尿血）。

【临床应用】

1. 治肺痈：岗梅根半斤至一斤。水煎，连服数次。

2. 治痔疮出血：岗梅根八两。去皮切碎，煮猪肉食。

3. 治双单喉蛾：岗梅根一两，竹蜂四只，陈皮二钱，细辛一钱。水煎服。

4. 治流感，感冒高热，急性扁桃体炎，咽喉炎：岗梅干根五钱至一两，或鲜根一至二两。水煎服。

5. 治偏正头痛：岗梅鲜根三两，鸡矢藤二两，鸭蛋二个。水煎，服蛋和汤。

6. 治头目眩晕：岗梅鲜根二两，臭牡丹根一两。水煎服。

7. 小儿百日咳：岗梅根一两，白茅根一两。水煎酌加蜂蜜兑服。

8. 治食野菌或砒霜中毒：①岗梅鲜根四两，鲜金银花、凤尾草各二两。煎水服。②岗梅根加水在锈铁上磨汁内服。

【用法用量】内服：煎汤，15~30g。外用：适量，捣敷。

【知识拓展】

著作摘要

（1）"清凉解毒，生津止泻。治热病口烦渴，热泻，一般喉疾。"（《陆川本草》）

（2）"清热解毒，润肺止渴。治喉痛口渴，咳血，痧气。"（《南宁市药物志》）

（3）"治急性扁桃体炎，咽喉炎，肺脓肿，感冒。"（《实用中草药》）

广豆根 Guǎngdòugēn

【来源】本品为豆科植物越南槐 *Sophora tonkinensis* Gagnep. 的根。生于石山林中。广西主要分布于百色、河池、南宁等地区。全年可采，秋季采收为佳，晒干用。

【别名】山豆根、柔枝槐、苦豆根、南豆根、小黄连。

【壮名】壤笃岜，Lagdujbyaj。

【性味】寒，苦；有小毒。

【功效】清热毒，调龙路、火路，通气道、水道，止痛。

【主治】货烟妈（咽痛），豪尹（牙痛），埃病（咳嗽），能蚌（黄疸），阿意咪（痢疾），宫颈糜烂，仲嘿喯尹（痔疮），呗农（痈疮），叻仇（痤疮），痂（疥癣），蛇虫犬咬伤。

【临床应用】

1. 治积热咽喉闭塞肿痛：山豆根一两，北大黄、川升麻、朴硝（生）各半两。为末，炼蜜丸，如皂子大。每一粒以薄绵包，少痛便含咽液。

2. 治喉痈：山豆根磨醋噙之，追涎即愈，势重不能言者，频以鸡翎扫入喉中，即引涎出，立能言语。

3. 治五般急黄：山豆根末，空心以水调服二钱。

4. 治赤白痢：山豆根，捣末蜜丸。空心，煎水下二十丸，三服。

5. 治五种痔：山豆根，水研服。

6. 治齿痛：山豆根一片，含于痛处。

7. 治疮癣：山豆根，捣末，腊月猪脂调涂。

8. 治狗咬，蚍蜉疮，蛇咬，蜘蛛咬，秃疮：山豆根，水研敷。

【用法用量】内服：煎汤，3～6g。外用：适量。

【使用注意】虚火喉痹及脾胃虚寒泄泻者禁用。

【知识拓展】

著作摘要

（1）"用于咽喉肿痛，肺热咳嗽，肝炎，便秘，牙龈肿痛，疮疖，癣疥，毒虫咬伤，肿瘤。"（《广西药用植物名录》）

（2）"清热解毒，清肺利咽。"（《广西中药资源名录》）

（3）"主治急性咽喉炎，扁桃体炎，牙龈肿痛，肺热咳嗽，湿热黄疸，痈疖肿毒，便秘。"（《全国中草药汇编》）

笔筒草 Bǐtǒngcǎo

【来源】本品为木贼科植物散生问荆 *Equisetum diffusum* D. Don 或笔管草 *Equisetum debile* Roxb. 的全草。生于路旁湿处及溪、沟旁。广西各地有分布。夏、秋采，鲜用或晒干用。

【别名】木贼、木贼草、小木贼、接续草、密枝问荆。

【壮名】棵塔筒，Godapdungz。

【性味】平，甜、微苦。

【功效】清热毒，通水道，明目退翳，接骨。

【主治】贫痧（感冒），发得（发热），小便不利，目赤肿痛，翳膜遮睛，林得叮相（跌打损伤）。

【临床应用】

1. 治感冒发热：密枝问荆 15g，板蓝根 15g，金银花 9g。煎服。

2. 治目翳：密枝问荆 15g，野菊花 9g。煎服。

3. 治跌打骨折：密枝问荆鲜草适量。捣敷患处。

【用法用量】内服：煎汤，9～15g。外用：适量，鲜品捣敷。

【知识拓展】

著作摘要

(1) "清热利尿，明目退翳，接骨。治感冒发热，目翳，跌打骨折等。"（《中国药用孢子植物》）

(2) "清肝明目，利水通淋。"（《广西本草选编》）

兔尾草 Tùwěicǎo

【来源】本品为豆科植物狸尾草 *Uraria lagopodioides* （L.） Desv. 的全草。生于丘陵及山坡草地。广西各地有分布。夏、秋采，鲜用或晒干用。

【别名】龙狗草、野狸尾、大叶狐狸尾。

【壮名】棵亮夺，Goriengdoq。

【性味】平，甜、淡。

【功效】热解毒，散结肿，利水道。

【主治】贫痧（感冒），埃病（咳嗽），能蚌（黄疸），腊胴尹（腹痛），白冻（泄泻），呗奴（瘰疬），呗农（疮痈），狠尹（疖肿），额哈（毒蛇咬伤），砂淋，肉裂（尿血），妇女月中劳伤。

【临床应用】

1. 治颈淋巴结核：狐狸尾全草 60g，水煎服。

2. 治毒蛇咬伤：狐狸尾鲜嫩枝、叶 15～30g，嚼烂，用开水或酒送服。

3. 治妇女月中劳伤：狐狸尾全草 15～30g，与鸡肉炖熟冲酒服。

【用法用量】内服：煎汤，15～30g。外用：适量，捣敷。

【知识拓展】

著作摘要

（1）"治小儿五疳，洗痔疮。"（《生草药性备要》）

（2）"凡出瘢疹及夹色，取茎叶服食。"（《岭南采药录》）

（3）"用于牙龈肿痛，肺热咳嗽，咳血，吐血，尿血，小便癃闭，小儿疳积，失眠，阳痿，遗精。"（《广西中药资源名录》）

路边青 Lùbiānqīng

【来源】本品为马鞭草科植物路边青 *Clerodendrum cyrtophyllum* Turcz. 的全株。生于路旁、丘陵、林下或溪谷。广西各地区均有分布。夏、秋采，鲜用或晒干用。

【别名】大青、大青叶、臭大青。

【壮名】棵胎晴，Godaihcing。

【性味】寒，苦。

【功效】清热毒，除湿毒，调气道、谷道。

【主治】发得（发热），唨痧（痧症），货烟妈（咽喉肿痛），巧尹（头痛），能蚌（黄疸），阿意咪（痢疾），航靠谋（疟腮），呗农（痈疽肿毒），呗红线（丹毒），嗒咛（结膜炎）。

【临床应用】

1. 预防乙脑，流脑：大青叶 25g，黄豆 50g，水煎服，每日一剂，连服七天。

2. 治乙脑，流脑，感冒发热，腮腺炎：大青叶 25～50g，海金沙根 50g。水煎服，每日两剂。

3. 治淋巴腺炎，阑尾术后感染等炎症：大青叶、木芙蓉叶各 250g，蒲公英 150g。水煎 12 小时，取汁 2000mL，每服 20mL，每日三次。

4. 治肺炎高热喘咳：鲜大青叶 50～100g。捣烂绞汁，调蜜少许，炖热，温服，日两次。

5. 治血淋，小便尿血：鲜大青叶 50～100g，生地黄 25g。水煎调冰糖服。日两次。

6. 治大头瘟：鲜大青叶洗净，捣烂外敷患处，同时取鲜大青叶 50g，煎汤内服。

【用法用量】内服：煎汤，9～15g（鲜品 50～100g）。外用：适量，捣敷或煎水洗。

【使用注意】脾胃虚寒者慎用。

【知识拓展】

著作摘要

（1）"清热泻火，凉血解毒，散瘀止血。主治肠炎，菌痢，咽喉炎，扁桃体炎，腮腺炎，感冒发热，齿龈出血。"（《常用中草药手册》）

（2）"治血淋，外伤出血，毒蛇咬伤，疔疮疖肿。"（《福建药物志》）

（3）"清热，凉血，解毒。治急性肝炎，肺结核，矽肺，牙痛，蛇伤，过敏性皮炎。"（《江西草药》）

NOTE

黄花败酱 Huánghuābàijiàng

【来源】本品为败酱科植物黄花败酱 *Patrinia scabiosaefolia.* Fisch. ex Trev. 的全草。生于山坡草丛或丘陵。广西各地有分布。全年可采，鲜用或晒干用。

【别名】黄花龙芽、龙芽败酱、败酱、败酱草。

【壮名】棵败唱，Gobaihciengq。

【性味】微寒，苦、辣、麻。

【功效】解热毒，通龙路，排脓。

【主治】兵西弓（肠痛），能蚌（黄疸），白冻（泄泻），阿意咪（痢疾），子宫颈炎，盆腔炎，嗒咛（结膜炎），埃病（咳嗽），鹿裂（吐血），产呱腊胴尹（产后腹痛），唪呗（无名肿毒），呗农狠尹（疮疖肿痛），额哈（毒蛇咬伤）。

【临床应用】

1. 治无名肿毒：鲜败酱全草30~60g。酒水各半煎服；渣捣烂敷患处。

2. 治赤白痢疾：鲜败酱草60g。冰糖15g。开水炖服。

3. 治肋间神经痛：败酱草60g。水煎服。

【用法用量】内服：煎汤，6~15g。外用：适量，捣敷。

【使用注意】脾胃虚弱，食少泄泻者禁用。

【知识拓展】

著作摘要

（1）"清热利湿，解毒排脓，活血去瘀。"（《全国中草药汇编》）

（2）"用于阑尾炎，痢疾，胃肠炎，传染性肝炎，结膜炎，产后瘀血腹痛，疮疡肿毒；外用治铁钉、木刺入肉。"（《广西药用植物名录》）

金果榄 Jīnguǒlǎn

【来源】本品为防己科植物金果榄 *Tinospora capillipes* Gagnep. 或青牛胆 *Tinosporasagittata* (Oliv.) Gagnep. 的块根。生于林下、石缝。金果榄广西主要分布于西部地区，青牛胆广西各地有分布。秋、冬采，晒干用。

【别名】地胆、苦地胆、金牛胆、山慈姑、金苦榄。

【壮名】尽揽，Gimjlamz。

【性味】寒，苦。

【功效】清热毒，调气道，通火路。

【主治】货烟妈（咽痛），心头痛（胃痛），埃病（咳嗽），航靠谋（痄腮），呗嘻（乳痛），呗农（痈疮），呗疔（疔疮），黄蜂螫伤。

【临床应用】

1. 治痈疽疔毒恶疮：地胆、苍耳草。捣烂，加好酒稀释，滤汁温服。

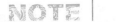

2. 治急慢性肠炎、菌痢：金果榄切片晒干用，研粉口服，每次2g，一日3次。

3. 治小儿喘息型支气管炎：金果榄三钱，水煎，分二至三次服。

4. 治口腔溃疡：金果榄磨醋，点敷溃疡面。

5. 治跌打损伤、瘰疬，鱼口便毒，蛇咬：金果榄磨汁外搽。

【用法用量】内服：煎汤，3～9g。外用：适量，捣敷或醋磨涂敷，或研末吹喉。

【使用注意】脾胃虚弱或无热毒结滞者慎用。

【知识拓展】

著作摘要

（1）"清热解毒，利咽止痛。治白喉，急性咽喉炎，扁桃体炎，热咳失音，菌痢，跌打，蛇伤。"（《常用中草药手册》）

（2）"治下疳，经闭，消化不良。"（《贵州草药》）

（3）"主治胆囊炎，肝炎，肾炎，盆腔炎，胃热痛，铜钱癣。"（《中国民族药志》）

一点红 Yìdiǎnhóng

【来源】本品为菊科植物一点红 *Emilia sonchifolia*（L.）DC. 的全草。生于田园、旷野草丛中。广西各地有分布。夏、秋采，鲜用或晒干用。

【别名】野芥蓝、红背紫丁、羊蹄草、叶下红、红背叶。

【壮名】棵立龙，Golizlungz。

【性味】寒，苦。

【功效】清热毒，祛风毒，除湿毒，通龙路、火路，杀虫。

【主治】贫痧（感冒），货烟妈（咽痛），埃病（咳嗽），发旺（风湿骨痛），笨浮（水肿），能蚌（黄疸），呗疔（疔疮），呗农（痈肿），嗒咛（结膜炎），呗奴（瘰疬），肉裂（血淋），隆白呆（带下），额哈（毒蛇咬伤）。

【临床应用】

1. 治赤白痢证及便血：一点红和猪精肉煎汤服之。

2. 治肠炎，腹泻：一点红四两，番桃叶四两。加水适量，煎成1250mL，每日二次，每次50mL。

3. 治肾盂肾炎：一点红一斤，狗肝菜一斤，车前草半斤。水煎成500mL。成人每日三次，每次10mL。

4. 治小儿上呼吸道感染及急性扁桃体炎：一点红、古羊藤各等量。上药每斤煎浓液500mL。三个月至三岁，每次20～40mL，三岁以上酌情增加。

【用法用量】内服：煎汤，15～30g。外用：适量，捣敷。

【使用注意】孕妇慎用。

【知识拓展】

1. 著作摘要

（1）"治肠痔泻血，利小儿积虫，治五痔，开胃进食，解鱼毒。"（《岭南采药录》）

（2）"止痛，消恶毒大疮，眼结膜炎。"（《南宁市药物志》）

（3）"治跌打，蛇伤。"（《广西中草药》）

2. 功用发挥 治疗急性盆腔炎：60 例急性盆腔炎患者随机分为治疗组和对照组，每组 30 例。对照组给予抗生素，治疗组在对照组的基础上给予花红片（主要药物为一点红、红花、白花蛇舌草）治疗，观察 2 组的疗效。结果：患者宫颈分泌物细菌培养以需氧菌最多，血抗体检测以沙眼衣原体最多。治疗组总有效率（96.7%）高于对照组（83.3%），差异具有统计学意义（$P < 0.05$）。治疗组不良反应的发生率较低。结论：花红片治疗急性盆腔炎临床疗效较好，且副反应较轻微。[陈玉芳. 花红片治疗急性盆腔炎 60 例临床观察. 中外医疗，2010，（7）：2-3.]

千里光 Qiānlǐguāng

【来源】本品为菊科植物千里光 *Senecio scandens* Buch. –Ham. 的全草。生于丘陵及山地草丛。广西各地有分布。夏、秋采，鲜用或晒干用。

【别名】九里明、黄花九里明、黄花母、千里及。

【壮名】棵旦染，Godanyenj。

【性味】凉，苦；有小毒。

【功效】解痧毒，清热毒，调谷道，凉血明目，去腐生新。

【主治】贫痧（感冒），货烟妈（咽痛），白冻（泄泻），阿意咪（痢疾），嗒咛（结膜炎），呗农（痈肿），狠尹（疖肿），航靠谋（痄腮），能啥能累（湿疹），过敏性皮炎，仲嘿喯尹（痔疮），额哈（毒蛇咬伤）。

【临床应用】

1. 治各种急性炎症、菌痢、毒血症、败血症、轻度肠伤寒、绿脓杆菌感染：千里光、蒲公英、二叶葎、积雪草、白茅根、叶下珠、金银花藤叶各 25g。水煎服，每 6 小时一次。

2. 治鸡盲：千里光 50g，鸡肝一个。同炖服。

3. 治痈疽疮毒：千里光（鲜）50g，水煎服；另用千里光（鲜）适量，水煎外洗；再用千里光（鲜）适量，捣烂外敷。

4. 治风火眼痛：千里光 100g，煎水熏洗。

5. 治干湿癣疮，湿疹日久不愈者：千里光，水煎二次，过滤，再将两次煎成之汁混合，文火浓缩成膏，用时稍加开水或麻油，稀释如稀糊状，搽擦患处，一日二次；婴儿胎癣勿用。

6. 治脚趾间湿痒，肛门痒，阴道痒：千里光适量，煎水洗患处。

7. 治鹅掌风，头癣，干湿癣疮：千里光、苍耳草全草各等份。煎汁浓缩成膏，搽或擦患处。

【用法用量】内服：煎汤，15～30g。外用：适量，捣敷。

【使用注意】孕妇慎用。

【知识拓展】

著作摘要

（1）"洗疥癞癣疮，去皮肤风热。"（《滇南本草》）

（2）"杀虫止痒。治瘰疬及一切皮肤痒疹（外洗）。"（《四川中药志》）

（3）"治咽喉肿痛。"（《常用中草药手册》）

三角泡 Sānjiǎopào

【来源】 本品为无患子科植物倒地铃 *Cardiospermum halicacabum* L. 的全草。生于林缘或灌丛中。广西各地有分布。夏、秋采，鲜用或晒干用。

【别名】 小果倒地铃、风船葛、三角灯笼、灯笼草、粽子草。

【壮名】 棵灯笼，Godaengloengz。

【性味】 寒，苦、辣。

【功效】 清热毒，除湿毒，通气道。

【主治】 货烟妈（咽痛），唉百银（百日咳），能蚌（黄疸），肉扭（淋证），能啥能累（湿疹），呗疔（疔疮）。

【临床应用】

1. 治诸淋：干倒地铃9g，金钱薄荷6g。煎汤服。

2. 治大小便不通：干倒地铃15g。煎汤冲黄酒服。

3. 治跌打损伤：倒地铃9～15g。研末，泡酒服。

4. 治脓疱疮，湿疹，烂疮：风船葛、扛板归各适量。水煎，洗患处。

5. 治小儿阴囊热肿：风船葛适量。水煎，洗患处。

【用法用量】 内服：煎汤，9～15g；鲜品，30～60g。外用：适量，捣敷或煎汤洗。

【使用注意】 孕妇禁用。

【知识拓展】

著作摘要

（1）"治小儿头疮及小泡疮。"（《广西中药志》）

（2）"化湿解毒。"（《广西本草选编》）

（3）"散瘀消肿，凉血解毒。主治跌打损伤，疮疖痈肿，湿疹，毒蛇咬伤。"（《全国中草药汇编》）

黄珠子草 Huángzhūzicǎo

【来源】 本品为大戟科植物黄珠子草 *Phyllanthus virgatus* Forst. f. 的全草。生于村旁、耕地。广西各地有分布。夏、秋采，鲜用或晒干用。

【别名】 乳痈根、珍珠草、鱼骨草、日开夜闭、地珍珠。

【壮名】 黄珠子草，nya'ndukgyaj。

【性味】 平，甜。

【功效】 清热毒，散结肿，调谷道，健胃消积。

【主治】 小儿喯疳（疳积），呗嘻（乳痈）。

【临床应用】

1. 治小儿疳积：鲜全草3～5钱，水煎服，或蒸瘦猪肉服。

2. 治乳腺炎：鲜全草捣烂外敷，并用全草水煎外洗。

【用法用量】内服：煎汤，10～15g。外用：适量，捣敷，或煎汤洗。

【知识拓展】

著作摘要

(1)"全草：消食，退翳。治疳积及疳积入眼。"(《南宁市药物志》)

(2)"全草：补脾胃，治淋病，骨鲠喉，小儿疳积。根：治乳房脓肿。"(《广西药用植物名录》)

路边菊 Lùbiānjú

【来源】本品为菊科植物马兰 *Kalimeris indica*（L.）Sch.－Bip. 的全草。生于坡地、路边、田边。广西各地有分布。夏、秋采，鲜用或晒干用。

【别名】马兰头、田边菊、鱼鳅串、鸡儿肠、脾草。

【壮名】棵怀航，Govaihag。

【性味】凉，辣、苦。

【功效】清热毒，除湿毒，调龙路，消食积。

【主治】贫痧（感冒），埃病（咳嗽），货烟妈（咽痛），航靠谋（痄腮），能蚌（黄疸），心头痛（胃痛），腊胴尹（腹痛），鹿裂（吐血），渗裂（血证），兵淋勒（崩漏），约京乱（月经不调），紫癜，创伤出血，笨浮（水肿），淋浊，呗农（痈肿），仲嘿唯尹（痔疮），呗红线（丹毒），小儿喯疳（疳积）。

【临床应用】

1. 治风热感冒，咽喉肿痛，口腔炎，消化不良，痢疾，结膜炎，乳腺炎，痈疮疖肿，预防流感、流脑：用全草五钱至一两，水煎服。

2. 治传染性肝炎：鸡儿肠鲜全草一两，酢浆草、地耳草、兖州卷柏各鲜全草五钱至一两。水煎服。

3. 治急性睾丸炎：马兰鲜根二至三两，荔枝核十枚。水煎服。

4. 治小儿热痢：鱼鳅串二钱，仙鹤草三钱，马鞭草三钱，木通二钱，紫苏二钱，铁灯草二钱。煎水服。

5. 治咽喉肿痛：马兰全草一二两。水煎频服。

6. 治外耳道炎：马兰鲜叶捣汁滴耳。

【用法用量】内服：煎汤，10～30g；鲜品，30～60g，捣汁用。外用：适量，捣敷或煎水熏洗。

【使用注意】脾胃虚寒者及孕妇慎用。

【知识拓展】

著作摘要

(1)"消食积饱胀及胸结气胀，除湿热，利小便，退热，止咳嗽，解毒，治蛇伤。"(《四川中药志》)

(2)"全草：用于感冒，流行性感冒，痢疾，胃肠炎，尿路感染。"(《广西药用植物名录》)

玉叶金花 Yùyèjīnhuā

【来源】本品为茜草科植物玉叶金花 *Mussaenda pubescens* Ait. f. 的茎和根。生于山地、沟边的灌木丛或草丛中。广西各地有分布。全年可采，晒干用。

【别名】白纸扇、山甘草、凉口菜、蝴蝶藤、鸡凉茶。

【壮名】勾北豪，Gaeubeizhau。

【性味】凉，甜、微苦。

【功效】清热毒，除湿毒，解痧毒，调龙路、火路。

【主治】贫痧（感冒），货烟妈（咽痛），埃病（咳嗽），中暑，胴因鹿西（吐泻），笨浮（水肿），隆白呆（带下）。

【临床应用】

1. 治感冒，预防中暑：茎、叶 60 ~ 90g，黄荆叶 30 ~ 45g。水煎分次服。

2. 治支气管炎：玉叶金花 15g，福建胡颓子 9g。水煎服。

3. 治温热小便不利：玉叶金花 30g，银花藤 60g，车前子 30g，水煎服。

4. 治急性胃肠炎：鲜茎、叶 30 ~ 60g。水煎服。

5. 治烧烫伤，毒蛇咬伤：用鲜叶 2 ~ 4 两。水煎外洗。

6. 治恶疮肿毒：山甘草捣烂敷患处。

【用法用量】内服：煎汤，15 ~ 30g。外用：适量。

【使用注意】脾胃虚寒者慎用。

【知识拓展】

著作摘要

（1）"煎水洗疮，有去腐生新之效。"（《广西中药志》）

（2）"清热利湿，解毒消肿。"（《广西本草选编》）

（3）"清热解表，治流感，感冒，中暑，支气管炎，扁桃体炎，咽喉炎，肾炎水肿，肠炎腹泻，蛇咬伤。"（《常用中草药手册》）

金银花 Jīnyínhuā（附药：忍冬藤、山银花）

【来源】本品为忍冬科植物忍冬 *Lonicera japonica* Thunb. 的含苞未放的花蕾。生于山地灌丛或疏林中。广西主要分布于桂林、临桂、龙胜、全州、金秀等地。夏季采，晒干用或阴干用。

【别名】腺背忍冬、忍冬花、金花、银花、双花。

【壮名】恩华，Ngaenxva。

【性味】寒，甜、苦。

【功效】清热解毒，除痧毒，凉血止痢。

【主治】呗农（痈疮肿毒），货烟妈（咽喉肿痛），呗奴（瘰疬），鼠疮，喯痧（痧症），阿意咪（痢疾）。

【临床应用】

1. 治痢疾：每日取本品25g，红痢以蜜糖水调服，白痢以沙糖水调服，每日1剂。

2. 治痈疽初起：金银花250g，水10碗煎至2碗，1次服完。

3. 治肠痈：金银花90g，甘草9g，当归60g，地榆30g，麦冬30g，玄参30g，薏苡仁15g，黄芩6g，水煎服，每日1剂。

4. 治有机磷农药中毒：金银花60~90g，明矾6g，大黄15g，甘草60~90g，水煎冷服，每日2剂，每剂服1次。

【用法用量】 内服：煎汤，9~30g。外用：适量。研末敷，或煎水洗。

【使用注意】 疮疡、痢疾等病证属虚寒者慎用。

【知识拓展】

著作摘要

(1) "用于风热感冒，咽喉肿痛，肺炎，痢疾，疮疡肿毒，丹毒。"(《广西药用植物名录》)

(2) "茎枝（忍冬藤）：清热解毒，疏风通络。""花蕾（金银花）：清热解毒，凉散风热。"(《广西中药资源名录》)

(3) "清热，解诸疮，痈疽发背，丹瘤、瘰疬。"(《滇南本草》)

附药：忍冬藤（恩华，Ngaenxva）　为金银花的茎枝，又名金银花藤。性微寒，味甜。功效：热解毒，祛风毒，通火路。主治：喯痧（痧症），呗农（疮痈）肿毒，阿意咪（热毒血痢），发旺（风湿热痹）。用法用量：水煎服，15~30g。

山银花（银华邑，Mgaenzva'bya）　为忍冬科植物灰毡毛忍冬 *Lonicera macranthoides* Hand.-Mazz.、红腺忍冬 *Lonicera hypoglauca* Miq.、华南忍冬 *Lonicera confusa* DC. 的花蕾或带初开的花。性味、功效、主治、用法用量同金银花。

苦丁茶 Kǔdīngchá

【来源】 本品为冬青科植物苦丁茶 *Ilex kudingcha* C. J. Tseng. 的叶。生于山坡、沟谷、林中，也有栽培。广西各地有分布。全年可采，鲜用或晒干用。

【别名】 大叶冬青。

【壮名】 茶灯，Cazdaeng。

【性味】 凉，苦、甜。

【功效】 清热毒，除湿毒，调火路，生津止渴。

【主治】 热病烦渴，中暑巧尹（头痛），嗒咛（结膜炎），惹啊茸（耳鸣），惹脓（中耳炎），阿意咪（痢疾），豪尹（齿痛）。

【临床应用】

1. 治伤暑高烧，急性胃肠炎，疟疾：用果3~4钱，或用叶1两，水煎服。

2. 治口腔炎：用叶50g，水煎咽下。

3. 治烫伤：用叶煎水外洗，并用叶研末，茶油调涂。

4. 治外伤出血：鲜苦丁茶捣烂绞汁涂搽；或干叶研细末，麻油调搽。

【用法用量】内服：煎汤，3～10g。

【使用注意】脾胃虚寒者慎用。

【知识拓展】

著作摘要

（1）"能清热散风，除烦解渴。治头痛、齿痛、耳鸣、目赤及食滞有痰。"（《四川中药志》）

（2）"清暑解毒。主治伤暑高烧，急性胃肠炎，疟疾，乳腺炎。"（《广西本草选编》）

（3）"清热解毒，平肝。主治风热头痛，目赤肿痛，鼻炎，口腔炎；外治乳腺炎初起，烫伤，黄水疮，骨折肿痛。"（《浙江药用植物志》）

黄葵 Huángkuí

【来源】本品为锦葵科植物黄葵 *Abelmoschus moschatus*（L.）Medic. 的全株。生于山坡灌丛中。广西大部分地区有分布。夏、秋采，鲜用或晒干用。

【别名】香秋葵、假芙蓉、山芙蓉、野棉花、假三稔。

【壮名】棵歪仿，Gofaiqfangz。

【性味】寒，苦。

【功效】清热毒，消痈肿，通谷道，通乳汁。

【主治】发得（高热不退），呗农（痈疮），狠尹（疖肿），哺呗（无名肿毒），埃病（咳嗽），嘻内（产后乳汁不通），阿意囊（大便秘结），夺扼（骨折），渗裆相（烧烫伤）。

【临床应用】

1. 治高热不退，肺热咳嗽，产后乳汁不通，大便秘结：用根3～5钱，水煎服。

2. 治痈疮疖肿，无名肿毒，骨折：用鲜叶或鲜根适量，捣烂外敷。

3. 治烧烫伤：用花浸油外涂。

【用法用量】内服：煎汤，9～15g。外用：适量。捣敷。

【使用注意】脾胃虚寒者慎用。

【知识拓展】

著作摘要

（1）"解毒消肿，排脓止痛。治痈疮肿痛，无名肿毒，蛇头疮。"（《广西中草药》）

（2）"根：用于肺热咳嗽，乳汁不通，便秘，瘰疬，外治脓肿。""叶：外治脓肿，跌打肿痛，烧、烫伤。"（《广西中药资源名录》）

九节茶 Jiǔjiéchá

【来源】本品为金粟兰科植物草珊瑚 *Sarcandra glabra*（Thunb.）Nakai 的全株。生于山谷、溪边林下或林缘。广西各地有分布。全年可采，晒干用。

【别名】接骨茶、接骨木、草珊瑚、九节风、骨风消。

【壮名】卡隆，Galoemq。

【性味】平，苦、微辣、麻。

【功效】清热毒，通气道，祛风邪，除湿毒，接骨疗伤。

【主治】贫痧（感冒），发得（发热），埃病（咳嗽），兵西弓（肠痈），发旺（风湿痹痛），林得叮相（跌打损伤），夺扼（骨折），阿意咪（痢疾），白冻（泄泻）。

【临床应用】

1. 治劳伤腰痛：接骨茶、四块瓦、退血草各 15g，煨酒服，每日 1 剂。

2. 治跌打骨折：用根 5 钱~1 两，酒水各半煎服；另用鲜叶捣烂调酒外敷。

3. 治风湿性关节痛，风湿性腰腿痛：用根 2~3 两，浸酒 1 斤，7 天后可内服、外搽。

4. 治急性阑尾炎：用全株 2~3 两，水煎服。

5. 治肺炎：用全株 1 两，水煎服；或制成针剂，每 1mL 含生药 1g，每次肌注 2mL，每日 2~4 次。

【用法用量】内服：煎汤，6~15g。或浸酒。外用：适量，捣敷，或煎水洗。

【使用注意】脾胃虚寒者慎用。

【知识拓展】

著作摘要

（1）"接骨，破积，止痛。治跌打骨折，损伤肿痛，风湿骨痛，烂疮，毒蛇咬伤。"（《陆川本草》）

（2）"治一切跌打损伤，风湿麻木，筋骨疼痛。"（《分类草药性》）

决明子 Juémíngzǐ

【来源】本品为豆科植物决明 Cassia obtusifolia Linn. 或小决明 Cassia tora Linn. 的成熟种子。生于荒地、村旁、路边。广西各地有分布。秋季采，晒干用。

【别名】马蹄决明、钝叶决明、假绿豆、草决明、羊明。

【壮名】些羊灭，Cehyiengzmbeq。

【性味】微寒，甜、苦、咸。

【功效】清热毒，调火路，明目，通谷道。

【主治】嗒咛（结膜炎），角膜溃疡，视力下降，呗农（疮疡），兰啥（眩晕），血压嗓（高血压），巧尹（头痛），年闹诺（失眠），阿意囊（大便秘结）。

【临床应用】

1. 治高血压：决明子适量炒黄捣成粗粉，加糖泡开水服，每次 3g，每日 3 次。或决明子 15g，夏枯草 9g，水煎服，连服 1 个月。

2. 治急性角膜炎：决明子 15g，菊花 9g，谷精草 9g，荆芥 9g，黄连 6g，木通 12g。水煎服。

3. 治夜盲症：决明子、枸杞子各 9g，猪肝适量。水煎，食肝服汤。

4. 治习惯性便秘：决明子 18g，郁李仁 18g，沸水冲泡代茶。

【用法用量】内服：煎汤，9~15g。

【使用注意】孕妇禁用；脾胃虚寒、大便溏薄、气血不足者不宜服用。

【知识拓展】

1. 著作摘要

（1）"主青盲，目淫肤，赤白膜，眼赤痛，泪出，久服益精光。"（《神农本草经》）

（2）"明目，利尿。治昏眩，脚气，浮肿，肺痈，胸痹。"（《湖南药物志》）

（3）"清肝明目，利水通便。治肝炎，肝硬化腹水，高血压，小儿疳积，夜盲，风热眼痛，习惯性便秘。"（《常用中草药手册》）

2. 功用发挥 治疗高血压：选取 1674 例高血压患者按随机数字表法随机分为对照组 810 例和治疗组 864 例，对照组给予盐酸依那普利，治疗组在对照组治疗基础上加用决明子敷脐；观察两组治疗前后症状、血压、血脂及血液流变学指标变化。结果：症状疗效比较，治疗组总有效率为 95.14%，对照组为 71.11%，差异具有统计学意义（$P<0.01$）；降压疗效比较，治疗组总有效率为 95.60%，对照组为 73.46%，差异具有统计学意义（$P<0.01$）；总体血压变化治疗组优于对照组（$P<0.01$）；治疗组总胆固醇、三酰甘油、高密度脂蛋白胆固醇、低密度脂蛋白胆固醇、血液流变学指标的治疗前后比较差异具有统计学意义（$P<0.01$）。［张仲汉，邓俊，张元爱，等.决明子敷脐治疗高血压病临床研究.中国中医药信息杂志，2014，21（4）：37-39.］

马缨丹 Mǎyīngdān

【来源】本品为马鞭草科植物马缨丹 *Lantana camara* L. 的全株。生于路边或石山，有栽培。广西各地有分布。全年可采，鲜用或晒干用。

【别名】如意花、五色梅、五色花、臭花、臭草。

【壮名】棵华侯，Govahaeu。

【性味】凉，甜、辣、麻；有毒。

【功效】清热毒，除湿毒，消肿痛。

【主治】贫痧（感冒），发得（高烧不退），流感，航靠谋（痄腮），发旺（风湿痹痛），林得叮相（跌打损伤），钵痨（肺结核），唉勒（咳血），呗奴（瘰疬），能啥能累（湿疹），能那（皮肤瘙痒）。

【临床应用】

1. 治风热感冒：五色花叶一两，山芝麻五钱。水煎，日分二次服。

2. 治关节风湿痛：用根 30g，水煎服；或加肖梵天花干根 24g，酒水煎，加食盐少许服。

3. 治肺结核咳血：用花 3～9g，水煎服。

4. 治感冒，流感，腮腺炎，高热不退：用干根 30～60g，或鲜根 60～120g。水煎服。

5. 治跌打扭伤：马缨丹鲜叶捣烂外敷。

6. 治皮炎、湿疹瘙痒：马缨丹新鲜枝叶煎水外洗。

【用法用量】内服：煎汤，15～30g；研末，3～5g。或捣汁冲酒服。外用：新鲜枝、叶适量，捣敷或煎水洗。

【使用注意】内服不宜过量。孕妇及体弱者禁用。本品有毒，内服有头晕、恶心、呕吐等的反应，必须掌握用量，防止不良反应。

【知识拓展】

著作摘要

(1) "祛风止痒, 消肿止痛, 散毒, 敷大肠疡痈。"(《广东中药》)

(2) "叶: 治疗癫毒疮, 跌打止血。花: 可止血。"(《南宁市药物志》)

(3) "洗湿毒疥癫。"(《岭南采药录》)

冰糖草 Bīngtángcǎo

【来源】本品为玄参科植物野甘草 *Scoparia dulcis* L. 的全草。生于旷野草地上, 广西主要分布于南宁、金秀、藤县、岑溪、平南等地。夏、秋采, 鲜用或晒干用。

【别名】土甘草、假甘草、四时茶、通花草、节节珠。

【壮名】甘草拓, Gamcaujdoz。

【性味】凉, 甜。

【功效】清热毒, 除湿毒, 通气道、水道。

【主治】唉瘰(瘰症), 埃病(咳嗽), 货烟妈(咽喉肿痛), 白冻(泄泻), 笨浮(水肿), 能啥能累(湿疹), 呗农(痈疮), 呗红线(丹毒), 热痱。

【临床应用】

1. 治小儿外感发热, 肠炎, 小便不利: 野甘草五钱至一两, 水煎服。

2. 防治麻疹: 野甘草水煎作茶饮, 连服三天。

3. 治小儿肝火烦热: 鲜野甘草五钱, 酌加冰糖, 冲开水炖服。

4. 治脚气浮肿: 鲜野甘草一两, 红糖一两。水煎, 饭前服, 日二次。

5. 治肺热咳嗽: 鲜野甘草一至二两, 水煎服。

6. 治喉炎: 鲜野甘草四两, 捣汁调蜜服。

7. 治丹毒: 鲜野甘草二两, 食盐少许, 同捣烂, 水煎服。

8. 治湿疹, 热痱: 鲜野甘草捣汁外擦。

【用法用量】内服: 煎汤, 15~30g; 鲜品60~90g。外用: 适量, 捣敷。

【使用注意】脾胃虚寒者慎用。

【知识拓展】

著作摘要

(1) "清热利湿。治感冒发热, 肠炎腹泻, 脚气水肿, 小便不利。"(《常用中草药手册》)

(2) "清热解毒, 祛风止痒, 生津止渴。"(《广西本草选编》)

(3) "解热利尿, 调中益肺。"(《福建民间草药》)

野菊花 Yějúhuā

【来源】本品为菊科植物野菊 *Chrysanthemum indicum* L. 等的头状花序。生于草地、田边、路旁。广西各地有分布。秋、冬花初开时采, 鲜用或蒸后晒干用。

【别名】山菊花、千层花、黄菊花。

【壮名】华库农，Vagutndoeng。

【性味】微寒，苦、辣、麻。

【功效】清热毒，通火路，明目。

【主治】呗农（痈肿疮毒），货烟妈（咽喉肿痛），嗒咛（结膜炎），巧尹（头痛），兰唅（眩晕）。

【临床应用】

1. 治泌尿系统感染：野菊花 30g，海金沙 30g，水煎服，每日 2 剂。

2. 治肝热型高血压：野菊花 15g，夏枯草 15g，草决明 15g，水煎服。

3. 治肾炎：野菊花、金钱草、车前草各 3g，水煎服。

4. 治疗疮：野菊花和黄糖捣烂贴患处，如生于发际，加梅片、生地龙同敷。

5. 治夏令热疖及皮肤湿疮溃烂：用野菊花茎叶浓煎洗涤，并以药棉或纱布浸药汤掩敷，一日数回。

【用法用量】内服：煎汤，9～15g。外用：适量，煎水洗，或制膏外涂。

【使用注意】脾胃虚寒者及孕妇禁用。

【知识拓展】

1. 著作摘要

（1）"解毒疏风。治目疾眩晕。"（《苏州本产药材》）

（2）"排脓解毒，消肿止痛。治痈肿疔毒，天疱湿疮。"（《浙江中药手册》）

（3）"治白喉，口疮，小儿高热抽搐等症。"（《江西草药》）

2. 功用发挥　治疗急性咽炎：选取 200 例急性咽炎患者，随机分为治疗组和对照组，每组 100 人，治疗组使用野菊花针剂雾化吸入，对照组使用庆大霉素+地塞米松雾化吸入，观察两组治疗效果。结果：治疗组疗效明显优于对照组（P<0.01）。［高影儿. 野菊花超生雾化吸入治疗急性咽炎的疗效观察及护理. 全科护理，2014，12（321）：1071-1072.］

罗裙带 Luóqúndài

【来源】本品为石蒜科植物文殊兰 *Crinum asiaticum* L. var. *sinicum*（Roxb. et Hreb.）Baker. 的叶。生于海滨或河旁沙地、村边、草丛，或栽植于庭院。广西各地有分布。全年可采，鲜用或晒干用。

【别名】万年青、裙带草、白花石蒜、水蕉。

【壮名】楣捆，Mbawgoenx。

【性味】凉，辣、麻、微苦；有毒。

【功效】清热毒，通龙路，续筋骨，消肿痛。

【主治】呗农（痈疮肿毒），呗奴（瘰疬），货烟妈（咽痛），京瑟（闭经），额哈（毒蛇咬伤），头风痛，核尹（腰痛），林得叮相（跌打损伤），关节扭伤肿痛，夺扼（骨折）。

【临床应用】

1. 治头风痛：罗裙带叶火烤至软，乘热作带扎头。

2. 治痈疮肿毒：用鲜叶捣烂，同酒糟炒热外敷。

3. 治牙痛：鲜罗裙带根 1 小片。置牙痛处，咬含 15 分钟左右。

4. 治跌扭伤筋，瘀血凝肿作痛：鲜文殊兰叶放在铁锅内先炒软，然后用红酒淬入，乘微热包扎在伤肿处，日换 1 次。

5. 治跌伤，骨折：鲜文殊兰四两，水冬瓜、圆麻根各二两。捣烂包患处。

6. 治痈疽：鲜文殊兰叶和鳞茎，加蜂糖少许，捣烂包患处。

7. 治皮肤溃疡：文殊兰叶捣汁搽患处。

8. 治脚、手关节酸痛：鲜文殊兰叶，切碎，调麻油，烘热贴患处，每日一换。

9. 治四肢腋窝肿大：鲜文殊兰叶合红糖、生葱 2 株捣敷，每日 1 次。

【用法用量】内服：煎汤，3～10g，鲜品 15～30g。外用：适量，捣敷；绞汁涂；炒热敷；或煎水洗。

【使用注意】本品有毒，内服宜慎，寒疸禁用。

【知识拓展】

著作摘要

（1）"治扭伤，头风痛。"（《广西药植图志》）

（2）"消热毒，敷疮，用酒糟或蜜糖捶叶敷患处。煲水洗外痔。"（《生草药性备要》）

（3）"治乳癌，心气痛。"（《湖南药物志》）

鬼针草 Guǐzhēncǎo

【来源】本品为菊科植物鬼针草 Bidens pilosa Linn. 或白花鬼针草 Bidens pilosa Linn. var. radiata Sch.-Bip. 的全草。生于耕地、草丛或旷野。广西各地有分布。夏、秋采，鲜用或晒干用。

【别名】虾钳草、金盏银盘、三叶鬼针草、三叶婆婆针、路边针。

【壮名】牙钳布，Nyagemzbuh。

【性味】平，苦。

【功效】清热毒，解痧毒，通谷道，除瘀毒。

【主治】货烟妈（咽喉肿痛），痧病，乙脑，呗农（痈疮肿毒），额哈（毒蛇咬伤），白冻（泄泻），阿意咪（痢疾），兵西弓（肠痈），能蚌（黄疸），仲嘿喯尹（痔疮），林得叮相（跌打肿痛）。

【临床应用】

1. 治感冒发热，咽喉炎，结膜炎，急、慢性阑尾炎，肝炎，痢疾，尿路感染：用全草15～50g，水煎服。

2. 治蛇伤、虫咬：鲜鬼针全草100g，酌加水，煎成半碗，温服；渣捣烂涂贴伤口，日如法两次。

3. 治肝炎：鬼针草、黄花棉各75～100g。加水 1000mL，煎至 500mL。一日多次服，服完为止。

4. 治偏头痛：鬼针草50g，大枣三枚。水煎温服。

5. 治胃气痛：鲜鬼针草75g。和猪肉四两同炖，调酒少许，饭前服。

6. 治大小便出血：鲜鬼针草叶 25～50g。煎汤服。

7. 治跌打损伤：①鲜鬼针草全草 50～100g（干的减半）。水煎，另加黄酒 50mL，温服，日服一次，一般连服三次。②用鲜全草捣烂，酒炒外敷。

8. 治痈疮肿毒：用鲜全草加红糖少许，捣烂外敷。

【用法用量】内服：煎汤，15～30g（鲜品 50～100g）；或捣汁。外用：鲜品适量。捣烂或酒炒外敷；或煎水熏洗。

【使用注意】孕妇禁用。

【知识拓展】

著作摘要

（1）"煎服，治痢疾，咽喉肿痛，噎膈反胃，贲门痉挛及食道扩张等症。"（《中国药植图鉴》）

（2）"散瘀活血，消痈解毒。"（《福建民间草药》）

（3）"消瘀，镇痛，敛金疮。"（《泉州本草》）

犁头草 Lítóucǎo

【来源】本品为堇菜科植物长萼堇菜 *Viola inconspicus* Bl. 的全草。生于湿润草地。广西大部分地区有分布。夏、秋采，鲜用或晒干用。

【别名】紫金锁、三角草、犁头尖、地丁草、心叶堇菜。

【壮名】棵巴齐，Gobakcae。

【性味】寒，苦、微辣。

【功效】清热毒，消痈排脓，凉血清肝。

【主治】呗疔（疔疮），狠尹（疖疮），呗农（痈疽肿毒），肠痈下血，外伤出血，化脓性骨髓炎，能蚌（黄疸），目赤肿痛，额哈（毒蛇咬伤）。

【临床应用】

1. 治湿热肠痈下血：鲜犁头草、鲜蒲公英各 60g，水煎服。

2. 治阑尾炎：鲜犁头草、鲜蒲公英、鲜马齿苋各 30g，水煎服。

3. 治痈疽疔毒：鲜犁头草适量捣烂，加蜂蜜少许调敷患处。另用鲜犁头草 30g，煎服。

4. 治妇人产后瘀血腹痛：鲜犁头草 30g，切碎，鸡蛋 2 个，去壳，同搅和于干锅内，加油略炒，再水煎服。

5. 治痈疽溃烂久不收口：犁头草、木芙蓉花适量，捣极烂，敷患处。或焙干研末，撒患处，外用纱布敷贴，每日换药 1 次，至愈为止。

6. 治目赤肿痛，畏光羞明，眵泪，头痛，云翳遮睛：鲜犁头草捣烂如泥，加鸡蛋白少许再捣匀，外敷眼皮上，每日换药 1～2 次。

7. 治外伤出血：犁头草、酢浆草各适量，捣烂外敷患处。

【用法用量】内服：煎汤，9～15g，鲜品 30～60g；或捣汁服。外用：适量，捣敷。

【使用注意】脾胃虚寒者禁用。

【知识拓展】

1. 著作摘要

（1）"微苦，寒。清热，消肿，解毒。"（《浙江民间常用草药》）

（2）"全草：用于目赤肿痛，喉痛，乳腺炎；外治化脓性骨髓炎，毒蛇咬伤。"（《广西中药资源名录》）

2. 功用发挥　治疗慢性骨髓炎：选取 60 例慢性骨髓炎患者随机分为治疗组和对照组各 30 例，对照组给予西医非手术常规抗生素治疗，治疗组在对照组治疗基础上配合中草药犁头草内服、外敷。观察临床疗效，比较两组治疗前后及每 2 个疗程后血沉、C 反应蛋白水平变化。结果：治愈率、总有效率治疗组分别为 46.67%、86.67%，对照组分别为 20.00%、63.33%，两组比较差异均有统计学意义（$P<0.05$）；与治疗前比较，治疗组每 2 个疗程后血沉和 C 反应蛋白水平持续降低（$P<0.05$ 或 $P<0.01$）；与对照组同期比较，治疗组各疗程结束后血沉和 C 反应蛋白的降低作用显著优于对照组（$P<0.05$ 或 $P<0.01$）。［郑晓辉，刘毓，张志强，等．中草药犁头草内服外敷对慢性骨髓炎临床疗效的影响．广州中医药大学学报，2010，27（1）：6-9.］

蛇莓 Shéméi

【来源】本品为蔷薇科植物蛇莓 *Duchesnea indica*（Andr.）Focke 的全草。生于山坡、田边、村旁。广西大部分地区有分布。全年可采，鲜用或晒干用。

【别名】落地杨梅、小草莓、地杨梅、地莓、蚕莓。

【壮名】楤豪偶，Gohaungoux。

【性味】寒，甘、苦；有小毒。

【功效】清热毒，散结肿，调龙路。

【主治】嗦呗（无名肿毒），航靠谋（痄腮），呗农（痈疮），呗疔（疔疮），额哈（毒蛇蛇伤），渗裆相（烧烫伤），呗嘟（带状疱疹），歇啥（阴痒），阿意咪（痢疾），林得叮相（跌打损伤），京尹（痛经），兵淋勒（崩漏）。

【临床应用】

1. 治癌肿，疔疮：蛇莓 20～50g，煎服。

2. 治蛇头疔，乳痈，背疮，疔疮：鲜蛇莓草，捣烂，加蜜敷患处。初起未化脓者，加蒲公英 50g，共杵烂，绞汁一杯，调黄酒 100mL 炖撮，渣敷患处。

3. 治跌打损伤：鲜蛇莓捣烂，甜酒少许，共炒热外敷。

4. 治带状疱疹：用鲜叶捣烂榨汁，调适量生糯米粉外涂。

【用法用量】内服：煎汤，15～30g，鲜品 30～120g；或捣汁。外用：适量。捣敷，或研末撒、煎水洗。

【使用注意】本品花果有小毒，孕妇及儿童慎用。

【知识拓展】

1. 著作摘要

（1）"治跌打，消肿止痛，去瘀生新，浸酒壮筋骨。"（《生草药性备要》）

（2）"化痰止咳，祛风，活血。治伤风感冒，咳嗽，哮喘，风火牙痛，口舌生疮。"（《闽东本草》）

2. 功用发挥 治疗带状疱疹：选取带状疱疹病人136例，分为A组84例和B组52例，B组常规应用抗病毒药物治疗，部分病人用阿昔洛韦软膏外涂，A组在常规抗病毒药物治疗的基础上加用蛇莓草药外敷或者取汁外涂治疗，观察症状。结果：A组8天治愈76例（90.5%），10天治愈82例（97.6%），B组8天治愈36例（69.2%），10天治愈46例（88.5%）；两组8天治愈率的差异有统计学意义（$P<0.01$）。［芦启星. 蛇莓治疗带状疱疹疗效观察. 中国乡村医药杂志，2007，14（9）：51.］

乌蔹莓 Wūliǎnméi

【来源】本品为葡萄科植物乌蔹莓 *Cayratia japonica*（Thunb.）Gagnep. 的全草或根。生于山谷、路旁、荒地或村边。广西大部分地区分布。全年可采，鲜用或晒干用。

【别名】红母猪藤、母猪藤、五爪龙、五叶藤、五龙草。

【壮名】勾谋灭，Gaeumoumeh。

【性味】寒，酸、苦。

【功效】清热毒，除湿毒，消肿痛，止血。

【主治】呗农（痈肿），呗疔（疔疮），呗红线（丹毒），货烟妈（咽喉肿痛），林得叮相（跌打损伤），东笃哈（蛇虫咬伤），渗裆相（水火烫伤），发旺（风湿痹痛），能蚌（黄疸），白冻（泄泻），阿意咪（痢疾），幽豪（白浊），陆裂（咯血），肉裂（尿血）。

【临床应用】

1. 治毒蛇咬伤，眼前发黑，视物不清：用鲜乌蔹莓全草捣烂绞取汁60g，米酒冲服。外用鲜全草捣烂敷伤处。

2. 治毒蛇咬伤：用乌蔹莓、野刺苋、苍耳草、铁苋、牛膝、天名精、半支莲，均用鲜草适量。将上药榨汁约100mL，加雄黄0.3~0.6g搅拌，再加红糖调服，药渣外敷。重症者可服2次，一般服1次。

3. 治风湿瘫痪，行走不便：母猪藤45g，大山羊30g，大风藤30g，泡酒500mL。每服15~30mL，日服2次，经常服用。

4. 治无名肿毒：乌蔹莓叶捣烂，炒热，用醋泼过，敷患处。

5. 治风湿关节疼痛：乌蔹莓根50g，泡酒服。

6. 治小便尿血：五叶藤阴干为末，每服二钱，白汤下。

7. 治跌打损伤：五爪龙捣汁，和童尿热酒服之，取汗。

8. 治蜂螫伤：五爪龙鲜叶，煎水洗。

9. 治痈肿，丹毒：用乌蔹莓叶或根，磨成极细末，加凡士林调成20%的软膏，外敷患处。

【用法用量】内服：煎汤，15~30g，鲜品50~200g；浸酒或捣汁饮。外用：鲜全草适量，捣敷或取汁涂。

【使用注意】虚寒者禁用。

【知识拓展】

1. 著作摘要

(1) "清热利尿。治肺热咳嗽。根、叶，捣烂外敷，治痈疮。"(《南宁市药物志》)

(2) "清热解毒，通淋利小便。治淋症，水肿，外敷痈疽肿毒。"(《泉州本草》)

(3) "解毒消肿，活血散瘀，利尿，止血。"(《全国中草药汇编》)

2. 功用发挥　治疗小儿口腔疱疹：选取口腔疱疹患儿60例，分为乌蔹莓治疗组和利巴韦林对照组，各30例；乌蔹莓鲜叶榨汁与米汤或牛奶、饮料等兑服，利巴韦林静脉滴注，观察症状。结果：乌蔹莓组疱疹痊愈时间为4.35±1.85日，利巴韦林组疱疹痊愈时间为6.88±3.62日，乌蔹莓组治疗效果明显优于利巴韦林组（$P<0.01$）。[余江乐，康莉，赖丹.乌蔹莓鲜叶治疗小儿口腔疱疹的疗效观察及护理.中国医药指南，2012，10（27）：327-328.]

小蜡树 Xiǎolàshù

【来源】本品为木犀科植物小蜡树 *Ligustrum sinense* Lour. 的枝、叶。生于山地、村旁、路边、沟边等。广西各地有分布。全年可采，多为鲜用，或晒干用。

【别名】蚊仔树、冬青、山指甲、小刀伤。

【壮名】盟甘课，Mbawgaemhgaet。

【性味】寒，苦、涩。

【功效】清热毒，除湿毒，通龙路。

【主治】贫痧（感冒），发得（发热），埃病（咳嗽），货烟妈（咽炎），呗农（疮疡），口疮（口腔溃疡），能蚌（黄疸），阿意咪（痢疾），渗裆相（烫伤），林得叮相（跌打损伤）。

【临床应用】

1. 治黄疸型肝炎：用鲜枝叶25~50g，水煎服，每日1剂。

2. 治口腔炎：用鲜嫩叶数片放口内嚼服；或用鲜嫩叶50~100g，水煎含漱。

3. 治跌打肿痛，疮疡：用鲜嫩叶捣烂外敷，每天换药1~2次。

4. 治烫伤，产后会阴水肿：用鲜叶适量，水煎湿敷，每日1次。或50%小蜡树叶液，湿敷。

【用法用量】内服：煎汤，10~15g，鲜品加倍。外用：适量。煎水含漱；或熬膏涂；捣烂或绞汁涂敷。

【使用注意】脾胃虚寒者慎用。

【知识拓展】

著作摘要

(1) "清热解毒，抑菌杀菌，消肿止痛，祛腐生肌。"(《全国中草药汇编》)

(2) "清热解毒，消肿止痛。"(《广西本草选编》)

一支箭 Yīzhījiàn

【来源】本品为瓶尔小草科植物瓶尔小草 *Ophioglossum vulgatum* L. 的全草。生于坡地、沟边、草丛。广西各地有分布。夏、秋采，鲜用或晒干用。

【别名】瓶尔小草、一支枪、矛盾草、青藤、蛇咬子。

【壮名】棵三灵，GosamLing。

【性味】凉，甜、酸。

【功效】清热毒，消肿痛，调龙路。

【主治】呗疔（疔疮），呗农（痈疮），额哈（毒蛇咬伤），呗嘻（乳痈），钵痨（肺结核），渗裆相（烧烫伤），林得叮相（跌打损伤）。

【临床应用】

1. 治毒蛇咬伤：用全草 5 钱，水煎服；另用鲜全草适量，捣烂敷伤口周围。

2. 治胃热痛，肺结核潮热：用全草 5 钱 ~ 1 两，水煎服，或用全草 1 钱研粉，开水冲服。

3. 治疔疮：用全草 5 钱，水煎服，渣敷患处。

4. 治疥疮身痒：一支箭、蒲公英、鱼鳅串、侧耳根，炖鳝鱼服。

5. 治痈肿初起：一支箭、鱼胆草、铧头草、野烟叶，捣烂敷。

【用法用量】内服：煎汤，15 ~ 30g。外用：适量，捣敷；或煎水洗；或研末调敷。

【使用注意】脾胃虚寒者慎用。

【知识拓展】

著作摘要

（1）"清热毒，除风热。治肾囊肿痛，疔肿恶毒，胸腹宿血，蛇毒。"（《草木便方》）

（2）"治痒子，消疮毒，跌打损伤，肿毒。"（《分类草药性》）

（3）"清热解毒，消痈肿。治犬伤，疥疮。"（《四川中药志》）

鬼灯笼 Guǐdēnglóng

【来源】本品为马鞭草科植物白花灯笼 *Clerodendrum fortunatum* L. 的全株。生于丘陵、山地、旷野。广西各地有分布。夏、秋采，鲜用或晒干用。

【别名】白花灯笼、苦灯笼、岗灯笼、红灯笼。

【壮名】灯笼房，Daengloengzfangz。

【性味】寒，微苦、甜。

【功效】清热毒，消肿痛，调气道，调龙路。

【主治】货烟妈（咽喉肿痛），呗农（痈疮），狠尹（疖肿），呗疔（疔疮），钵痨（肺痨），埃病（咳嗽），发旺（风湿骨痛），林得叮相（跌打损伤）。

【临床应用】

1. 治风热感冒，气管炎，咽喉炎，胃痛，腹痛：用根 5 钱 ~ 1 两，水煎服。

2. 治痈疮疖肿：用根 5 钱 ~ 1 两，水煎服；并用鲜叶捣烂外敷。

3. 治风湿痹痛：用根 3 ~ 5 钱，水煎服；并用鲜全株适量，水煎外洗。

4. 治疖肿：鬼灯笼鲜叶，捣烂外敷。

【用法用量】内服：煎汤，15 ~ 30g。外用：适量，捣敷。

【使用注意】脾胃虚寒者慎用。

【知识拓展】

著作摘要

（1）"清热解毒。治温热病，骨蒸劳热，咳嗽，小儿急惊风。外用治跌打。"（《南宁市药物志》）

（2）"根，清热解毒，止咳，祛风。治感冒，咽痛，咳嗽，肺病，胃痛，腹痛，疮肿，跌打，风湿。"（《广西植物名录》）

二、解热毒除湿药

本类壮药性多寒，多有苦味，以解热毒、除湿毒为主要功效，主要用于湿热毒邪所致的多种病证，如阿意咪（痢疾）、白冻（泄泻）、笨浮（水肿）、能蚌（黄疸）、货烟妈（咽痛）、歇含（霉菌性阴道炎）、呗嘻（乳痈）、呗农（痈疮）、能啥能累（湿疹）、额哈（毒蛇咬伤）等。

火炭母 Huǒtànmǔ

【来源】本品为蓼科植物火炭母 *Polygonum chinense* L. 或粗毛火炭母 *Polygonum chinense* L. var. *hispidum* Hook. f. 的全草。生于山谷、水边、湿地。广西大部分地区有分布。夏、秋采，鲜用或晒干用。

【别名】火炭毛、地肤蝶、黄鳝藤、乌饭藤、接骨丹。

【壮名】勾莓，Gaeumei。

【性味】寒，涩、酸。

【功效】清热毒，除湿毒，凉血止痛。

【主治】阿意咪（痢疾），白冻（泄泻），能蚌（黄疸），货烟妈（咽痛），歇含（霉菌性阴道炎），呗嘻（乳痈），呗农（痈疮），能啥能累（湿疹），额哈（毒蛇咬伤）。

【临床应用】

1. 治急慢性菌痢：火炭母、野牡丹各二两。水煎，每日一剂，分三次服。对慢性菌痢，可以同样剂量做保留灌肠，每日二次，七至十天为一疗程。

2. 治湿热黄疸：火炭母一两，鸡骨草一两，水煎服。

3. 治赤白痢：火炭母草和海金沙捣烂取汁，冲沸水，加糖少许服之。

4. 治痢疾，肠炎，消化不良：火炭母、小凤尾、布渣叶各六钱，水煎服。

5. 治妇女带下：鲜火炭母二至三两，白鸡冠花三至五朵。酌加水煎成半碗，饭后服，日两次。

6. 治痈肿：鲜火炭母草一两，水煎，调酒服；渣调蜜或糯米饭捣烂，敷患处。

7. 治湿疹：鲜火炭母草一至二两，水煎服；另取鲜全草水煎洗。

8. 治皮肤风热，流注，骨节痈肿疼痛：火炭母叶，煎水洗。

9. 治臁胀：火炭母草，煎水熏洗及捣敷。

【用法用量】内服：煎汤，9~15g，鲜品30~60g。外用：适量，捣敷；或煎水洗。

【使用注意】脾胃虚寒者慎用。

【知识拓展】

1. 著作摘要

（1）"炒蜜食能止痢症。敷疮、敷跌打、贴烂脚，拔毒、干水、敛口。"（《生草药性备要》）

（2）"凉血解毒。治小儿夏季热。"（《广东中草药》）

（3）"治小儿身热惊搐，臌胀。"（《岭南采药录》）

2. 功用发挥 治疗小儿急性细菌性痢疾：运用火炭母复方，治疗小儿急性细菌性痢疾52例，治愈40例，占76.13%；好转12例，占23.17%；其中12例好转病例继续按本法治疗1疗程均治愈。[任国珍，何世东. 火炭母复方为主治疗小儿急性细菌性痢疾52例. 广西中医药，2001，2，24（1）：32.]

穿心莲 Chuānxīnlián

【来源】本品为爵床科植物穿心莲 *Andrographis paniculata*（Burm. f.）Nees. 的地上部分。广西大部分地区有栽培。秋初茎叶茂盛时采割，干燥。

【别名】一见喜、斩蛇剑、苦草、榄核莲、四方莲。

【壮名】牙粉敛，Nyafaenzlenz。

【性味】寒，苦。

【功效】通火路，清热毒，除湿毒，消肿止痛。

【主治】贫痧（感冒），货烟妈（咽痛），埃病（咳嗽），能蚌（黄疸），钵痨（肺痨），白冻（泄泻），阿意咪（痢疾），肉扭（淋证），呗农（痈疮），钩端螺旋体病，隆白呆（带下），渗裆相（水火烫伤），额哈（毒蛇咬伤）。

【临床应用】

1. 治流感：穿心莲叶研末，每日2~3次，每服3g；预防流感，穿心莲研末，吹入喉中，每日1次。

2. 治肺炎：穿心莲、十大功劳叶各15g，陈皮6g。水煎服。

3. 治百日咳：穿心莲叶3片。水泡，蜂蜜调服。日3次。

4. 治急性菌痢，肠炎：穿心莲9~15g。水煎服。每日1剂，2次分服。

5. 治高血压：穿心莲叶5~7片。开水冲泡，每日数次。

6. 治鼻窦炎，中耳炎，结合膜炎，胃火牙痛：鲜穿心莲全草9~15g。水煎服；或捣汁滴耳。

7. 治急性阑尾炎：野菊花30g，穿心莲15g。水煎，每日2剂分服。

8. 治烫火伤：穿心莲干叶研末，调茶油；或鲜叶煎汤涂患处。

【用法用量】内服：煎汤，5~10g，单味大剂量可用至30~60g；或研末，每次0.6~3g，装胶囊吞服或开水送服。外用：适量，捣烂或制成软膏涂患处；或水煎滴眼、耳。

【使用注意】脾胃虚寒者慎用。

【知识拓展】

1. 著作摘要

（1）"止血凉血，拔毒生肌，治肺脓疡，口腔炎。"（《广西中草药》）

（2）"清热解毒，消炎退肿。治咽喉炎症，痢疾，高热。"（《泉州本草》）

NOTE

（3）"清热消炎，止痛止痒，解蛇毒。治腮腺炎，结合膜炎，流脑。"（《常用中草药彩色图谱》）

2. 功用发挥

（1）治疗过敏性鼻炎：将过敏性鼻炎患者 76 例随机分为 2 组，观察组给予穿心莲片口服治疗，对照组给予马来酸氯苯那敏片口服治疗，比较 2 组的近期疗效，并且在治疗后的第 1 周及第 4 周对患者进行电话随访，了解复发率。结果表明：穿心莲片治疗过敏性鼻炎临床疗效好，且复发率低。［汪春娇，余兰琼. 穿心莲片治疗过敏性鼻炎的临床观察. 中国医院药学杂志，2012，32（19）：1592.］

（2）治疗急慢性咽炎：以 80 例急慢性咽炎患者的资料为例进行研究，观察穿心莲内酯滴丸治疗急慢性咽炎的临床效果。按照随机分组的原则将以上患者分为观察组 40 例和对照组 40 例，其中对照组给予华素片口服及雾化治疗，观察组则在此基础上加用穿心莲内酯滴丸进行治疗，治疗结束后对比治疗效果。结果表明：从治疗的显效率和总有效率来看，观察组无论是在急性咽炎的治疗上还是在慢性咽炎的治疗上均显著优于对照组，穿心莲内酯滴丸治疗急慢性咽炎具有良好的临床效果，值得在临床上加以推广和应用。［包志伟. 穿心莲内酯滴丸治疗急慢性咽炎临床疗效观察. 内蒙古中医药，2013，（12）：30-31.］

猪屎豆 Zhūshǐdòu

【来源】本品为豆科植物猪屎豆 Crotalaria mucronata Desv. 的全草。生于村旁、耕地山坡、路边。广西大部分地区有分布。秋季采，晒干用或鲜用。

【别名】野苦豆、土沙苑子、野黄豆草，猪屎青、大马铃。

【壮名】督铃谋，Duhlingzmou。

【性味】平，辣、苦；有毒。

【功效】清热毒，除湿毒，调谷道。

【主治】白冻（泄泻），肉扭（淋证），东朗（食积），喯疳（疳积），呗嘻（乳痈）。

【临床应用】

1. 治中暑发热：猪屎豆全草（鲜品）30g，水煎服。

2. 治痢疾：鲜猪屎豆全草60g，水煎，冲红糖服。

3. 治风热赤眼：鲜猪屎豆全草，酌量水煎，药液乘热以蒸气熏眼，熏后取汁洗眼，效果甚佳。

【用法用量】内服：煎汤，6~12g。外用：适量，捣敷。

【使用注意】孕妇忌服。猪屎豆为种子和幼嫩枝叶有毒，过去曾有将猪屎豆种子混充沙苑子入药，称"土沙苑子"，临床有因误服而引起中毒的报道，中毒症状有头晕、头痛、恶心、呕吐、食欲不振，严重者可因腹水和肝昏迷而死亡。

【知识拓展】

著作摘要

（1）"平肝明目，固精，安神。"（《广西本草选编》）

（2）"根、茎、叶：消积散结，解毒。用于瘰疬，小儿疳积，乳痈，痢疾，泄泻。种子：清肝明目，补肝肾，固精。用于神经衰弱，头晕眼花，遗精，遗尿，白带多，小便频数。"

（《广西药用植物名录》）

半枝莲 Bànzhīlián

【来源】本品为唇形科植物半枝莲 *Scutellaria barbata* D. Don 的全草。生于溪沟边、田边或湿润草地上。有栽培。广西主要分布于上林、金秀、桂平等地。夏、秋采，鲜用或晒干用。

【别名】并头草、狭叶韩信草、小韩信草、牙刷草、四方马兰。

【壮名】那松虽，Nomjsoemzsaeh。

【性味】寒，辣、苦。

【功效】清热毒，除湿毒，通水道。

【主治】呗农（痈疮肿毒），货烟妈（咽痛），林得叮相（跌打损伤），笨浮（水肿），能蚌（黄疸），额哈（毒蛇咬伤）。

【临床应用】

1. 治咽喉肿痛：鲜狭叶韩信草八钱，鲜马鞭草八钱，食盐少许。水煎服。

2. 治咽喉炎、扁桃体炎：半枝莲、鹿茸草、一枝黄花各三钱。水煎服。

3. 治肺脓疡：半枝莲、鱼腥草各一两。水煎服。

4. 治毒蛇咬伤：鲜半枝莲、观音草各一至二两，鲜半边莲、鲜一包针各四至八两。水煎服。另取上述鲜草洗净后加食盐少许，捣烂取汁外敷。

5. 治跌打损伤：小韩信草捣烂，同酒糟煮热敷。

6. 治蛇头疔，淋巴腺炎：鲜狭叶韩信草一至二两，调食盐少许，捣烂外敷。

7. 治一切毒蛇咬伤：鲜狭叶韩信草，洗净捣烂，绞汁，调黄酒少许温服，渣敷患处。

【用法用量】内服：煎汤，15～30g，鲜品加倍；或入丸、散剂。外用：适量，鲜品捣敷。

【使用注意】本品甜寒清利，水肿兼虚者慎服。

【知识拓展】

1. 著作摘要

（1）"消炎，散瘀，止血。治跌打伤，血痢。"（《广西药植图志》）

（2）"消肿，止痛。治跌打，刀伤，疮疡。"（《南宁市药物志》）

（3）"清热，解毒，祛风，散血，行气，利水，通络，破瘀，止痛。内服主血淋，吐血，衄血；外用治毒蛇咬伤，痈疽，疔疮，无名肿毒。"（《泉州本草》）

2. 功用发挥　治疗癌性腹水：选择癌性腹水门诊病例 29 例，内服半枝莲汤剂 4 周，通过临床观察和 B 超检查，其中腹水完全消失者 11 例，腹水与临床症状均有不同程度减轻者 14 例，无明显改善者 4 例。［陈素霞．重用半枝莲治疗癌性腹水 29 例．实用中医内科杂志，2003，17（4）：56-57.］

古羊藤 Gǔyángténg

【来源】本品为萝藦科植物马连鞍 *Streptocaulon griffithii* Hook. F. 的根。生于山野山谷疏林中或路旁灌木丛中。有栽培。广西主要分布于南部和西部地区。全年可采，洗净，切片，晒干用或鲜用。

【别名】老鸦嘴、毛青才、南苦参、奶藤、马达。

【壮名】勾咩，Gaeumbe。

【性味】寒，微甜、苦；有小毒。

【功效】清热毒，除湿毒，通水道、谷道。

【主治】贫痧（感冒），发得（发热），白冻（泄泻），阿意咪（痢疾），心头痛（胃痛），笨浮（水肿），能啥能累（湿疹）。

【临床应用】

1. 治急慢性肠炎，心胃气痛，外感寒热：古羊藤根，晒干用研末。每服五分至一钱，开水送下，日服二次。

2. 治红白痢症：古羊藤根一两。煎汤冲蜜糖五钱，一天二次分服。

3. 治毒蛇咬伤：古羊藤生叶二两。捣烂，冲酒二两，绞取酒一两，内服。渣涂敷伤口四周。

4. 治溃疡病：古羊藤、山暗册等量。晒干用研粉。每次 1g，一日三四次，内服，疗程一个月。

【用法用量】内服：煎汤，3～6g；或研末 1.5～3g。外用：鲜品适量，捣敷。

【使用注意】虚寒者忌用。本品种子和叶有小毒，误食引起头晕、腹痛。

【知识拓展】

著作摘要

(1)"治急慢性肠炎，心胃气痛，红白痢症，外感痧气，蛇伤。"（《广西药植图志》）

(2)"清热解毒。治热病，疟疾，淋浊，癥瘕。"（《南宁市药物志》）

(3)"治感冒发烧，跌打瘀积肿痛，腰腿酸痛，慢性肾炎。"（《常用中草药手册》）

栀子 Zhīzǐ

【来源】本品为茜草科植物栀子 *Gardenia jasminoides* Ellis 的成熟果实。常生于低山温暖的疏林中或荒坡、沟旁、路边。广西大部分地区有分布。秋季当果皮由绿色转为黄绿色时采，除去果柄杂物，蒸至上气或置沸水中略烫，取出，晒干用或烘干。亦可直接将果实晒干用或烘干。

【别名】黄枝、山枝子、黄栀子、山栀子、山栀。

【壮名】粉给现，Faenzgaehhenj。

【性味】寒，苦。

【功效】清热毒，除湿毒，通龙路火路。

【主治】发得（发热），白冻（泄泻），嗒咛（结膜炎），喽尹（头痛），能蚌（黄疸），血压嗓（高血压病），肉扭（淋证），渗裂（血证），口疮（口腔溃疡），呗农（痈疮），邦印（痛症）。

【临床应用】

1. 治伤寒身黄发热：栀子十五个（剖），甘草一两（炙），黄柏二两。上三味，以水四升，煮取一升半，去滓，分温再服。

2. 治急性胃肠炎，腹痛，上吐下泻：山栀三钱，盘柱南五味（紫金皮）根五钱，青木香二钱。上药炒黑存性，加蜂蜜五钱。水煎，分二次服。

3. 治目赤：取山栀七枚，钻透，入煻灰火煨熟，以水一升半，煎至八合，去滓，入大黄末三钱匕，搅匀，食后旋旋温服。

4. 治湿热黄疸：山栀四钱，鸡骨草、田基黄各一两。水煎，日分三次服。

5. 治小便不通：栀子仁二七枚，盐花少许，独颗蒜一枚。上捣烂，摊纸花上贴脐，或涂阴囊上，良久即通。

6. 治尿淋，血淋：鲜栀子二两，冰糖一两。煎服。

7. 治口疮，咽喉中塞痛，食不得：大青四两，山栀子、黄柏各一两，白蜜半斤。上切，以水三升，煎取一升，去滓，下蜜更煎一两沸，含之。

8. 治胃脘火痛，大山栀子七枚或九枚，炒焦，水一盏，煎七分，入生姜汁饮之。

9. 治疮疡肿痛：山栀、蒲公英、金银花各四钱。水煎，日分三次服。另取生银花藤适量，捣烂，敷患处。

10. 治跌打损伤：用果实研粉调蛋清外敷。

【用法用量】内服：煎汤，5～10g；或入丸、散剂。外用：适量，研末掺或调敷。

【使用注意】脾虚便溏者忌服。

【知识拓展】

1. 著作摘要

（1）"泻火除烦，清热利尿，凉血解毒。"（《广西中药资源名录》）

（2）"疗心经客热，除烦躁，去上焦虚热，治风。"（《医学启源》）

（3）"清热解毒，凉血泻火。治黄疸型肝炎，蚕豆黄，感冒高热，菌痢，肾炎水肿，鼻衄，口舌生疮，乳腺炎，疮疡肿毒。"（《常用中草药手册》）

2. 功用发挥　治疗小儿高热：选择门诊高热患儿160例，随机分为观察组和对照组，每组80例；对照组采用常规西医治疗，治疗组在常规西医治疗的基础上，采用生山栀子研末，内关穴外敷。结果：观察组总有效率98.8%，对照组总有效率88.8%。[周莉. 生山栀贴敷内关穴为主治疗小儿高热80例. 浙江中医杂志，2014，49（4）：260-260.]

马鞭草 Mǎbiāncǎo

【来源】本品为马鞭草科植物马鞭草 *Verbena officinalis* Linn. 的地上部分。生于河岸草地、荒地、路边、田边及草坡等处。广西大部分地区有分布。6～8月花开时采割，除去杂质，晒干用。

【别名】马鞭梢、铁马鞭、白马鞭、疟马鞭、顺律草。

【壮名】棵鞭马，Gobienmax。

【性味】凉，苦。

【功效】通龙路，调水道，解瘴毒，清热毒，除湿毒。

【主治】瘴病，肝胆肿大，京瑟（经闭），京尹（痛经），血精，货烟妈（咽痛），笨浮

（水肿），肉扭（淋证），呗农（痈疮）。

【临床应用】

1. 治臌胀烦渴，身干黑瘦，多渴烦闷：用马鞭草细锉，曝干，勿令见火。以酒或水同煮至味出，去渣，温服无时。

2. 治乳腺炎，跌打损伤：用全草一至二两，水煎服；并用鲜全草适量，捣烂外敷。

3. 治妇人月水滞涩不通，结成癥块，腹肋胀大欲死：马鞭草根苗五斤，细锉，以水五斗，煎至一斗，去滓，别于净器中熬成膏。每于食前，以温酒调下半匙。

4. 治咽喉肿痛：鲜马鞭草茎叶捣汁，加人乳适量，调匀含咽。

5. 治乳痈肿痛：马鞭草一握，酒一碗，生姜一块。擂汁服，渣敷之。

6. 治湿疹，皮炎：用全草适量，水煎外洗。

【用法用量】内服：煎汤，15～30g，鲜品 30～60g；或入丸、散剂。外用：适量，捣敷；或煎水洗。

【使用注意】孕妇慎服。

【知识拓展】

1. **著作摘要**

（1）"活血通经。……能去脓毒，洗痔疮毒，退上部火，理跌打。"（《生草药性备要》）

（2）"利小便，平肝泻火。治赤疮，火眼。"（《天宝本草》）

（3）"根用于赤白痢疾，慢性疟疾，水肿，臌胀等。并有泻下作用。"（《现代实用中药》）

2. **功用发挥**　治疗泌尿系结石：重用马鞭草拟定溶石排石汤为基本方（组成：马鞭草 50g，金钱草 30g，鳖甲 30g，车前子、海金沙、鸡内金各 15g，瞿麦、石韦、牛膝各 10g），随症加减治疗泌尿系结石 124 例，观察患者症状体征以及 B 超检查结果。结果：治愈 91 例，好转 24 例，无效 9 例，总有效率为 92.74%。［韦耀力，胡俊杰. 重用马鞭草治疗泌尿系结石 124 例. 中国中医急症，2010，19（11）：1971-1972.］

白花蛇舌草 Báihuāshéshécǎo

【来源】本品为茜草科植物白花蛇舌草 *Hedyotis diffusa* Willd. 的全草。生于山坡、路边、溪畔草丛中。广西主要分布于容县、玉林、岑溪、平南、金秀等地。夏、秋采，晒干用或鲜用。

【别名】蛇舌草、蛇总管、蛇舌癀、白花十字草、尖刀草。

【壮名】雅凛偶，Nyarinngoux。

【性味】寒，甜、苦。

【功效】解热毒，除湿毒，通龙路，散结消肿。

【主治】癌肿，能蚌（黄疸），阿意咪（痢疾），货烟妈（咽痛），呗奴（瘰疬），肉扭（淋证），呗农（痈疮），喯疳（疳积），隆白呆（带下），额哈（毒蛇咬伤）。

【临床应用】

1. 治痢疾，尿道炎：白花蛇舌草一两。水煎服。

2. 治急性阑尾炎：白花蛇舌草二至四两，羊蹄草一至二两，两面针根三钱。水煎服。

3. 治小儿惊热不能入睡：鲜蛇舌癀打汁一汤匙服。

4. 治毒蛇咬伤：鲜白花蛇舌草一至二两。捣烂绞汁或水煎服，渣敷伤口。

5. 治疮肿热痛：鲜蛇舌癀洗净，捣烂敷之，干即更换。

【用法用量】内服：煎汤，15～30g，大剂量可用至60g；或捣汁。外用：适量，捣敷。

【使用注意】孕妇慎服。

【知识拓展】

1. 著作摘要

（1）"治小儿疳积，毒蛇咬伤，癌肿。外治白泡疮，蛇癞疮。"（《广西中药志》）

（2）"清热解毒，活血利尿。治扁桃体炎，咽喉炎，阑尾炎，肝炎，痢疾，尿路感染，小儿疳积。"（《广西中草药》）

（3）"清热散瘀，消痈解毒。治痈疽疮疡，瘰疬。又能清肺火，泻肺热。治肺热喘促、嗽逆胸闷。"（《泉州本草》）

2. 功用发挥

（1）治疗晚期非小细胞肺癌：选取86例晚期非小细胞肺癌患者，随机分为治疗组53例，单纯化疗组33例；治疗组采用白花蛇舌草配合化疗治疗，单纯化疗组仅采用化疗治疗；结果治疗组总有效率43.4%，单纯化疗组总有效率33.3%。[李雁，黄景. 白花蛇舌草注射液配合化疗治疗晚期非小细胞肺癌53例. 河南中医药学刊，2000，15（4）：45-46.]

（2）治疗痤疮：将300名痤疮患者随机分为治疗组和对照组各150例，治疗组给予白花蛇舌草胶囊配合氯霉素、过氧化苯酰凝胶外用，对照组给予白花蛇舌草颗粒配合氯霉素、过氧化苯酰凝胶外用。结果：治疗组总有效率98%，对照组总有效率95%。[王立艳，伦玉，王玉霞. 白花蛇舌草胶囊治疗痤疮100例临床分析. 中国社区医师，2012，14（2）：246-247.]

土茯苓 Tǔfúlíng

【来源】本品为百合科植物光叶菝葜 *Smilax glabra* Roxb. 的根茎。生于林下、灌木丛中、河岸或山谷中，也见于林缘与疏林中。广西大部分地区有分布。夏、秋二季采挖，除去须根，洗净，干燥；或趁鲜切成薄片，干燥。

【别名】冷饭团、红土苓、山猪粪、毛尾薯、山遗粮。

【壮名】勾浪蒿，Gaeulanghauh。

【性味】平，甜、淡。

【功效】通龙路、火路，祛风毒，除湿毒。

【主治】发旺（风湿骨痛），呗农（痈疮），呗奴（瘰疬），梅毒，笨浮（水肿），肉裂（血淋），肉扭（淋证）。

【临床应用】

1. 治风湿骨痛，疮疡肿毒：土茯苓一斤，去皮，和猪肉炖烂，分数次连渣服。

2. 治血淋：土茯苓、茶根各五钱。水煎服，白糖为引。

3. 治瘰疬溃烂：冷饭团，切片或为末，水煎服。或入粥内食之，须多食为妙。忌铁器、发物。

4. 治杨梅疮毒：土茯苓一两或五钱，水酒浓煎服。

5. 治大毒疮红肿，未成即滥：土茯苓，为细末，好醋调敷。

【用法用量】内服：煎汤，15~60g。外用：适量，研末调敷。

【使用注意】肝肾阴虚者慎服。

【知识拓展】

1. 著作摘要

（1）"治风湿性关节炎，腹痛，消化不良，膀胱炎。"（《常用中草药彩色图谱》）

（2）"治五淋白浊，兼治杨梅疮毒、丹毒。"（《滇南本草》）

（3）"健脾胃，强筋骨，去风湿，利关节，止泄泻。治拘挛骨痛；恶疮痈肿。解汞粉、银朱毒。"（《本草纲目》）

2. 功用发挥

（1）治疗急性湿疹：选取门诊病例60例，随机分为对照和治疗组各30例，对照组给予常规西药盐酸左西替利嗪治疗，治疗组在此基础上给予土茯苓口服。结果：治疗组临床总有效率96.7%，对照组总有效率63.3%。［袁常青，牛小荣. 土茯苓饮联合西药治疗急性湿疹30例. 山东中医杂志，2011，30（5）：311-312.］

（2）治疗血管神经性头痛：采用自拟土茯苓汤（土茯苓、天麻、川芎、北沙参、白芍等组成）治疗血管神经性头痛65例，有效率为92%。［杨卫明. 土茯苓汤治疗血管神经性头痛65例. 现代中西医结合杂志，2008，17（18）：2837-2838.］

马齿苋 Mǎchǐxiàn

【来源】本品为马齿苋科植物马齿苋 *Portulaca oleracea* L. 的地上部分。生于田野路边及庭园废墟等向阳处。广西主要分布于南宁、靖西、北流、平南、永福等地。夏、秋采，除去残根及杂质，洗净，略蒸，或烫后晒干用。

【别名】马齿菜、马苋菜、猪母菜、瓜仁菜、长寿菜。

【壮名】碰北，Byaekbeiz。

【性味】寒，酸。

【功效】清热毒，调龙路，止血，止痢。

【主治】阿意咪（痢疾），呗农（痈疮），呗疔（疔疮），能啥能累（湿疹），额哈（毒蛇咬伤），仲嘿唪尹（痔疮），兵淋勒（崩漏）。

【临床应用】

1. 治血痢：马齿菜二大握（切），粳米三合。上以水和马齿苋煮粥，不着盐醋，空腹淡食。

2. 治阑尾炎：生马齿苋一握。洗净捣绞汁30mL，加冷开水100mL，白糖适量，每日服3次，每次100mL。

3. 治小便热淋：马齿苋汁服之。

4. 治蜈蚣咬伤：马齿苋汁涂之。

5. 治痈久不瘥：马齿苋捣汁，煎以敷之。

6. 治多年恶疮：马齿苋捣敷之。

7. 治翻花疮：马齿苋一斤烧为灰，细研，以猪脂调敷之。

8. 治肛门肿痛：马齿苋叶、三叶酸草等份。煎汤熏洗，一日二次有效。

【用法用量】内服：煎汤，10～15g，鲜品 30～60g；或绞汁。外用：适量，捣敷；烧灰研末调敷；或煎水洗。

【使用注意】脾胃虚寒，肠滑作泄者禁用。

【知识拓展】

1. 著作摘要

（1）"治红痢症，清热毒，洗痔疮疳疔。"（《生草药性备要》）

（2）"益气，清暑热，宽中下气，润肠，消积滞，杀虫，疗疮红肿疼痛。"（《滇南本草》）

（3）"散血消肿，利肠滑胎，解毒通淋，治产后虚汗。"（《本草纲目》）

2. 功用发挥

（1）治疗急性湿疹：将 40 例急性湿疹患者随机分为治疗组和对照组各 20 例，分别给予新鲜马齿苋榨汁液和 3% 硼酸洗液湿敷，均治疗 7 天，于治疗前后观察两组患者局部皮损与瘙痒等症状改善情况、体征的积分情况并判断临床疗效。结果：治疗组总有效率 85%，对照组总有效率 60%，治疗组总有效率明显优于对照组。［胡一梅，艾儒棣，朱晓燕，等 . 鲜马齿苋治疗急性湿疹 40 例 . 中医杂志，2012，34（18）：1592-1593.］

（2）治疗溃疡性结肠炎：71 例患者随机分为治疗组 37 例，给予口服马齿苋胶囊，同时给予结肠炎灌肠液 200mL 灌肠；对照组 34 例给予口服柳氮磺胺吡啶片，比较两组在临床症状、肠镜下、组织学方面的变化。结果：两组在临床症状、肠镜下表现、组织学方面，总有效率分别为 91.8% 和 76.5%，86.5% 和 61.8%，78.3% 和 61.7%。［刘力，范文涛，张建安，等 . 马齿苋胶囊加中药灌肠治疗溃疡性结肠炎 37 例 . 陕西中医，2007，28（10）：1323-1325.］

刺苋菜 Cìxiàncài

【来源】本品为苋科植物刺苋 *Amaranthus spinosus* L. 的全草或根。野生于荒地或园圃地。广西大部分地区有分布。夏、秋采，除去泥沙，趁鲜切段，晒干用。

【别名】刺苋、野刺苋、假苋菜、猪母刺。

【壮名】碰溶温，Byaekroemoen。

【性味】凉，甜、淡。

【功效】清热毒，除湿毒，止血，止痢。

【主治】阿意咪（痢疾），白冻（泄泻），额哈（毒蛇咬伤），能啥能累（湿疹），呗农（痈疮），仲嘿喯尹（痔疮），肉扭（淋证），肉裂（血淋），胃、十二指肠溃疡出血。

【临床应用】

1. 治上消化道出血，痢疾，急、慢性肠炎，湿热带下：用全草 1～2 两，水煎服。

2. 治胆结石：用鲜全草 6 两，猪小肠一段，水煎服，日 1 次，连续服用。

3. 治疮疡：用鲜叶捣烂外敷。

4. 治湿疹：用全草适量，水煎加食盐少许外洗。

【用法用量】内服：煎汤，9～15g，鲜品 30～60g。外用：适量，捣敷；或煎汤熏洗。

【使用注意】虚痢日久及孕妇忌服。

【知识拓展】

1. 著作摘要

（1）"清热利湿，解毒消肿，凉血止血。用于痢疾，肠炎，胃、十二指肠溃疡出血，痔疮便血；外用治毒蛇咬伤，皮肤湿疹，疖肿脓疡。"（《全国中草药汇编》）

（2）"全草：用于赤白痢疾，湿热腹泻，白浊，血淋，痔疮出血，小儿胎毒。"（《广西中药资源名录》）

2. 功用发挥

（1）治疗肾结石：用刺苋根50~100g水煎服，每日或隔日1次，并嘱多饮水，3个月为1个疗程。共收治患者76例，年龄18~66岁，结石大小0.3~1.0cm，结石部位在双肾中上极。其中单侧结石48例，双侧结石28例。治疗后通过B超检查，排石率达70%以上，且极少复发。［俞艳春. 刺苋根治疗肾结石. 中国民间疗法，2009，17（12）：66.］

（2）治疗痔疮：将302例痔疮患者分成治疗组182例，对照组120例，其中治疗组中内痔60例，混合痔62例，血栓性外痔30例，炎性外痔30例；对照组中内痔30例，混合痔30例，血栓性外痔30例，炎性外痔30例。两组性别、年龄、病程及病变分类比较无显著性差异（$P>0.05$）。治疗组用刺苋根口服液15mL，每天2次，内痔、混合痔连服20天；炎性外痔、血栓性外痔连服10天。对照组用化痔丸3g，每天3次，内痔、混合痔连服20天；炎性外痔、血栓性外痔连服10天。结果：刺苋根口服液对痔疮的临床症状、体征有明显的改善作用（$P<0.01$）。与对照组比较，其治疗混合痔、内痔、血栓外痔、炎性外痔的疗效没有显著性差异（$P>0.05$），说明刺苋根口服液治疗痔疮疗效确切，无明显毒副作用。［邓家刚，郑作文，叶日乔. 刺苋根口服液治疗痔疮182例疗效观察. 江苏中医，2000，21（9）：25.］

铁苋菜 Tiěxiàncài

【来源】本品为大戟科植物铁苋菜 *Acalypha australis* Linn. 的地上部分。生于山坡、沟边、路旁、田野。广西主要分布于苍梧、隆安、金秀、贺州、全州等地。夏、秋采，除去杂质，晒干用。

【别名】人苋、血见愁、海蚌含珠、叶里藏珠、蚌壳草。

【壮名】牙打秒，Nyadameuz。

【性味】凉，苦，涩。

【功效】清热毒，除湿毒，调谷道，杀虫，止血。

【主治】阿意咪（痢疾），白冻（泄泻），喯疳（疳积），埃病（咳嗽），陆裂（咳血），阿意勒（便血），肉裂（尿血），兵淋勒（崩漏），麦蛮（风疹），能啥能累（湿疹），渗裂（衄血），额哈（毒蛇咬伤）。

【临床应用】

1. 治月经不调：铁苋菜100g，水煎服。

2. 治崩漏：铁苋菜、蒲黄炭各15g，藕节炭25g，水煎服。

3. 治血淋：鲜铁苋菜50g，蒲黄炭、小蓟、木通各15g，水煎服。

4. 治吐血，衄血：铁苋菜、白茅根各 50g，水煎服。

5. 治疮痈肿毒，蛇虫咬伤：鲜铁苋菜适量，捣烂外敷。

【用法用量】内服：煎汤，15～30g；或熬膏。外用：鲜品适量，捣敷。

【使用注意】虚痢日久及孕妇忌服。

【知识拓展】

1. 著作摘要

（1）"止血。"（《东北药植志》）

（2）"用于月经不调，妇女血病。"（《黑龙江中药》）

（3）"治月经不调，崩漏，肺结核咯血，尿血。"（《东北常用中草药手册》）

2. 功用发挥 治疗秋季腹泻：将 217 例秋季腹泻患儿随机分成两组，治疗组（118 例）采用铁苋菜与思密达联用，对照组（99 例）单用思密达。结果：治疗组总有效率 95.8%，对照组总有效率 78.9%。［甘炳天. 铁苋菜联用思密达治疗小儿秋季腹泻 118 例报告. 右江民族医学院学报，2002，24（6）：871–871.］

野苋菜 Yěxiàncài

【来源】本品为苋科植物凹头苋 *Amaranthus lividus* L. 和反枝苋 *Amaranthus retroflexus* L. 的全草或根。生于田野、路旁、村边。广西大部分地区有分布。春、夏、秋采，洗净，鲜用。

【别名】野苋、光苋菜。

【壮名】牙打秒，Nyadameuz。

【性味】微寒，甜、淡。

【功效】清热毒，除湿毒，通水道。

【主治】阿意咪（痢疾），白冻（泄泻），笨浮（水肿），肉扭（淋证），呗农（痈疮），额哈（毒蛇咬伤）。

【临床应用】

1. 治痢疾：鲜野苋根一至二两，水煎服。

2. 治乳痈：鲜野苋根一至二两，鸭蛋一个，水煎服；另用鲜野苋叶和冷饭捣烂外敷。

3. 治痔疮肿痛：鲜野苋根一至二两，猪大肠一段，水煎，饭前服。

4. 治毒蛇咬伤：鲜野苋全草一至二两，捣烂绞汁服；或鲜全草一两，杨梅鲜树皮三钱，水煎调泻盐三钱服。

【用法用量】内服：煎汤，10～30g；或捣汁。外用：适量，捣敷。

【使用注意】虚痢日久及孕妇忌服。

【知识拓展】

著作摘要

（1）"白者去肺中痰结，赤者破肠胃中血积。赤白同用，打肚腹毛发之积，消虫积，杀寸白虫，下气消胀。洗皮肤瘙痒、皮肤游走之风。"（《滇南本草》）

（2）"缓和止痛、收敛、利尿、解热。"（《中国药植图鉴》）

（3）"清热解毒。"（《福建中草药》）

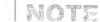

广东土牛膝 Guǎngdōngtǔniúxī

【来源】本品为菊科植物华泽兰 *Eupatorium chinense* L. 的根或全草。生于山坡、路旁、林缘、林下及灌丛中。广西大部分地区有分布。秋季采挖，洗净，切段，晒干用。

【别名】多须公、土牛七、六月雪、大泽兰、兰草。

【壮名】棵使兰，Gocwzlanz。

【性味】凉，苦、甜；有毒。

【功效】清热毒，解痧毒，利咽，调龙路、火路。

【主治】货烟妈（咽痛），兵霜火豪（白喉），贫痧（感冒），发得（发热），埃病（咳嗽），肉裂（血淋），阿意咪（痢疾），林得叮相（跌打损伤），呗农（痈疮肿毒），额哈（毒蛇咬伤），渗裆相（水火烫伤），笃麻（麻疹）。

【临床应用】

1. 治喉痛，单双蛾喉：六月雪鲜根半斤，捣烂榨取自然汁，加盐少许，或和熊胆皮、甘草适量，煎浓汁，缓缓吞咽，并留一部分含漱。

2. 治感冒高热：六月雪二两。切碎，煎浓汁，加蜜糖调服。

3. 治血淋：六月雪二两，加少量米酒，水煎服。

4. 治烫火伤：六月雪煎取浓汁，冷敷患处。

5. 治毒蛇咬伤：六月雪根酒浸液，外涂红肿处；另用六月雪、山芝麻、金锁匙、走马风各三钱，水酒各半煎服。

【用法用量】内服：煎汤，10～20g（鲜品30～60g）。外用：适量，捣敷或煎水洗。

【使用注意】孕妇忌服。

【知识拓展】

1. **著作摘要**

（1）"退热、消炎、解毒，治心肺热、白喉及一切喉症。"（《陆川本草》）

（2）"宽筋活络，解热凉血，宣痹行瘀。"（《岭南草药志》）

（3）"治跌打伤，壮筋骨，补足胫，煲水洗亦可。"（《生草药性备要》）

2. **功用发挥**   治疗急慢性咽炎、扁桃体炎：选择急慢性咽炎、扁桃体炎患者240例，随机分为2组，每组各120例。治疗组口服复方土牛膝糖浆；对照组中急性咽炎、扁桃体炎患者口服头孢克洛胶囊，慢性咽炎、慢性扁桃体炎患者服用金嗓利咽丸。结果：急性咽炎、急性扁桃体炎患者应用复方土牛膝糖浆治疗效果优于对照组。［孙一帆，徐庆文，梅全喜. 复方土牛膝糖浆治疗急慢性咽炎、扁桃体炎的临床观察. 中华中医药学刊，2007，25（3）：503-505.］

蒲公英 Púgōngyīng

【来源】本品为菊科植物蒲公英 *Taraxacum mongolicum* Hand. – Mazz.、碱地蒲公英

Taraxacum borealisinense Kitam. 或同属数种植物的全草。生长于山坡草地、路旁、河岸沙地及田野间。广西各地有分布。春至秋季花初开时采,除去杂质,洗净,晒干用。

【别名】黄花地丁、婆婆丁。

【壮名】棵凛给,Golinzgaep。

【性味】寒,苦、甜。

【功效】清热毒,除湿毒,调谷道。

【主治】呗嘻(乳痈),呗疔(疔疮),呗奴(瘰疬),货烟妈(咽痛),钵农(肺痈),兵西弓(肠痈),能蚌(黄疸),肉扭(淋证),心头痛(胃痛),嗒咛(结膜炎)。

【临床应用】

1. 治乳痈:①蒲公英(洗净细锉),忍冬藤同煎浓汤,入少酒佐之,服罢,随手欲睡,是其功也。②蒲公英二两,香附一两。每日一剂,煎服二次。

2. 治肝炎:蒲公英干根六钱,茵陈四钱,柴胡、生山栀、郁金、茯苓各三钱。煎服。或用干根、天名精各一两,煎服。

3. 治疳疮疔毒:蒲公英捣烂覆之,别更捣汁,和酒煎服,取汗。

4. 治慢性胃炎、胃溃疡:蒲公英干根、地榆根各等份,研末,每服二钱,一日三次,生姜汤送服。

5. 治胃弱、消化不良,慢性胃炎,胃胀痛:蒲公英一两(研细粉),橘皮六钱(研细粉),砂仁三钱(研细粉)。混合共研,每服二至三钱,一日数回,食后开水送服。

6. 治瘰疬结核,痰核绕项而生:蒲公英三钱,香附一钱,羊蹄根一钱五分,山慈菇一钱,大蓟独根二钱,虎掌草二钱,小一枝箭二钱,小九古牛一钱。水煎,点水酒服。

7. 治多年恶疮及蛇螫肿毒:蒲公英捣烂,贴。

【用法用量】内服:煎汤,10~30g,大剂量60g;或捣汁;或入散剂。外用:适量,捣敷。

【使用注意】脾胃虚寒者慎用。

【知识拓展】

1. 著作摘要

(1)"蒲公英,其性清凉,治一切疔疮、痈疡、红肿热毒诸证,可服可敷,颇有应验,而治乳痈乳疬,红肿坚块,尤为捷效。鲜者捣汁温服,干者煎服,一味亦可治之,而煎药方中必不可缺此。"(《本草正义》)

(2)"炙脆存性,酒送服,疗胃脘痛。"(《岭南采药录》)

(3)"清热解毒,凉血利尿,催乳。治疗疮,皮肤溃疡,眼疾肿痛,消化不良,便秘,蛇虫咬伤,尿路感染。"(《常用中草药手册》)

2. 功用发挥

(1)治疗乳汁瘀积症:将62例乳汁瘀积症患者随机分为治疗组32例和对照组30例,全部患者均先热敷乳房,继而按摩挤压乳房,并用吸乳器抽吸,使乳汁排出。在此基础上,治疗组加服蒲公英水煎液,并将蒲公英捣烂敷于乳房肿胀处。结果:治疗组总有效率为96.9%,对照组总有效率为76.7%。[任平,王文斌.蒲公英治疗乳汁瘀积症32例疗效观察.湖北科技学院学报,2013,27(3):249-250.]

(2)治疗急性蜂窝组织炎:选取100例早期急性蜂窝组织炎患者,随机分为两组:抗生素治疗组（对照组）和抗生素加蒲公英软膏外敷治疗组（治疗组），每组各 50 例。结果：治疗组有效率为 96%，对照组有效率为 82%。[范欣芳，王薇，黄桂莲．蒲公英软膏外敷治疗早期急性蜂窝组织炎 50 例疗效观察．海南医学，2010，21（8）：135-136.]

鱼腥草 Yúxīngcǎo

【来源】本品为三白草科植物蕺菜 *Houttuynia cordata* Thunb. 的地上部分。生于山地、沟边、塘边、田埂或林下湿地。广西各地有分布。夏季茎叶茂盛花穗多时采割，除去杂质，晒干用。

【别名】臭菜、折耳根、蕺、臭根草、臭灵丹。

【壮名】枰危，Caekvaeh。

【性味】微寒，苦。

【功效】清热毒，除湿毒，调气道、水道，清痈排脓。

【主治】钵农（肺痈），埃病（咳嗽），墨病（哮喘），发得（发热），阿意咪（痢疾），肉扭（淋证），呗农（痈疮）。

【临床应用】

1. 治肺痈吐脓吐血：鱼腥草、天花粉、侧柏叶等份。煎汤服之。

2. 治肺痈：蕺，捣汁，入年久芥菜卤饮之。

3. 治肺咳，盗汗：折耳根叶 63g，猪肚 1 个。将折耳根叶放在猪肚内，炖烂，汤肉齐服，分 3 次服，每日服 1 次，3 日 1 剂，连用 3 剂。

4. 治痢疾：鱼腥草六钱，山楂炭二钱。水煎加蜜糖服。

5. 治热淋，白浊，白带：鱼腥草八钱至一两。水煎服。

6. 治痈疽肿毒：鱼腥草晒干，研成细末，蜂蜜调敷。未成脓者能消，已成脓者能溃（阴疽忌用）。

【用法用量】内服：煎汤，15～25g，不宜久煎；或鲜品加倍，捣汁服。外用：适量，捣敷或煎汤熏洗。

【使用注意】脾胃虚寒者慎用。

【知识拓展】

1. 著作摘要

（1）"治肺痈咳嗽带脓血，痰有腥臭，大肠热毒，疗痔疮。"（《滇南本草》）

（2）"清热解毒。治乳腺炎，蜂窝织炎，中耳炎，肠炎。"（《常用中草药手册》）

（3）"散热毒痈肿，疮痔脱肛，断痞疾，解硇毒。"（《本草纲目》）

2. 功用发挥

（1）治疗急性呼吸道感染：选择门诊住院小儿急性呼吸系统感染 136 例，随机分为治疗组 96 例，对照组 42 例，治疗组采用鱼腥草加氨苄青霉素或先锋霉素 V 针剂，对照组采用氨苄青霉素或先锋霉素 V 针剂。结果：治疗组有效率 90.6%，对照组有效率 76.2%。[沈云华，徐金华．鱼腥草注射液治疗急性呼吸系统感染 96 例分析．浙江中西医结合杂志，2003，13（2）：115-116.]

（2）治疗轮状病毒性肠炎：将轮状病毒性肠炎患儿43例，随机分为治疗组21例，对照组22例，两组均予思密达，治疗组加鱼腥草注射液和维生素C治疗。结果：治疗组有效率为95%，对照组有效率为73%。［牛庆婷，马玉美．鱼腥草注射液合思密达治疗小儿秋冬季腹泻病43例．中医药临床杂志，2004，16（2）：139-139.］

<h2 style="text-align:center">荷叶 Héyè</h2>

【来源】本品为睡莲科植物莲 *Nelumbo nucifera* Gaertn. 的叶。生于水泽、池塘、湖沼或水田内，野生或栽培。广西各地区有分布。夏、秋采，晒至七八成干时，除去叶柄，折成半圆形或折扇形，干燥。

【别名】莲叶、蕸。

【壮名】藕，Ngaeux。

【性味】平，苦、涩。

【功效】清热毒，除湿毒，调谷道，凉血止血。

【主治】暑热烦渴，白冻（泄泻），阿意咪（痢疾），血热吐衄，阿意勒（便血），兵淋勒（崩漏）。

【临床应用】

1. 治秋时晚发之伏暑，并治湿温初起：连翘三钱（去心），杏仁二钱（去皮、尖，研），瓜蒌壳三钱，陈皮一钱五分，茯苓三钱，制半夏一钱，甘草五分，佩兰叶一钱。加荷叶二钱为引，水煎服。

2. 治下痢赤白：荷叶烧研，每服二钱，红痢蜜、白痢沙糖汤下。

3. 治吐血不止：经霜败荷叶，烧存性，研末，新水服二钱。

4. 治崩中下血：荷叶（烧研）半两，蒲黄、黄芩各一两。为末，每空心酒服三钱。

5. 治黄水疮：荷叶烧炭，研细末，香油调匀，敷患处，一日二次。

【用法用量】内服：煎汤，3～10g（鲜品15～30g）；荷叶炭3～6g，或入丸、散剂。外用：适量，捣敷或煎水洗。

【使用注意】脾胃虚寒者慎用。

【知识拓展】

1. 著作摘要

（1）"清凉解暑，止渴生津，治泻痢，解火热。"（《本草再新》）

（2）"主血胀腹痛，产后胞衣不下，酒煮服之；又主食野菌毒，水煮服之。"（《本草拾遗》）

（3）"清暑，止血，化湿，通乳。"（《广西本草选编》）

2. 功用发挥 治疗脂肪肝：将136例脂肪肝患者随机分为两组，对照组（66例）采用血脂康胶囊等综合治疗；治疗组（70例）在对照组的基础上，加服荷叶降脂护肝汤（荷叶、绞股蓝、丹参、葛根、山楂等组成）。结果：对照组总有效率为57.58%，治疗组总有效率为94.27%。［谢文，王凯民．荷叶降脂护肝汤治疗脂肪肝的临床研究．中国医药导报，2009，6（28）：41-42.］

救必应 Jiùbìyìng

【来源】本品为冬青科冬青属植物铁冬青 *Ilex rotunda* Thunb. 的树皮（二层皮），叶、根也可入药。常生长于山下疏林或沟、溪边。广西大部分地区有分布。全年可采，刮去外层粗皮，切碎，晒干用或鲜用；叶多为鲜用，根春、秋采挖。

【别名】铁冬青、圆果冬青、九层皮、白银树皮、熊胆木。

【壮名】美内妹，Maexndeihmeij。

【性味】寒，苦。

【功效】清热毒，除湿毒，调谷道。

【主治】货烟妈（咽痛），唉瘴（瘴症），心头痛（胃痛），白冻（泄泻），阿意咪（痢疾），渗裆相（烧烫伤），能啥能累（湿疹）。

【临床应用】

1. 治风热感冒，小儿发热，急性扁桃体炎，咽喉炎，急性胃肠炎，急性阑尾炎，肾炎水肿：用树皮二至三钱，水煎服。

2. 治一般胃病：铁冬青三钱，鸡蛋壳五钱，绯红南五味子三钱，白及三钱，石菖蒲一钱。共研细粉，每次服五钱，每日二次，饭后服。

3. 治喉痛：干救必应三钱，水煎作茶饮。

4. 治跌打肿痛：救必应树皮二钱研粉，白糖一两，开水冲服。

5. 治痈疮疔肿，毒蛇咬伤：用树皮三至五钱，水煎服；并外洗。

6. 治急性盆腔炎，附件炎：用树皮一至二两，水煎服。

7. 治烫火伤：干救必应研粉，用冷开水调成糊状，日涂五至六次。

8. 治湿疹，稻田皮炎：用树皮或叶水煎外洗。

【用法用量】内服：煎汤，9~15g。外用：适量，捣敷；或熬膏涂。

【使用注意】脾胃虚寒者慎用。

【知识拓展】

1. 著作摘要

（1）"清凉解毒。治瘴症，内热。熬膏可涂热疮。"（《南宁市药物志》）

（2）"清热毒。"（《岭南采药录》）

（3）"清热利湿，消肿止痛。治感冒发热，扁桃体炎，咽喉肿痛，急性肠胃炎，胃及十二指肠溃疡，跌打损伤，风湿病。"（《草药手册》）

2. 功用发挥　治疗消化性溃疡：将108例观察对象随机分为2组，每组各54例。治疗组应用胃痛汤（救必应、穿心莲、肉蔻仁等组成），对照组应用盐酸雷尼替丁加吗丁啉进行治疗。结果：治疗组总有效率治疗组为94.4%，对照组为70.3%。两组比较，差异有显著性意义（*P*<0.05）。［文伙新. 胃痛汤治疗消化性溃疡54例疗效观察. 成都中医药大学学报，2005，28（1）：22-23.］

黄牛茶 Huángniúchá

【来源】本品为藤黄科植物黄牛木 *Cratoxylum cochinchinense*（Lour.）Bl. 的嫩叶、根或树皮。生于山坡，旷野灌木丛中。广西大部分地区有分布。叶：春、夏采。根、树皮：全年可采。晒干用。

【别名】雀笼木、黄芽木、满天红、黄丝鸡兰、海牙茶。

【壮名】茶思现，Cazcwzhenj。

【性味】凉，甜、淡、微苦。

【功效】清热毒，除湿毒，祛瘀消肿。

【主治】中暑发热，唪瘀（瘀症），能蚌（黄疸），白冻（泄泻），阿意咪（痢疾），林得叮相（跌打损伤），呗农（痈疮），呗疔（疔疮）。

【用法用量】内服：煎汤，根、树皮 9～15g，鲜品 15～30g；鲜叶适量，泡茶或煎汁含咽。

【使用注意】脾胃虚寒者慎用。

【知识拓展】

著作摘要

（1）"止血，消肿，去毒。治肚痛腹泻，黄疸病。"（《广西药用植物名录》）

（2）"清热解暑，化湿消滞。治感冒发热，肠炎腹泻，咳嗽声嘶。嫩叶作茶，可预防感冒，痢疾。"（《常用中草药手册》）

淡竹叶 Dànzhúyè

【来源】本品为禾本科植物淡竹叶 *Lophatherum gracile* Brongn. 的茎叶。野生于山坡林下及阴湿处。广西大部分地区有分布。夏季未抽花穗前采割，晒干用。

【别名】山冬、地竹、野麦冬、金竹、竹叶麦冬。

【壮名】棵坑补，Gogaekboux。

【性味】寒，甜、淡。

【功效】清热毒，除湿毒，通水道。

【主治】发得（发热），肉扭（淋证），呗叮（口舌生疮）。

【临床应用】

1. 治尿血：淡竹叶、白茅根各三钱。水煎服，每日一剂。

2. 治热淋：淡竹叶四钱，灯心草三钱，海金沙二钱。水煎服，每日一剂。

3. 治感冒发热，小儿高热，咽喉炎，口腔炎，尿路感染：用全草三至五钱或用鲜叶一至二两，水煎服。

【用法用量】内服：煎汤，9～15g。

【使用注意】脾胃虚寒者慎用。

【知识拓展】

1. 著作摘要

（1）"治鼻衄。"（《广西中药志》）

（2）"去烦热，利小便，除烦止渴，小儿痘毒，外�症恶毒。"（《本草纲目》）

（3）"清凉解热，利尿。治热病口渴，小便涩痛，烦热不寐，牙龈肿痛，口腔炎。"（《现代实用中药》）

2. 功用发挥　治疗外感发热：将 110 例外感发热病人随机分为治疗组和对照组，治疗组 80 例，用双解汤（组成：淡竹叶、荆芥穗、薄荷等）辨证加减治疗，对照组 30 例，用青霉素治疗。结果：治疗组总有效率 96.25%，对照组总有效率 63.33%。[郭雪霞，陈振隆．双解汤治疗小儿外感发热 80 例．新中医，2004，36（10）：65-66.]

葫芦茶 Húlúchá

【来源】本品为豆科植物葫芦茶 *Tadehagi triquetrum*（L.）Ohashi 的全株。生于向阳山坡疏林下、路边及丘陵地带。广西主要分布于贺州、梧州、岑溪、玉林、南宁等地。夏、秋采，洗净，切细，晒干用。

【别名】剃刀柄、扎腰草、牛虫草、金剑草、咸鱼草。

【壮名】茶煲，Cazbou。

【性味】寒，微苦。

【功效】清热毒，除湿毒，通谷道、水道。

【主治】贫痧（感冒），货烟妈（咽痛），阿意咪（痢疾），笨浮（水肿），能蚌（黄疸），发旺（风湿骨痛），喯疳（疳积），尿毒症，咪裆噜（妊娠呕吐），歇啥（滴虫性阴道炎），约京乱（月经不调），皮肤溃烂，痛风。

【临床应用】

1. 治咽喉肿痛：葫芦茶二两。煎水含咽。

2. 治痢疾：葫芦茶全草、细叶扯头孟根各二至三两。加鸡蛋一个同煎，煎至鸡蛋熟时，将蛋壳除去再煎，加生盐调味，汤蛋同服。

3. 治暑季烦渴：葫芦茶，煎成日常饮料，以代茶叶。

4. 治肺病咳嗽出血：葫芦茶干全草二两半。清水煎服。

5. 治风湿性关节酸痛：葫芦茶茎，每次二两，合猪脚节炖服。

5. 治妊娠呕吐：葫芦茶一两（干品）。水煎，分三次服。

6. 治产后瘀血痛：鲜葫芦茶全草五钱至一两。杵烂，酌加米酒炖服。如用清水煎服，可治月经病。

8. 治痈毒：葫芦茶叶捣绒，取汁滴于伤口，每日二至三次，每次适量。

9. 治荨麻疹：葫芦茶鲜茎、叶一两。水煎服；或用鲜全草适量，水煎熏洗。

【用法用量】内服：煎汤，15～30g，鲜品 30～60g。外用：适量，捣汁涂；或煎水洗。

【使用注意】脾胃虚寒者慎用。

【知识拓展】

1. 著作摘要

（1）"杀虫，清热，止渴。治疝气，痞积。煎水洗疮疥，止痕痒。"（《南宁市药物志》）

（2）"消暑，清热，利尿。"（《岭南草药志》）

（3）"退黄疸。"（《本草求原》）

2. 功用发挥　治疗婴儿脓疱疮：选取脓疱疮患儿，随机分为治疗组50例，对照组35例，治疗组用50g葫芦茶煮水洗浴，后涂抹2%莫匹罗星软膏，对照组用PP粉洗浴，后涂抹2%莫匹罗星软膏。结果：治疗组有效率100%，对照组有效率88.7%。[田小华. 葫芦茶治疗婴儿脓疱疮50例观察. 中国社区医师，2013，15（1）：203-204.]

十大功劳 Shídàgōngláo

【来源】本品为小檗科植物阔叶十大功劳 *Mahonia bealei*（Fort.）Carr.、细叶十大功劳 *Mahonia fortunei*（Lindl.）Fedde 的根、茎。生于向阳山坡的灌丛中，也有栽培。广西主要分布于宾阳、靖西、凤山、融水、全州等地。全年可采，切块片，晒干用。

【别名】土黄柏、刺黄柏、刺黄芩、黄连树、木黄连。

【壮名】美黄连，Maexvuengzlienz。

【性味】寒，苦。

【功效】清热毒，除湿毒，调气道。

【主治】埃病（咳嗽），墨病（哮喘），白冻（泄泻），阿意咪（痢疾），能蚌（黄疸），啊肉甜（糖尿病），呗农（痈疮），能啥能累（湿疹），渗裆相（烧伤）。

【临床应用】

1. 治肺结核，支气管炎，黄疸型肝炎，风湿性骨痛，牙痛，急性结膜炎，感冒，痢疾，神经衰弱：用根或茎三至五钱，水煎服。

2. 治风火牙痛：十大功劳叶三钱。水煎顿服。每日一剂，痛甚者服两剂。

【用法用量】内服：煎汤，6~9g。外用：适量，研末调敷。

【使用注意】脾胃虚寒者慎用。

【知识拓展】

1. 著作摘要

（1）"治虚劳咳嗽。"（《本草再新》）

（2）"泻火退热。治温病发热，心烦，下利，赤眼。"（《陆川本草》）

（3）"治肺劳，止咳化痰，退虚热，杀虫。"（《饮片新参》）

2. 功用发挥　治疗小儿支原体肺炎：回顾性分析80例门诊、住院小儿支原体肺炎的临床资料，根据是否加服中药分为治疗组35例、对照组45例。治疗组加服十大功劳叶5g，生甘草2g，总疗程2周。结果：治疗组总有效率91.4%，对照组62.2%。[姚凤莉，尹晓丹，安育林. 十大功劳叶、生甘草联合阿奇霉素治疗小儿支原体肺炎的疗效观察. 现代中西医结合杂志，2010，34（20）：2479-2480.]

酢浆草 Cùjiāngcǎo

【来源】本品为酢浆草科植物酢浆草 *Oxalis corniculata* L. 的全草。生于向阳山坡的灌丛中，也有栽培。广西大部分地区有分布。全年可采，尤以夏、秋季为宜，洗净，鲜用或晒干用。

【别名】酸浆草、酸酸草、酸味草、斑鸠酸、三叶酸。

【壮名】棵送梅，Gosoemjmeiq。

【性味】寒，酸。

【功效】清热毒，除湿毒，调谷道、水道，调龙路，散瘀消肿。

【主治】白冻（泄泻），阿意咪（痢疾），能蚌（黄疸），肉扭（淋证），隆白呆（带下），渗裂（衄血），鹿裂（吐血），货烟妈（咽痛），呗农（痈疮），呗疔（疔疮），能啥能累（湿疹），仲嘿喯尹（痔疮），笃麻（麻疹），痂（癣），渗裆相（烫伤），林得叮相（跌打损伤）。

【临床应用】

1. 治水泻：酸浆草三钱冲，加红糖蒸服。

2. 治痢疾：酢浆草研末，每服五钱，开水送服。

3. 治湿热黄疸：酢浆草一两至一两五钱。水煎二次，分服。

4. 治尿结尿淋：酸浆草二两，甜酒二两。共同煎水服，日服三次。

5. 治赤白带下：三叶酸草，阴干为末，空心温酒服三钱匕。

6. 治麻疹：酸味草每用二钱至三钱。水煎服。

7. 治鼻衄：鲜酢浆草杵烂，揉作小丸，塞鼻腔内。

8. 治咽喉肿痛：鲜酢浆草一至二两，食盐少许。共捣烂，用纱布包好含于口中；或煎汤漱口。并治口腔炎。

9. 治疔疮：鲜酢浆草，和红糖少许，捣烂为泥，敷患处。

10. 治跌打新老损伤：酢浆草根三钱，甜酒煎服。

【用法用量】内服：煎汤，9~15g，鲜品30~60g；或研末；或鲜品绞汁饮。外用：适量，煎水洗、捣敷、捣汁涂或煎水漱口。

【使用注意】孕妇及体虚者慎服。

【知识拓展】

1. 著作摘要

(1) "消肿止痛，去腐肉。治疮痈溃烂。"（《陆川本草》）

(2) "治久泻肠滑，久痢赤白，用砂糖同煎服。"（《滇南本草》）

(3) "治发热咳嗽，心胃气痛，疮疡肿胀作痛，毒疮。"（《湖南药物志》）

2. 功用发挥 治疗乳腺炎：将100例产后哺乳期患有急性乳腺炎的女性随机分为观察组和对照组各50例，观察组用酢浆草70g，算盘子50g，白茅根30g水煎服；对照组用局部理疗和25%$MgSO_4$湿敷。结果：观察组各时间点的疗效均优于对照组。[甘小荣，王秋云. 酢浆草等水煎服治疗乳腺炎的效果观察. 中医临床研究，2010，2（14）：66–67.]

NOTE

大飞扬 Dàfēiyáng

【来源】本品为大戟科植物飞扬草 *Euphorbia hirta* L. 的全草或带根全草。生于向阳山坡、山谷、路旁或灌丛下。广西大部分地区有分布。夏、秋采，晒干用。

【别名】大飞羊、飞扬、毛飞扬、节节花、神仙对坐草。

【壮名】棵降，Go'gyak。

【性味】凉，辣、酸；有小毒。

【功效】清热毒，调水道，止痒，通乳。

【主治】呗农（痈疮），呗疔（疔疮），白冻（泄泻），阿意咪（痢疾），笨浮（水肿），肉扭（淋证），能啥能累（湿疹），能那（皮肤瘙痒），诺嚎哒（牙周炎），产呱嘻馁（产后缺乳）。

【临床应用】

1. 治肺痈：鲜大飞扬全草一握，捣烂，绞汁半盏，开水冲服。

2. 治乳痈：大飞扬全草二两和豆腐四两炖服；另取鲜草一握，加食盐少许，捣烂加热水外敷。

3. 治赤白痢疾：大飞扬草五至八钱。赤痢加白糖，白痢加红糖，用开水炖服。

4. 治小便不通，淋血：鲜大飞扬一至二两。酌加水煎服，日服两次。

5. 治疔疮：大飞扬草鲜叶一握，加食盐、乌糖各少许，捣烂外敷。

【用法用量】内服：煎汤，6~9g；鲜品 30~60g。外用：适量，捣敷；或煎水洗。

【使用注意】脾胃虚寒者忌用。

【知识拓展】

著作摘要

（1）"消痈解毒，利尿止痢。"（《福建民间草药》）

（2）"清热解毒，祛风止痒，通乳。治肠炎，痢疾，皮炎，湿疹，皮肤瘙痒，脚癣，产后少乳。"（《常用中草药手册》）

（3）"治浮游虚火，敷牙肉肿痛。"（《生草药性备要》）

黑面叶 Hēimiànyè

【来源】本品为大戟科植物黑面神 *Breynia fruticosa*（L.）Hook. f. 的全株。生于山坡、平地、旷野疏林下或灌木丛中。广西大部分地区有分布。全年可采，洗净，切片，晒干用。

【别名】鬼画符、暗鬼木、青凡木、铁甲将军。

【壮名】美必宁，Meizbijnding。

【性味】寒，苦；有毒。

【功效】清热毒，除湿毒，化瘀滞。

【主治】白冻（泄泻），呗疔（疔疮），能啥能累（湿疹），皮炎，漆疮，鹤膝风，林得叮相（跌打损伤）。

【临床应用】

1. 治急性胃肠炎，扁桃体炎，产后宫缩痛，功能性子宫出血：用根 5 钱 ~ 1 两，水煎服。

2. 治乳管不通而乳少：黑面神叶捣烂，和酒槽、蜜糖服之。

3. 治疗疮：黑面叶捣烂敷患处。

4. 治烂疮：青凡木叶一两，半边莲五钱，黑墨草二钱。捣烂敷。

5. 治疮疖，蜘蛛咬伤，刀伤出血：青凡木叶捣烂敷。

6. 治湿疹，过敏性皮炎，皮肤瘙痒：黑面叶枝叶煎水洗或鲜叶捣汁涂。

【用法用量】 内服：煎汤，15 ~ 30g；或捣汁。外用：适量，捣敷；或煎水洗；或研末撒。

【使用注意】 孕妇忌服。

【知识拓展】

著作摘要

(1) "清热解毒，止泻，破积。治湿热腹痛，腹泻，鹤膝风，跌打肿痛。"（《陆川本草》）

(2) "解热散毒，化瘀化滞。"（《岭南草药志》）

(3) "散疮消毒。洗烂口、漆疮，解牛毒。偶见诸毒，食此必觉香甜。"（《生草药性备要》）

黑脚蕨 Hēijiǎojué

【来源】 本品为铁线蕨科植物扇叶铁线蕨 *Adiantum flabellulatum* L. 的全草。生于林下阴湿处。广西大部分地区有分布。四季可采，洗净，晒干用。

【别名】 螺厥蕨、铁线草、五爪黑蕨、黑脚芒箕、过坛龙。

【壮名】 棍填钱，Gutdietsien。

【性味】 凉，苦、辣。

【功效】 清热毒，除湿毒，调龙路，消瘀肿。

【主治】 肝炎，阿意咪（痢疾），白冻（泄泻），砂淋，鹿裂（吐血），阿意勒（便血），呗奴（瘰疬），林得叮相（跌打损伤），渗裆相（烫伤），外伤出血，呗疗（疗疮）。

【临床应用】

1. 治红白痢疾：过坛龙、凤尾蕨各二两。煎汤服。如白多加大过坛龙剂量，减凤尾蕨剂量，红多则反之。

2. 治砂淋：过坛龙二至三两。银器同煲水服。

3. 治吐血：过坛龙根、血见愁根（又名青藤）各二两。加入瘦肉或猪脚煮服。

4. 治头面疗疮：过坛龙根一两。水煎服。

5. 治瘰疬：过坛龙根二两，墨鱼二两。加水同炖服。

6. 治烫火伤：过坛龙叶晒干用，研极细末，用麻油调和涂搽。

7. 止外伤出血，生肌收口：过坛龙晒干用研末撒敷。

【用法用量】 内服：煎汤，15 ~ 30g；鲜品加倍；或捣汁。外用：适量，捣敷；或研末撒；或调敷。

【使用注意】 疮破不可擦。

【知识拓展】

著作摘要

（1）"内服治砂淋，白痢。外用治刀斧伤，止血生肌收口，续筋骨。"（《广西药植图志》）

（2）"收敛，止痛消肿。治痢疾，湿热腹泻，便血，跌打，烫火伤；洗疮，排脓散肿。"（《南宁市药物志》）

（3）"治痰火结核，功胜夏枯草。理湿热便血，治夹色，均水煎服。捣烂外敷治百足咬伤，理跌打损伤肿痛。"（《岭南采药录》）

红背山麻杆 Hóngbèishānmágǎn

【来源】本品为大戟科植物红背山麻杆 *Alchornea trewioides*（Benth.）Muell.-Arg. 的根和叶。生于山地、山谷或山脚，以石灰岩山脚为多见。广西大部分地区有分布。全年可采，洗净，晒干用；或鲜用。

【别名】红帽顶、红背叶、红背娘。

【壮名】棵堂宁，Godagnding。

【性味】凉，甜、涩。

【功效】清热毒，除湿毒，调龙路，杀虫止痒。

【主治】阿意咪（痢疾），肉扭（淋证），肉卡（石淋），肉勒（尿血），兵淋勒（崩漏），隆白呆（白带），麦蛮（风疹），能啥能累（湿疹），呗农（疮疡），仲嘿喯尹（痔疮），外伤出血。

【临床应用】

1. 治痢疾，尿路结石或炎症，血崩，白带：用根五钱至一两，水煎服。

2. 治赤痢，崩带，尿路结石或炎症：红背叶30g，煎水兑白糖服，或配人苋等量。

3. 治湿疹，皮炎，风疹，疮疥，脚癣：用叶适量，水煎外洗。

4. 治外伤出血：用鲜叶捣烂外敷。

5. 治褥疮：用叶研粉撒布患处。

【用法用量】内服：煎汤，15～30g。外用：捣敷或煎水洗。

【使用注意】脾胃虚寒者慎用。

【知识拓展】

著作摘要

（1）"解毒，除湿，止血。治痢疾，尿路结石或炎症，血崩，白带，疥疮，脚癣，龋齿痛，刀伤出血"（《广西中草药》）

（2）"治急性肾炎，褥疮，疮疡久不收口。"（《广西民族药简编》）

（3）"治黄疸。"（《湖南药物志》）

爵床 Juéchuáng

【来源】本品为爵床科植物爵床 *Rostellularia procumbens*（L.）Nees 的全草。生于丘陵或山坡草地上。广西大部分地区有分布。夏、秋采，鲜用或晒干用。

【别名】 六角英、细路边青、赤眼、小青草、晴蜓草。

【壮名】 下疳，Nyagam。

【性味】 寒，苦。

【功效】 清热毒，除湿毒，利水道，截疟。

【主治】 贫痧（感冒），发得（发热），瘴病（疟疾），货烟妈（咽喉肿痛），喯疳（疳积），阿意咪（痢疾），白冻（泄泻），笨浮（水肿），肉扭（淋证），呗疗（疗疮）。

【临床应用】

1. 治感冒发热，咳嗽，喉痛：爵床五钱至一两。煎服。

2. 治疟疾：爵床一两。煎汁，于疟疾发作前三至四小时服下。

3. 治肾盂肾炎：爵床三钱，地苓、凤尾草、海金沙各五钱，艾棉桃（寄生艾叶上的虫蛀球）十个。水煎服，每日一剂。

4. 治乳糜尿：爵床二至三两，地锦草、龙泉草各二两，车前草一两半，小号野花生、狗肝菜各一两。上药加水 1500~2000mL，文火煎成 400~600mL，其渣再加水 1000mL，文火煎取 300~400mL，供患者多次分服，每日一剂，至少以连续三个月为一个疗程，或于尿转正常后改隔日一剂，维持三个月，以巩固疗效。

5. 治疳积：小青草煮牛肉、田鸡、鸡肝食之。

6. 治口舌生疮：爵床一两，水煎服。

7. 治痈疽疮疖：小青草捣烂敷。

【用法用量】 内服：煎汤，10~15g，鲜品 30~60g；或捣汁；或研末。外用：鲜品适量、捣敷；或煎汤洗浴。

【使用注意】 脾胃虚寒、气血两虚者不宜用。

【知识拓展】

1. 著作摘要

（1）"退寒热，利水湿，截疟疾，疗淋疝，解烦热。"（《闽东本草》）

（2）"除风清热，止咳嗽。治风湿头痛及腰痛。"（《四川中药志》）

2. 功用发挥

（1）治疗肝硬化腹水：采用干品爵床治疗 32 例肝硬化腹水患者，结果：32 例中，18 例腹水全部消退，10 例明显消退，总有效率 87.5%。［郑显华. 中草药爵床治疗肝硬化腹水 32 例. 中西医结合肝病杂志，2006，16（2）：118-119.］

（2）治疗带状疱疹：66 例带状疱疹病例，随机分为治疗组 35 例，对照组 31 例；治疗组爵床适量外敷，再加阿昔洛韦口服，对照组仅口服阿昔洛韦。结果：治疗组疗效优于对照组。［邬志国，顾益达. 爵床外敷为主配合抗病毒西药治疗带状疱疹 35 例. 江西中医药，2010，24（11）：32-33.］

毛桐 Máotóng

【来源】 本品为大戟科植物毛桐 *Mallotus barbatus*（Wall.）Muell. Arg. 的根。生于山地、坡

地的疏林或灌丛中。广西大部分地区有分布。全年可采挖，洗净，切片，晒干用。

【别名】红吊福、沉沙木、紫糠木、猪肚木、红毛桐子。

【壮名】棵懂盆，Godungzbwn。

【性味】平，微苦、涩。

【功效】清热毒，除湿毒，调谷道，利水道。

【主治】胴因鹿西（急性胃肠炎），白冻（泄泻），东郎（食滞），肉扭（淋证），隆白呆（带下）。

【临床应用】

1. 治肠炎腹泻，消化不良，尿道炎，白带：用根五钱至一两，水煎服。

2. 治肺痨咳血：大毛桐子根一至二两，配子公鸡炖服。

【用法用量】内服：煎汤，15～30g。

【知识拓展】

著作摘要

（1）"清热，止痛。治白浊，子宫脱垂。"（《广西药用植物名录》）

（2）"治肺热吐血，五劳七伤及肺痨咳血。"（《四川中药志》）

满天星 Mǎntiānxīng

【来源】本品为伞形科植物天胡荽 *Hydrocotyle sibthorpioides* Lam. 和破铜钱 *Hydrocotyle sibthorpioides* Lam. var. *batrachium* (Hance) Hand. –Mazz. ex Shan 的全草。生于沼泽地或林下洼地。天胡荽广西大部分地区有分布；破铜钱广西主要分布于融水、龙胜、钟山、柳江、凤山等地。全年可采，晒干用，或鲜用。

【别名】地星宿、花灯盏、花边灯盏菜、破钱草、驿草。

【壮名】雅挠内，Nya'ndauhndeih。

【性味】平，微苦。

【功效】清热毒，除湿毒，通气道、水道，调龙路，消肿散结。

【主治】能蚌（黄疸），墨病（哮喘），埃病（咳嗽），货烟妈（咽痛），啸疳（疳积），呗农（痈疮），笨浮（水肿），林得叮相（跌打损伤），勒爷发得（小儿高热），肉扭（淋证），呗嘻（乳痈），火眼（急性结膜炎），呗奴（瘰疬），痂（癣）。

【临床应用】

1. 治肝炎发黄：鲜地星宿五钱至八钱（干的三至五钱），茵陈五钱。煎水吃，日服三次。

2. 治痢疾：满天星，蛇疙瘩，刺梨根，石榴皮。共煎服。

3. 治红淋症：地星宿、萹蓄各四两。捣烂取汁兑白糖服。

4. 治肾结石：天胡荽一至二两，水煎服。

5. 治小便不通：鲜地星宿一两，捣烂挤水，加白糖一两服，或煎水兑白糖服。

6. 治小儿疳积：地星宿五钱至一两，蒸鸡肝或猪肝吃。

7. 治目赤肿痛，角膜白斑：满天星 12g，云雾草 9g，木贼 6g，千里光 6g，太白黄连、太白茶各 3g。水煎服。

8. 治目翳、明目去：翳草揉塞鼻中，左翳塞右孔，右翳塞左孔。

9. 治风火眼痛：天胡荽、旱莲草各等份。捣烂敷。

10. 治跌打瘀肿：天胡荽捣烂，酒炒热，敷患处。

11. 治荨麻疹：天胡荽一至二两，捣汁以开水冲服。

12. 治发斑及疔，热极，色紫黑者：天胡荽六至七钱，放碗内捣烂，不使水走散，再加洗米水煎沸冲入，去渣饮之，将渣敷发斑及发疔处，热从小便出。

13. 治缠腰蛇（带状疱疹）：鲜天胡荽一握，捣烂绞汁一杯，加雄黄末一钱，涂患处，日二次。

14. 治喉炎：天胡荽一至二两，煎水或捣汁加食盐少许含漱。

15. 治齿缝出血：鲜天胡荽一握，用冷开水洗净，捣烂浸醋，含在口中；五分钟吐出，日含三至四次。

16. 治头疮白秃：满天星，牛耳大黄，木槿皮。捣涂。

17. 治耳烂：满天星鲜草揉汁涂。

【用法用量】内服：煎汤，9~15g，鲜品 30~60g；或捣汁。外用：适量，捣敷；或捣汁涂。

【知识拓展】

著作摘要

(1) "清热，止痛。治白浊，子宫脱垂。"（《广西药用植物名录》）

(2) "治肺热吐血，五劳七伤及肺痨咳血。"（《四川中药志》）

三叶人字草 Sānyèrénzìcǎo

【来源】本品为豆科植物鸡眼草 *Kummerowia striata* (Thunb.) Schneidl. 的全草。生于田野、田边、路旁、埔园、斜坡旷地。广西大部分地区有分布。夏、秋采，鲜用，或晒干用。

【别名】人字草、三叶草、乌蝇翼、苍蝇草、苍蝇翅。

【壮名】艾江伦，Aigyanglun。

【性味】凉，甜、淡。

【功效】清热毒，除湿毒，解瘴毒，调谷道。

【主治】中暑发痧，贫痧（感冒），发得（发热），瘴毒（疟疾），喯疳（疳积），阿意咪（痢疾），胴因鹿西（急性胃肠炎），呗农（痈疮），呗嘻（乳痈）。

【临床应用】

1. 治中暑发痧：鲜鸡眼草三至四两。捣烂冲开水服。

2. 治赤白久痢：鲜鸡眼草二两，凤尾蕨五钱。水煎，饭前服。

3. 治小儿疳积：鸡眼草五钱。水煎服。

【用法用量】内服：煎汤，9~30g。外用：适量，捣敷。

【使用注意】脾胃虚寒者慎用。

【知识拓展】

1. 著作摘要

（1）"治跌打扑肿，解毒。"（《本草求原》）

（2）"除火毒。中暑捣取汁，（和）凉水饮之。"（《植物名实图考》）

（3）"利小便。"（《南京民间药草》）

2. 功用发挥　治疗慢性腹泻：选择迁延性慢性腹泻患儿106例，随机分为对照组50例，治疗组56例。对照组应用液体疗法、营养、饮食疗法、微生态疗法、八面蒙脱石散口服，必要时抗感染治疗；治疗组在对照组基础上加用鸡眼草煎剂。结果：对照组总有效率为66%，治疗组总有效率为92%。［孙洁，王燕，丁希伟. 鸡眼草治疗婴幼儿迁延性慢性腹泻病疗效观察. 现代中西医结合杂志，2010，19（5）：553-554.］

雾水葛 Wùshuǐgě

【来源】本品为荨麻科植物雾水葛 *Pouzolzia zeylanica*（Linn.）Benn. 的全草。生于潮湿的山地、沟边和路旁或低山灌丛中或疏林中。广西大部分地区有分布。全年可采，洗净，鲜用，或晒干用。

【别名】糯米草、拔脓膏、生肉药、糯米藤、露水葛。

【壮名】棵丁脑，Godingnauj。

【性味】凉，甜、淡。

【功效】清热毒，除湿毒，利水道，排脓消肿。

【主治】呗农（疮痈），呗疔（疔疮），狠尹（疖肿），阿意咪（痢疾），白冻（泄泻），肉扭（淋证）。

【临床应用】

1. 治尿路感染，肠炎，痢疾，疖肿，乳痈：雾水葛鲜品一至二两或干品五钱至一两。水煎服。

2. 治外伤骨折，痈疮：雾水葛鲜叶捣敷患处，或用干粉调酒包敷患处。

【用法用量】内服：煎汤，15~30g。鲜品加倍。外用：适量，捣敷；或捣汁含漱。

【使用注意】脾胃虚寒者慎用。

【知识拓展】

著作摘要

（1）"露水葛，拔脓效力甚强，无脓者勿用之，以免增痛。"（《闽南民间草药》）

（2）"取茎叶搅汁，敷疮疽及火疮，消肿散毒排脓。又能治白浊，湿热痢，取其根煎服。"（《岭南采药录》）

（3）"解毒，去湿，治风火牙痛，眼热，吐血。"（《广东中药》）

铁扫把 Tiěsàobǎ

【来源】本品为豆科植物截叶铁扫帚 *Lespedeza cuneata*（Dum-cours.）G. Don 的地上部分。

生于荒野、丘陵、山坡、路旁。广西大部分地区有分布。地边、房前屋后亦有栽培。

【别名】夜关门、苍蝇翼、铁马鞭、三叶公母草、鱼串草落帚。

【壮名】棵奔电，Gobaetdiet。

【性味】寒，甜、涩。

【功效】清热毒，除湿毒，调谷道，利水道，通龙路、火路，散瘀消肿。

【主治】白冻（泄泻），阿意咪（痢疾），喯疳（疳积），肉扭（淋证），笨浮（水肿），火眼（急性结膜炎），埃病（咳嗽），额哈（毒蛇咬伤），发旺（风湿骨痛）。

【临床应用】

1. 治菌痢，阿米巴痢，腹泻，尿路结石，小儿疳积，肾炎水肿，小便混浊，结膜炎，慢性气管炎，毒蛇咬伤：用全草 1～2 两，水煎服。

2. 治坐骨神经痛：用根 1～2 两，水煎服。

【用法用量】内服：煎汤，15～30g。外用：适量，煎水熏洗，或捣敷。

【知识拓展】

著作摘要

(1) "清热解毒，利尿通淋。"（《广西本草选编》）

(2) "用于肝炎，消化不良，痢疾，小儿夜尿，白带多，崩漏，毒蛇咬伤，脓疱疮。"（《广西药用植物名录》）

第五节 解寒毒药

本节壮药性热或温，具有麻、辣味，以祛寒毒为主要功效，主要用于寒毒侵犯谷道引起的疾病，以心头痛（胃寒痛）、鹿（呕吐）、腊胴尹（腹冷痛）、东朗（食积）、白冻（泄泻）为辨证要点。

因本节壮药非温即热，故胃热者忌服，孕妇宜慎用或忌用。

肉桂 Ròuguì（附药：桂枝）

【来源】本品为樟科植物肉桂 *Cinnamomum cassia* Presl 的树皮。生于山坡，多为栽培。广西主要分布于玉林地区、南宁地区及龙州、防城、岑溪等地。秋后剥取，阴干用。

【别名】玉桂、桂树、桂皮、牡桂、肉桂皮。

【壮名】能桂，Naengigveq。

【性味】热，麻、辣、甜。

【功效】通调龙路、火路，祛寒毒，行气止痛，补火助阳。

【主治】巧尹（头痛），核尹（腰痛），心头痛（胃痛），胁痛，墨病（哮喘），阳虚头晕，委约（阳痿），漏精（遗精），月经不调，阴疽。

【临床应用】

1. 治胃寒腹痛，虚寒泄泻，虚寒腰痛，寒疽阴疽：用桂皮 3～5 分研粉服；或用桂皮 5 分～1

钱，切成薄片，开水泡服。

2. 治胃腹冷痛，虚寒泄泻：肉桂 1.5～3g，研末，温开水送服。

3. 治产后余血作痛兼块者：桂心、姜黄。上等份为末，酒服方寸匕，血下尽妙。

【用法用量】内服：煎汤，3～6g；宜后下或焗服。外用：适量，研末调敷；或浸酒涂擦。

【使用注意】有出血倾向者慎用，孕妇忌用，不宜与赤石脂同用。

【知识拓展】

著作摘要

（1）"补阳，温肾，祛寒，通脉，止痛。用于肢冷脉微，胃脘痛，腰膝冷痛，寒喘，虚寒泄泻，痛经，经闭。"（《广西药用植物名录》）

（2）"味辛甘，气芳香，气大热。温中补阳，散寒止痛。"（《广西本草选编》）

（3）"主治胃腹冷痛，虚寒泄泻，肾阳不足，寒痹腰痛，肺寒咳喘。"（《全国中草药汇编》）

附药：桂枝（能葵，Naengigveiq）　为肉桂的嫩枝。性热，味麻、辣、甜。功效：通火路，除寒毒，补阳气。主治：贫痧（感冒），心头痛（胃痛），发旺（风湿骨痛），京瑟（闭经），笨浮（水肿），心头跳（心悸），麻抹（肢体麻木）。用法用量：水煎服，3～10g。使用注意：阴虚、实热者及孕妇忌服。

八角茴香 Bājiǎohuíxiāng

【来源】本品为木兰科植物八角茴香 *Illicium verum* Hook. f. 的成熟果实。生于土壤疏松、肥沃的湿润山地。多为栽培，广西主要分布于武鸣、玉林、邕宁、防城等地。春、秋采，晒干或烘干用。

【别名】大茴香、八角、大料、五香八角、八月珠。

【壮名】芒抗，Makgak。

【性味】热，麻、辣、甜。

【功效】祛寒毒，调火路，通谷道，止痛。

【主治】鹿（呕吐），心头痛（胃痛），核尹（腰痛），兵嘿细勒（疝气），额哈（毒蛇咬伤）。

【临床应用】

1. 治胸腹冷痛，呕吐，寒疝：用果一至二钱，水煎服。

2. 治小肠气坠：八角茴香、小茴香各三钱，乳香少许。水煎服取汗。

3. 治腰重刺胀：八角茴香，炒，为末，食前酒服二钱。

4. 治毒蛇咬伤：用果捣烂调冷开水外涂。

【用法用量】内服：煎汤，3～6g；或入丸、散剂。外用：捣敷。

【使用注意】胃热者忌服，孕妇宜慎用。

【知识拓展】

著作摘要

（1）"味辛甘，气香，性温。温中散寒，行气止痛。"（《广西本草选编》）

（2）"温阳散寒，理气止痛。用适量嚼烂，咽汁，渣敷伤口周围治毒蛇或蜈蚣咬伤。"

（《广西中药资源名录》）

（3）"温中散寒，理气止痛。用于胃寒呕吐，疝气腹痛，腰痛。"（《广西药用植物名录》）

香樟 Xiāngzhāng（附药：樟脑）

【来源】本品为樟科植物樟 *Cinnamomum camphora*（L.）Presl 和黄樟 *Cinnamomum parthenoxylon*（Jacks.）Nees 的根和茎枝。生于山坡或沟谷。广西各地有分布。全年可采，洗净，切段，阴干。

【别名】樟木、木樟、乌樟、芳樟树。

【壮名】高差，Gaucah。

【性味】热，麻、辣。

【功效】散寒毒，祛风毒，通调谷道、水道，理气止痛。

【主治】贫痧（风寒感冒），心头痛（胃寒痛），鹿（呕吐），沙呃（呃逆），白冻（泄泻），发旺（风湿痹痛），京尹（痛经），肉扭（淋证），兵嘿细勒（疝气）。

【临床应用】

1. 治风寒感冒，寒湿腰痛：用枝、叶2~4钱，水煎服。

2. 治胃痛，腹痛，腹泻，痛经：用根或根皮1~3钱，水煎服。

3. 治胃寒胀痛：樟木15g，煎水两碗服。

4. 治跌打内伤：樟根浸酒服。

5. 治风湿疼痛：香樟根煎水外洗。

6. 治荨麻疹：用叶或树皮适量水煎外洗。

【用法用量】内服：煎汤，10~15g；或浸酒。外用：适量，煎水洗，或鲜品捣敷。

【使用注意】孕妇忌服。

【知识拓展】

著作摘要

（1）"治急性肠炎，中暑腹痛，消化不良，胃痛，头痛，风湿关节痛，皮肤瘙痒。"（《福建药物志》）

（2）"理气行血健胃。治胃病，筋骨疼痛，狐臭脚汗。"（《贵阳民间药草》）

（3）"外用治慢性下肢溃疡，皮肤瘙痒。"（《全国中草药汇编》）

附药：樟脑　为樟树的根、干、枝、叶经提炼制成的颗粒状结晶。性热，味麻、辣；有小毒。功效：开窍辟秽，温散止痛，杀虫止痒。主治：绞肠痧（痧胀腹痛），寒湿脚气，痂（癣），能啥能累（湿疹），咪唠北（冻疮），豪尹（牙痛），林得叮相（跌打伤痛）。用法用量：内服，入丸散剂；或用酒化服，每次0.1~0.2g。外用：适量，研末撒或调敷。使用注意：本品有毒，内服宜慎，并控制剂量。气虚者及孕妇忌服，皮肤过敏者慎用。

金耳环 Jīněrhuán

【来源】本品为马兜铃科植物金耳环 *Asarum insigne* Diels 和长茎金耳环 *Asarum longerhizomatosum*

C. F. Liang et C. S. Yang 的全草。生于林下、林间阴湿地或山坡。金耳环广西主要分布于桂北地区，长茎金耳环广西主要分布于马山、上林、武鸣、防城等地。夏、秋季连根采挖，去泥土，阴干用。

【别名】土细辛、大叶细辛、大叶山茨菇、一块瓦、马蹄细辛。

【壮名】细辛拓，Sisinhdoj。

【性味】温，麻、辣、苦；有小毒。

【功效】祛寒毒，通龙路、火路，祛痰止咳，消肿止痛。

【主治】埃病（咳嗽），墨病（哮喘），贫痧（感冒），心头痛（胃痛）；发旺（风湿痹痛），龋齿痛，林得叮相（跌打损伤），额哈（毒蛇咬伤）。

【临床应用】

1. 治风寒咳嗽，支气管哮喘，腹寒痛，龋齿痛，毒蛇咬伤，跌打肿痛：用全草 1~2 钱，水煎服。龋齿痛兼用根研粉，填塞龋洞。毒蛇咬伤，跌打肿痛，并用鲜全草捣烂外敷（蛇伤敷伤口周围）。

2. 治毒蛇咬伤：金耳环、红花、吴茱萸各 12g，两面针、穿心莲、细辛、黄连各 9g，徐长卿、白芷各 15g。共研细末，每服 9g。每日 3 次，温开水送服。外用以开水调药末涂伤口周围。

【用法用量】内服：煎汤，1.5~3g；或入丸、散剂。外用：适量，鲜草捣敷；干全草研末吹鼻；或撒；酒调搽。

【使用注意】肾功能不良者慎服。

【知识拓展】

著作摘要

（1）"祛风散寒，平喘止咳，行气止痛，解毒消肿。治风寒咳嗽，支气管哮喘，腹寒痛，龋齿痛，毒蛇咬伤，跌打肿痛。"（《广西中草药》）

（2）"理跌打，治毒蛇伤，又能生肌去腐。"（《岭南采药录》）

（3）"熄风开窍。治小儿抽搐。"（《广西实用中草药新选》）

山柰 Shānnài

【来源】本品为姜科植物山柰 *Kaempferia galanga* L. 的根茎。生于疏松、富含腐殖质的砂质壤土中。广西各地有栽培。冬季采挖。切片，晒干用，或生用。

【别名】沙姜。

【壮名】棵沙姜，Gocahgyangh。

【性味】温，辣、麻。

【功效】暖脾胃，祛寒毒，调谷道。

【主治】心头痛（胃寒痛），腊胴尹（脘腹冷痛），胸膈胀满，东郎（食积证）。

【临床应用】

1. 治胃痛，腹痛泄泻：用根茎 1~3 钱，水煎服；或用根茎研粉，每服 5 分，开水送服。

2. 治牙痛，骨鲠喉：用根茎 2~5 钱，水煎含服。

3. 治心腹冷痛：山柰、丁香、当归、甘草等份。为末，醋糊丸，梧子大。每服三十丸，酒下。

4. 治感冒食滞，胸腹胀痛，腹痛泄泻：山柰 15g，山苍子根 6g，南五味子根 9g，乌药 4.5g，陈茶叶 3g。研末。每次 15g，开水泡或煎数沸后取汁服。

【用法用量】内服：煎汤，6~9g；或入丸、散剂。外用：适量，捣敷；研末调敷，或吹鼻。

【使用注意】阴虚血亏及胃有郁火者忌服。

【知识拓展】

著作摘要

(1) "行气温中，消食，止痛；同猪脾炖汤服治脾肿大。"(《广西中药资源名录》)

(2) "治跌打伤，又能消肿。"(《岭南采药录》)

(3) "暖中，辟瘴疠恶气。治心腹冷气痛，寒湿霍乱，风虫牙痛，入合诸香用。"(《本草纲目》)

阴香皮 Yīnxiāngpí

【来源】本品为樟科植物阴香 *Cinnamomum burmannii* (C. G. et Th. Nees) Bl. 的树皮。生长于疏林中有阳光处，或为栽培。广西各地有分布。全年可采，洗净，晒干用。

【别名】山肉桂、山玉桂、野玉桂、小桂皮、广东桂皮。

【壮名】美中吞，Maexcungdwnh。

【性味】温，麻、辣、微甜。

【功效】散寒毒，祛风毒，行气止痛，解毒消肿，止血。

【主治】心头痛（胃寒痛），腊胴尹（腹痛），白冻（泄泻），纳呆，发旺（风湿骨痛），呗农（疮疡肿毒），林得叮相（跌打扭伤），创伤出血。

【临床应用】

1. 治寒性胃痛，胃胀，腹泻，风湿骨痛：用树皮 2~3 钱，水煎服。

2. 治风湿关节痛：①阴香树皮 6g，粗榕树根 30g。水煎服。②阴香树皮 6g，五指毛桃根 30g。水煎服。

3. 治跌打肿痛：①用树皮研粉调酒外涂。②阴香树皮、杨梅树皮各等量，研末，酒调敷伤处。

4. 治外伤出血：用树皮或叶研粉外敷。

5. 治寒结肿毒：用鲜叶和红糖、冷饭捣烂外敷。

【用法用量】内服：煎汤，3~9g；或研末。外用：适量，研末调敷或浸酒搽。

【使用注意】胃热者忌服，孕妇宜慎用。

【知识拓展】

著作摘要

(1) "根：用于胃脘气痛，寒湿泄泻，痈疮肿毒。树皮：温中散寒，祛风湿。用于腹胀，水泻，脘腹疼痛，风湿骨痛，跌打损伤。叶：用于寒湿泻痢，腹痛。"(《广西药用植物名录》)

(2) "祛风湿，止泻。治寒湿腹泻、腹痛，痢疾，风湿骨痛。"(《陆川本草》)

（3）"祛风散寒，温中止痛。治寒性胃痛，腹胀，腹泻。"（《常用中草药手册》）

辣椒 Làjiāo（附药：辣椒叶、辣椒茎、辣椒头）

【来源】本品为茄科植物辣椒 *Capsicum annuum* L. 及其栽培变种的成熟果实。广西各地均有栽培。夏、秋果皮变红时采收，除去枝、梗，晒干用。

【别名】番椒、辣茄、辣子、腊茄、海椒。

【壮名】冷满，Lwgmanh。

【性味】热，辣。

【功效】暖脾胃，祛寒毒，调谷道。

【主治】心头痛，腊胴尹（脘腹冷痛），东郎（食积不化），鹿（呕吐），白冻（泄泻），发旺（风湿骨痛），唉唠北（冻疮）。

【临床应用】

1. 治胃寒痛，气滞腹胀：辣椒粉适量拌菜吃。

2. 治消化不良：辣椒酊，每次服 0.1~1.0mL。

3. 治风湿性关节炎：辣椒20个，花椒50g。先将花椒煎水，数沸后放入辣椒煮软，取出撕开，贴患处，再用水热敷。

4. 预防冻疮：可用20%辣椒软膏搽于冻伤好发部位，如耳轮、手背、足跟等处。如冻伤初起尚未溃烂，用辣椒适量煎汁温洗；或用辣椒放在麻油中煎成辣油，涂患处；或用辣椒杆、茄子杆各3棵，冬瓜皮30g水煎洗。

【用法用量】内服：煎汤，1~3g；或入丸、散剂。外用：适量，煎水熏洗或捣敷。

【使用注意】胃及十二指肠溃疡、急性胃炎、肺结核以及痔疮或眼部疾病患者忌用。

【知识拓展】

著作摘要

（1）"根：用于功能性子宫出血；外治冻疮。""果实：用于脾胃虚寒，消化不良；外治狐臭，冻疮。"（《广西中药资源名录》）

（2）"果：胃寒疼痛，胃肠胀气，消化不良；外用治冻疮，风湿痛，腰肌痛。根：外用治冻疮。"（《全国中草药汇编》）

（3）"消宿食，解结气，开胃口，辟邪恶，杀腥气诸毒。"（《食物本草》）

附药：**辣椒叶**　为辣椒的叶。性温，味苦。功效：通火路，消肿毒，杀虫止痒。主治：笨浮（水肿），痂（癣），脐冉（疥疮），唉唠北（冻疮），呗农（疮疡）。用法用量：外用，适量，鲜品捣敷。

辣椒茎　为辣椒的茎。性热，味辣、甜。功效：祛寒毒，除湿毒，通龙路。主治：发旺（风寒湿痹痛），唉唠北（冻疮）。用法用量：外用，适量；煎水洗。

辣椒头　为辣椒的根。性热，味辣、甜。功效：祛寒毒，除湿毒，通龙路。主治：手足无力，肾囊肿，唉唠北（冻疮）。用法用量：水煎服，9~15g。外用，适量，煎水洗；或热敷。

山苍子 Shāncāngzǐ（附药：豆豉姜）

【来源】本品为樟科植物山鸡椒 *Litsea cubeba*（Lour.）Pers. 的果实。生于山地或丘陵的疏林中。广西各地有分布。秋季果实成熟时采，除去杂质，晒干用。

【别名】荜澄茄、澄茄子、山香椒、豆豉姜、木姜子。

【壮名】高京虽，Gauginghsaej。

【性味】温，麻、辣、苦。

【功效】散寒毒，祛风毒，理气止痛。

【主治】心头痛（胃痛），腊胴尹（脘腹冷痛），东郎（食积不化），巧尹（头痛）。

【临床应用】

1. 治胃寒痛，疝气：山鸡椒果实 1.5~3g，开水泡服；或研粉，每次服 1~1.5g。

2. 治单纯性消化不良：山苍子 2 钱，茶叶 1 钱，鸡矢藤 3 钱。水煎服，每日 1 剂，分 3~4 次服。

3. 治胃寒腹痛，呕吐：木姜子 9g，干姜 9g，良姜 9g。水煎服。

4. 治寒疝腹痛：木姜子 9g，小茴香 9g，青木香 9g，乌药 9g，橘核 12g。水煎服。

5. 治支气管哮喘：山鸡椒果 9g，胡颓叶 15g，马兜铃 12g，桑白皮 9g。水煎服。

6. 治月经不调，经期腹痛，产后腹痛，胃寒痛：用根 5 钱~1 两，水煎服；或用果 2~3 钱研粉，开水送服。

7. 治风寒感冒：用根、茎 1~2 钱，水煎服。

8. 治风湿痹痛：用根 5 钱~1 两，水煎调酒服；或取叶适量，水煎外洗。

9. 治无名肿毒：山鸡椒研末，加醋调敷患处。

10. 治牙痛：山鸡椒研末，塞患处。

【用法用量】内服：煎汤，3~10g；或研末，1~2g。外用：适量，研末撒或调敷。

【使用注意】内有实热及阴虚火旺者忌用。

【知识拓展】

著作摘要

（1）"用于感冒头痛，牙痛，腹痛，呕吐。"（《广西中药资源名录》）

（2）"驱寒利尿，杀虫，消蛊。治寒湿水臌，心胃气痛，近有用治血吸虫病。"（《广西中药志》）

（3）"主下气温中，去瘀，除脏腑中风冷，去胃口虚冷气，亦除寒湿，治霍乱，吐泻，转筋。"（《滇南本草图说》）

附药：豆豉姜（高京虽，Gauginghsaej）　为山鸡椒的根或根茎。性热，味麻、辣。功效：通龙路、火路，利水道，祛风毒，除湿毒，止痛。主治：贫痧（感冒），发旺（风湿痹痛），心头痛（胃痛），脚气，晕车晕船，产后腹痛。用法用量：水煎服，6~30g。外用适量。

竹叶椒 Zhúyèjiāo

【来源】本品为芸香科植物竹叶椒 *Zanthoxylum armatum* DC. 的果实。生于低山疏林、灌丛中及路旁。广西大部分地区有分布。6~8月果实成熟时采，将果皮晒干，除去种子用。

【别名】土花椒、花胡椒、野花椒、三叶花椒、山胡椒。

【壮名】啸查，Ceucax。

【性味】温，麻、辣、微苦；有小毒。

【功效】暖脾胃，散寒毒，燥湿，驱虫止痒。

【主治】心头痛（胃寒痛），腊胴尹（腹冷痛），鹿（呕吐），白冻（腹泻），蛔厥腹痛，豪尹（牙痛），能啥能累（湿疹），唝冉（疥疮）。

【临床应用】

1. 治虚寒胃痛：①土花椒果 3~6g。水煎服。②竹叶椒果 6g，生姜 9g。水煎服。

2. 治胃痛，牙痛：竹叶椒果一至二钱，山姜根三钱。研末，温开水送服。

3. 治痧症腹痛：竹叶椒果三至五钱，水煎服；或研末，每次五分至一钱，黄酒送服。

4. 治腹痛泄泻：竹叶椒 6~9g。煎服。

5. 治蛔虫性腹痛：竹叶椒 6g，苦楝皮 9g。水煎服。服时兑醋适量。

6. 治感冒，气管炎：竹叶椒碾细末。每次 1.5~3g，每日 2~3 次，开水冲服。

7. 治胆道蛔虫病：竹叶椒干果 9g，胡黄连、黄芩各 6g。水煎服。

8. 治毒蛇咬伤：竹叶椒 60g，雄黄 3g，白芷 9g，七叶一枝花根 15g。共捣烂，敷伤口。

【用法用量】内服：煎汤，6~9g；研末，1~3g。外用：适量，煎水洗或含漱；或酒精浸泡外搽；或研末塞入龋齿洞中，或鲜品捣敷。

【使用注意】孕妇忌服。

【知识拓展】

著作摘要

（1）"果实：消肿止痛，杀虫。用于毒蛇咬伤，胃脘痛；外用治跌打损伤。""种子：止呕，驱蛔虫。外用治刀伤，乳痈。"（《广西药用植物名录》）

（2）"散寒止痛。治胃痛，牙痛，痧症腹痛。"（《江西草药》）

（3）"散寒，行气，杀虫，祛风。治胸腹冷痛，蛔虫肚痛，风寒牙痛，湿毒痒疮。"（《四川常用中草药》）

大高良姜 Dàgāoliángjiāng（附药：红豆蔻）

【来源】本品为姜科植物大高良姜 *Alpinia galanga*（L.）Willd. 的根茎。生于山坡、旷野的草地或灌丛中。广西大部分地区有分布。春季采挖，除去茎叶及杂质，洗净，切段或切片晒干用。

【别名】大良姜、山姜、良姜。

【壮名】棵荀嘎，Gogouxgax。

【性味】温，辣、甜。

【功效】散寒毒，暖脾胃，行气止痛。

【主治】心头痛（胃寒痛），腊胴尹（腹冷痛），东朗（食积），鹿（呕吐），沙呃（呃逆），白冻（腹泻）。

【临床应用】

治关节麻，皮肤瘙痒，蛇、虫、蝎咬伤：大高良姜鲜根适量，捣烂外敷。

【用法用量】内服：煎汤，3～9g；或入丸散。外用：适量，鲜品捣敷。

【使用注意】胃热者忌服。

【知识拓展】

著作摘要

（1）"根状茎：用于胃腹冷痛，呕吐，食积胀满，风湿痹痛，跌打损伤；捣烂调姜汁搽治汗斑；同黄糖煎水服治年久痰咳气喘。""果实（红豆蔻）：燥湿散寒，醒脾消食。"（《广西中药资源名录》）

（2）"温胃散寒，止痛。治胃气痛，胃寒冷及伤食吐泻。"（《广西中药志》）

（3）"用于脾寒吐泻。"（《云南中药志》）

附药：红豆蔻（棵荀嘎，Gogouxgax）　为大高良姜的果实。性温，味辣。功效：散寒毒，调谷道。主治：心头痛（胃寒痛），腊胴尹（腹冷痛），东朗（食积），鹿（呕吐），沙呃（呃逆），白冻（腹泻）。用法用量：内服：煎汤，3～9g；或研末。外用：适量，研末搐鼻或调搽。使用注意：阴虚有热者禁服。

艳山姜 Yànshānjiāng

【来源】本品为姜科植物艳山姜 *Alpinia zerumbet*（Pers.）Burtt. et Smith 的根茎和果实。生于田头、地边、路旁及沟边草丛中。广西主要分布于岑溪、博白、南宁、那坡、都安等地。根茎全年可采，鲜用，或切片晒干用。果实将成熟时采收，烘干用。

【别名】大草扣、大良姜、大草蔻、假砂仁、土砂仁。

【壮名】兴巧岜，Hinggyaeujbya。

【性味】温，辣、涩。

【功效】散寒毒，调谷道，行气止痛，解瘴毒。

【主治】心头痛（胃寒痛），腊胴尹（腹冷痛），东朗（食积），鹿（呕吐），白冻（腹泻），瘴毒（疟疾）。

【临床应用】

1. 治胃脘冷痛，消化不良，呕吐，腹泻，疟疾：用种子或根茎一至三钱，水煎服。

2. 治胃痛：艳山姜、五灵脂各6g。共研末。每次3g，温开水送服。

3. 治疽：艳山姜根茎60g，生姜2片，江南香0.3g。共捣烂敷患处。

【用法用量】内服：煎汤，种子或根茎3～9g；或种子研末，每次1.5g。外用：适量，鲜根茎捣敷。

【使用注意】胃热者忌服，孕妇宜慎用。

【知识拓展】

著作摘要

（1）"燥湿祛寒，除痰截疟，健脾暖胃。治心腹冷痛，胸腹胀满，痰食积滞，消化不良，呕吐腹泻。"（《常用中草药手册》）

（2）"主治急性胃肠炎，噎膈，疝气，疸。"（《福建药物志》）

第六节　解虫蛇毒药

本节壮药主治东笃哈（虫蛇咬伤），为各种毒虫和毒蛇咬伤引起的中毒。毒虫类中毒以局部表现为主，常见局部皮肤瘙痒、肿胀、疼痛，严重者溃烂。额哈（毒蛇咬伤）有局部表现和全身表现。局部表现为：伤处疼痛或麻木，红肿、瘀血、水泡或血泡，伤口周围或患肢有淋巴管炎和淋巴结肿大、触痛；全身表现为：头晕、胸闷、乏力、流涎、视力模糊、眼睑下垂、出血倾向、能蚌（黄疸）、贫血、语言不清、吞咽困难等。严重者肢体瘫痪、休克、昏迷、惊厥、呼吸麻痹和心力衰竭。

使用本类壮药时，宜配伍通龙路、通火路药，以保持机体气血通畅、调整脏腑功能，通龙路药可选用红接骨草、姜三七、金粟兰，通火路药如南蛇藤、大驳骨、小驳骨等。

本节壮药用于各种毒虫和毒蛇引起的中毒时，既可内服，也可外用。

七叶一枝花 Qīyèyìzhīhuā

【来源】本品为百合科植物云南重楼 *Paris polyphylla* Smith var. *yunnanensis*（Franch.）Hand.-Mazz. 或七叶一枝花 *Paris polyphylla* Smith var. *chinensis*（Franch.）Hara 的根茎。生于山坡林下及山谷溪边，灌丛阴湿处，亦有栽培。广西主要分布于那坡等地。秋季采挖，洗净，晒干用或鲜用。

【别名】蚤休、九层楼、多叶重楼、七叶莲、金线重楼。

【壮名】棵重楼，Gocungz louz。

【性味】微寒，苦；有小毒。

【功效】解热毒，除湿毒，祛风毒，通龙路，止痉挛，通气道，止咳喘。

【主治】东笃哈（虫蛇咬伤），呗疔（疔疮），航靠谋（痄腮），货烟妈（咽喉肿痛），隆白呆（湿热黄带），狠风（高热抽搐），埃病（咳嗽）痰多，墨病（气喘）。

【临床应用】

1. 治蛇咬伤：七叶一枝花根 10g，研末开水送服，每日二至三次；另以七叶一枝花鲜根捣烂，或加甜酒酿捣烂敷患处。

2. 治新旧跌打内伤，止痛散瘀：七叶一枝花，童便浸四五十天，洗净晒干用研末。每服1.5g，酒或开水送下。

3. 治肺痨久咳及哮喘：蚤休 25g。加水适量，同鸡肉或猪肺煲服。

4. 治小儿胎风，手足搐搦：蚤休为末。每服2.5g，冷水下。

5. 治妇人奶结，乳汁不通，或小儿吹乳：重楼15g。水煎，点水酒服。

6. 治喉痹：七叶一枝花根茎1g。研粉吞服。

7. 治中鼠莽毒：金线重楼根。磨水服。

8. 治脱肛：蚤休，用醋磨汁。外涂患部后，用纱布压送复位，每日可涂二至三次。

9. 治耳内生疮热痛：蚤休适量。醋磨涂患处。

【用法用量】内服：煎汤，5～10g。外用：适量研末，用水、酒或醋调敷患处。

【使用注意】体虚，无实火热毒，阴证外疡及孕妇均忌服。

【知识拓展】

1. 著作摘要

(1)"消诸疮，无名肿毒，利小便。"（《滇南本草》）

(2)"补血行气，壮精益肾，能消百毒。"（《生草药性备要》）

(3)"治痔、疔疮。"《分类草药性》

2. 功用发挥 治疗蝮蛇咬伤：选取蝮蛇咬伤住院患者200例，随机分为治疗组100例和对照组100例，均采用注射抗蝮蛇毒血清等常规治疗，治疗组加用七叶一枝花酊涂擦。结果：治疗组临床疗效优于对照组（$P<0.01$），且治疗组肢体肿胀消退时间明显短于对照组（$P<0.05$）。[施胜钰，赵炎，武瑞仙.七叶一枝花酊治疗蝮蛇咬伤致肢体肿胀100例.中国中医急症，2011，20（10）：1661.]

卜芥 Bǔjiè

【来源】本品为天南星科植物假海芋 *Alocasia cucullata*（Lour.）Schott. 的根茎。生于村旁、沟边，亦有栽培。广西主要分布于隆林、龙州、南宁、桂林等地。全年可采，刮净外表的毛和里皮，切成丝条，每500g加60～75g盐拌炒，炒至灰青色，待水气干，折断面中间无白心时，去净盐屑即可。

【别名】老虎耳、尖尾芋、老虎芋、山芋、观音莲小虫芋。

【壮名】棵娃优，Govahyouh。

【性味】寒，麻、辣；有毒。

【功效】解毒退热，散结消肿。

【主治】额哈（毒蛇咬伤），毒蜂蜇伤，渗裆相（水火烫伤），发得（高热不退），呗疔（疔疮）呗农（痈肿），呗奴（瘰疬）。

【临床应用】

1. 治流感，伤寒，肺结核：尖尾芋根状茎3～9g，水煎服。

2. 治钩端螺旋体病：①鲜尖尾芋120g。炒焦，加食盐少许同炒，放500～1000mL清水煮1～3小时（以免中毒），得约300mL药液，分2～3次服。②鲜尖尾芋120g。切片晒干用，加大米饭或生大米炒至无水发黑为止。久煎，3次分服，每日1剂。

3. 治无名肿毒，毒蛇咬伤，毒蜂蜇伤：（尖尾芋）鲜根状茎适量，刮去粗皮，捣烂敷患处，每次5～10分钟。敷伤口周围。

【用法用量】内服：煎汤，3~9g（鲜品 30~60g），须久煎 2 小时以上，以免中毒。外用：适量，捣敷，或煎水洗。

【使用注意】生品有大毒，禁作内服。内服需经炮制且不可过量。因本品外敷有致泡作用，外用宜慎。中毒症状：皮肤接触汁液发生瘙痒；眼与茎液接触引起失明。误食茎或叶引起舌喉发痒、肿胀，流涎，肠、胃灼痛，恶心，呕吐，腹泻，出汗，惊厥，严重者窒息，心脏麻痹而死亡。

【知识拓展】

1. 著作摘要

（1）"解毒退热，消肿镇痛。治高热不退，毒蛇咬伤，肺结核，流感，肠伤寒，蜂窝织炎，无名肿毒，毒蜂螫伤。"（《广西实用中草药新选》）

（2）"根状茎：治慢性骨髓炎，钩端螺旋体病，汤火伤；叶：治毒疮。"（《广西药用植物名录》）

（3）"解毒，散结。治瘰疬，疖疮，一切毒疮初起。"（《四川常用中草药》）

2. 功用发挥　治疗支气管哮喘：选取缓解期支气管哮喘病人 94 例，随机分为壮药卜芥糖浆治疗组 53 例，咳喘素对照组 41 例。结果显示：治疗组临床治愈 11 例，显效 20 例，有效 18 例，无效 4 例；对照组显效 16 例，有效 13 例，无效 12 例。两组有效率分别为 92.45%、70.73%，经统计学处理，差异有统计学意义（$P<0.05$）。[黄国英. 壮药卜芥糖浆治疗缓解期支气管哮喘 94 例. 中国民族民间医药杂志，1996：18-19.]

了哥王 Liǎogēwáng

【来源】本品为瑞香科植物南岭荛花 *Wikstroemia Indica*（L.）C. A. Mey. 的根或根皮。生长于山脚及山坡潮湿的灌木丛中。广西大部分地区有分布。全年可采挖，洗净，阴干，或剥取根皮，干燥。

【别名】雀儿麻、地谷银、鸡子麻、山黄皮、千年矮。

【壮名】棵约罗，Go'nyozlox。

【性味】微寒，苦、辣；有小毒。

【功效】清热解毒，消肿止痛，软坚散结，通气道、谷道、水道，调龙路、火路。

【主治】东笃哈（虫蛇咬伤），呗疔（疔疮），狠尹（疖肿），北嘻（乳痈），呗奴（瘰疬），林得叮相（跌打损伤），发旺（风湿骨痛），埃病（咳嗽），埃百银（百日咳），贫痧（感冒），笨浮（水肿）。

【临床应用】

1. 治蛇、蜈蚣咬伤：了哥王根九蒸九晒，每服用五钱至一两，煎水温服。

2. 治肿毒：了哥王根，十蒸九晒，每服一两或数钱，煎水冲温酒服。

3. 瘰疬初起：鲜了哥王根第二重皮和红糖捣烂敷患处，并取了哥王根一两，水煎服，日一次。

4. 治肝硬变腹水：鲜了哥王根第二重皮一两（蒸熟），红枣十二粒，红糖一两，共捣为丸，如绿豆大，用开水送服五至七粒，日服一次。本品药性剧烈，服后有呕吐和腹痛、泄泻的副作用。体弱和晚期患者忌用。

5. 治风湿性骨痛，亦治麻风：每天用了哥王根三钱，鸡肉四两，加适量水炖七小时，一次服下。

6. 治肺炎，支气管炎，扁桃体炎：了哥王根白皮二钱，水煎服。

7. 治淋巴结核，哮喘，腮腺炎，百日咳，扁桃体炎：了哥王干根三至八钱，久煎去毒后内服。

8. 治跌打损伤：了哥王根白皮二钱，水煎服；另用鲜根皮捣烂外敷。

9. 治股阴疽：鲜了哥王根二重皮，捣烂调酒外敷。

10. 治疮疡成脓未溃：了哥王根皮适量，捣烂，敷疮四周，留孔排脓。

11. 拔枪弹及竹刺入肉：了哥王根和黄糖，捣烂外敷。

【用法用量】内服：煎汤，根，10～15g；根皮，5～10g；宜久煎4小时以上。外用：鲜根适量，捣敷或干根浸酒敷。

【使用注意】本品有剧毒，用时宜慎。孕妇忌服。粉碎或煎煮时易引起皮肤过敏，宜注意防护。

【知识拓展】

1. 著作摘要

(1) "杀虫解毒，消肿，止痛，清热，泻下。治麻风，梅毒，痈疮，无名肿毒，风湿痛，肺痨，瘰气，百日咳，痢症。"(《南宁市药物志》)

(2) "了哥王，果实、叶茎和根皮有毒。中毒症状：呕吐、腹泻。解救方法：先洗胃，后饮浓茶，服活性炭或鞣酸蛋白；大量饮盐水或静脉滴注5%葡萄糖盐水；针刺上脘、中脘、足三里穴位。"(《南方主要有毒植物》)

(3) "了哥王叶有腥气，味苦，性寒有毒，如加酒九蒸九晒或久熬，可降低其毒性，性亦由寒转凉。"(《岭南草药志》)

2. 功用发挥 治疗急性扁桃体炎、急性咽炎、急性气管炎、支气管炎：选取429例急性扁桃体炎、急性咽炎、急性气管、支气管炎的患者，随机分为验证组317例和对照组112例，验证组用了哥王片治疗，对照组用穿心莲片治疗，观察临床疗效。结果：临床总体疗效方面，验证组显效率为62.15%，总有效率为89.27%，对照组显效率为58.93%，总有效率为86.61%；2组比较差异无统计学意义（$P>0.05$），说明了哥王片临床疗效与穿心莲片作用相仿。[张婕斐，裘建社，徐新锋，等. 了哥王片治疗急性扁桃体炎、急性咽炎、急性气管-支气管炎的临床观察. 中国医院用药评价与分析，2014，14（3）：248-251.]

白花丹 Báihuādān

【来源】本品为白花科植物白花丹 *Plumbago zeylanica* L. 的全草。生于山谷、村边、路旁、沟边、旷地，有栽培。广西主要分布于凌云、那坡、博白、陆川、贵港等地。全年可采，洗净，晒干用；叶鲜用。

【别名】天槟榔、照药、白竹丹、白竹花。

【壮名】棵端豪，Godonhhau。

【性味】温，辣、苦、涩；有毒。

【功效】调龙路、火路，解毒散瘀止痛，除风毒，调谷道。

【主治】额哈（毒蛇咬伤），恶疮，乳癖，发旺（风湿骨痛），心头痛（胃痛），肝脾肿大，痂（癣），唒冉（疔疮）。

【临床应用】

1. 治风湿关节疼痛，腰腿扭伤：白花丹根 0.5 ~ 1 钱。水煎服或泡酒，每次 5mL，日服二次。

2. 治血瘀经闭：白花丹干根一两；或加瘦猪肉二两，水煎服。

3. 治瘰疬未溃：白花丹鲜根五钱至一两，酌加猪瘦肉，水炖服。

4. 治蛇咬伤，恶疮：用本品鲜叶 3 ~ 4 片，外敷患处，亦可与其他药配合捣烂敷患处（蛇咬伤敷在伤口外周）。一般敷 15 ~ 30 分钟，以免局部起泡。

5. 治肛周脓肿，急性淋巴腺炎，乳腺炎，蜂窝织炎，疖肿：鲜白花丹适量捣烂，用双层纱布包好，敷于患处至痊愈。

6. 治厚皮癣：白花丹茎叶捣烂擦。

【用法用量】内服：煎汤，10 ~ 15g；须久煎 3 ~ 4 小时以上。外用：适量，捣敷、涂擦或煎水洗。

【使用注意】孕妇禁服。外敷一般不宜超过 20 分钟，局部有灼热感即除去。

【知识拓展】

1. 著作摘要

（1）"祛风除湿，散瘀消肿。根：治风湿骨痛，陈旧性关节扭伤，心胃气痛。"（《常用中草药手册》）

（2）"散疮，消肿，祛风。治蛇咬，痢症，去眼膜，迎风下泪；擦癣疥癫，去毒俱妙。"（《生草药性备要》）

2. 功用发挥 治疗晚期鼻咽癌：对于不能再接受西医治疗的晚期鼻咽癌且证属痰浊结聚型病人，用白花丹汤（白花丹、白术、生南星、生半夏、山慈菇各 15g，茯苓、昆布各 30g，青皮 12g，党参 24g，老鼠勒 18g，僵蚕 9g）治疗结果显示能减轻患者症状，延长其存活期，认为其对晚期鼻咽癌有独特疗效。[邱宝珊. 中医药治疗 24 例晚期鼻咽癌的疗效观察. 新中医，1994，（9）：10-12.]

齿叶泥花草 Chǐyèníhuācǎo

【来源】本品为玄参科植物齿叶泥花草 *Lindernia ciliate* （Colsm.）Pennell 的全草。生于水沟边、稻田、路旁阴湿处。广西主要分布于忻城、来宾、贵港、北流、玉林等地。夏、秋采，多鲜用，亦可晒干用。

【别名】锯齿草、五月莲、蚰蜒草、刺齿泥花草。

【壮名】棵扫克，Gocaujgawq。

【性味】平，淡。

【功效】清热毒，消肿痛，通龙路。

【主治】额哈（毒蛇咬伤），呗农（疮痈），狠尹（疖肿），呗叮（疔疮），产呱腊胴尹（产后腹痛），跌打肿痛。

【临床应用】

1. 治毒蛇咬伤，跌打肿痛：鲜齿叶泥花草三至四两。捣烂绞汁冲酒服，渣敷伤处。

2. 治毒蛇咬伤，疮疖：本品30g，水煎服，另用本品适量，捣烂敷患处。

【用法用量】内服：煎汤，10～20g，鲜品30～60g。外用：捣烂绞汁1杯，冲酒少许服，渣敷患处，或加食盐少许，捣敷。

【知识拓展】

著作摘要

（1）"清热解毒，逐瘀破血，消肿止痛。治毒蛇咬伤，跌打肿痛，疮疖肿毒，产后腹痛。"（《广西中草药》）

（2）"用于毒蛇咬伤，急性关节炎。"（《广西药用植物名录》）

半边莲 Bànbiānlián

【来源】本品为桔梗科植物半边莲 *Lobelia chinensis* Lour. 的全草。生于田边、沟边湿地上。广西主要分布于隆林、南宁、北海、桂平、岑溪等地。夏、秋采，洗净，鲜用或晒干用。

【别名】急解索、半边菊、半边花、半边旗、蛇利草。

【壮名】莲半明，Lienzbuenqmbiengj。

【性味】平，辣、微苦。

【功效】清热毒，利水道。

【主治】额哈（毒蛇咬伤），呗农（疮疡肿毒），北嘻（乳痈），药食中毒，笨浮（水肿）。

【临床应用】

1. 治血防"846"或链霉素引起的眩晕等：半边莲30g，配墨旱莲、白芷、车前草、女贞子、紫花地丁，水煎服。

2. 治毒蛇咬伤：鲜半边莲一二两，捣烂绞汁，加甜酒一两调服，服后盖被入睡，以便微汗出。毒重的一天服两次，并用捣烂的鲜半边莲敷于伤口周围。

3. 毒蛇咬伤：对眼镜蛇、蝰蛇、青竹蛇等蛇咬伤，可用单味煎服；或鲜品捣汁加酒服，并用本品捣烂或配生半夏同捣烂和鸡蛋清调敷伤口周围，也可与黄芩、黄连、田基黄等清热解毒药同用。

4. 治无名肿毒：半边莲叶捣烂加酒敷患处。

5. 治疔疮，一切阳性肿毒：鲜半边莲适量，加食盐数粒同捣烂，敷患处，有黄水渗出，渐愈。

【用法用量】内服：煎汤，15～30g；或捣汁服。外用：适量，捣敷或捣汁调涂。

【使用注意】虚证水肿禁服。

【知识拓展】

1. 著作摘要

（1）"半边莲治蛇虺伤，捣汁饮，以滓围涂之。"（《本草纲目》）

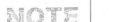

（2）"消肿解毒。治疬积和疔疮初起。"（《南宁市药物志》）

（3）"解毒消炎，利尿，止血生肌。治腹水，小儿惊风，双单乳蛾，漆疮，外伤出血，皮肤疥癣，蛇蜂蝎伤。"（《陆川本草》）

2. 功用发挥　治疗急性呼吸道感染：选择儿科呼吸道感染患者 98 例，随机分成治疗组、对照组各 49 例，对照组采用常规治疗，如抗生素、抗病毒药及止咳、化痰药物等；治疗组在常规治疗基础上加用复方半边莲注射液。结果：治疗组患儿的症状、体征及血象改变明显改善（$P<0.05$）；治疗组总有效率为 95.90%，对照组为 55.10%，两组比较有统计学差异（$P<0.05$）。［吕辉文，许培玲．复方半边莲注射液治疗小儿急性呼吸道感染疗效观察．福建医药杂志，2011，33（5）：123-124.］

蝴蝶草 Húdiécǎo

【来源】本品为豆科植物蝙蝠草 *Christia vespertilionis*（L. f.）Bahn. f. 的全草。生长在山坡草地或灌木丛中。广西各地区有分布。夏、秋采，鲜用或晒干用。

【别名】夜关门、穿藤金兰花、铁交怀、肺形草、山蝴蝶。

【壮名】棵靶柔，Go'mbajrongh。

【性味】平，甜、微辣。

【功效】解蛇毒，祛风毒，调龙路，消肿痛。

【主治】额哈（毒蛇咬伤），埃病（咳嗽），呗农（痈疮肿毒），林得叮相（跌打损伤），约京乱（月经不调），发旺（风湿骨痛）。

【临床应用】

1. 治肺热咳嗽，劳伤吐血：肺形草五六钱（鲜者加倍量），冰糖一两。水煎服。

2. 治咳嗽多痰及肺痈：肺形草二至三钱。煎汁冲白糖服，或配其他清肺药同煎服。

3. 治肾炎：肺形草四钱，灯心草五钱，玉米根一两。水煎服，每日一剂。

4. 治小儿高烧：肺形草二钱，冰糖少许。水煎服，每日一剂。

5. 治疮疖、疔疽：肺形草鲜叶捣烂，敷患处。每日换药两次。再用全草三至五钱。水煎服。

【用法用量】内服，煎汤，9～15g，鲜品 50～100g；或炖肉。外用：适量，研末撒。

【使用注意】孕妇忌服。

【知识拓展】

著作摘要

（1）"捣敷诸毒。"（《植物名实图考》）

（2）"治乳疮，久痢，月经不调。"（《广西药用植物名录》）

（3）"止刀伤血。"（《江西植物志》）

芸香草 Yúnxiāngcǎo

【来源】本品为禾本科植物芸香草 *Cymbopogon distans*（Nees ex Steud.）W. Wats. 的全草。

生于山坡草地。广西各地有分布。夏末、初秋采，晒干用。

【别名】韭叶芸香草、香茅、香茅筋骨草、小香茅草、黄柏草。

【壮名】棵哈瓤，Gohazrang。

【性味】温，麻、辣、苦。

【功效】解表，利湿，止咳平喘。

【主治】贫痧（风寒感冒），伤暑，鹿（呕吐），白冻（泄泻），腊胴尹（腹痛），肉扭（小便淋痛），发旺（风湿痹痛），埃病（咳嗽），墨病（气喘）。

【临床应用】

1. 治风寒咳喘：黄柏草、紫苏、霜桑叶、五匹风各9g，倒挂牛根15g。水煎服。

2. 治膝骼风（膝盖骨痛）：香茅草、石菖蒲、红牛膝各250g，箭杆风120g。煎水，外洗、内服。

3. 治风湿性筋骨疼痛：香茅筋骨草、千年健、大血藤、舒筋草，煎服。

4. 治鹤膝风：①香茅筋骨草、牛舌头根、松节、石岩姜，泡酒服。②香茅筋骨草、石菖蒲、红牛膝各半斤，箭杆风四两。煎水内服、外洗。

5. 治风湿性关节炎：黄柏草、筋骨草、牛膝、伸筋草各9g。水煎服。

6. 治冷骨风，全身骨骼筋络肌肉痛，重至不能行走者：香茅筋骨草二至三斤。煎水，乘热熏之，以破竹席围坐盆中，上盖以簸箕；熏后汗出如浆，可重复二至三次。洗后忌风。

【用法用量】内服：煎汤，9~15g（大剂量30~60g）；或浸酒。外用：适量，捣敷或煎水熏洗。

【知识拓展】

著作摘要

(1) "治山岚瘴气，不服水土，有感冒，风寒暑湿，四时不正之气，乍寒乍热，体困酸软，寒热往来，似疟非疟，或发瘴疟，胸膈胀，饮食无味，肚腹疼痛，呕吐，水泻。"（《滇南本草》）

(2) "主治风湿麻木，膝骼风，风湿瘫痪。"（《重庆草药》）

(3) "清暑解表，利湿和胃。主治伤暑，夏日感冒，淋症。"（《云南中草药》）

第七节　解药食中毒药

本节壮药适用于各种药物和食物引起的中毒，不同的药物中毒可出现不同的症状，常见的有胃肠胀痛、恶心、鹿（呕吐）、白冻（泄泻）等。

使用本类壮药时，通常要配伍调气药如陈皮、黄皮叶、莎草等以调理气机，配伍通谷道药如布渣叶、独脚金、番木瓜等疏通谷道。

绿豆 Lùdòu

【来源】本品为豆科植物绿豆 Vigna radiata（L.）R. Wilczak 的种子。广西各地有栽培。秋后种子成熟时采收，晒干用，打碎入药或研粉用。

【别名】青小豆、植豆、交豆。

【壮名】督撩，Duhheu。

【性味】寒，甜。

【功效】解药食中毒，清热毒，通水道。

【主治】药食中毒，呗农（痈疮肿毒），暑热烦渴。

【临床应用】

1. 治金石丹火药毒，并酒毒、烟毒、煤毒为病：绿豆一升，生捣末。豆腐浆二碗调服。一时无豆腐浆，用糯米泔顿温亦可。

2. 解药食中毒：绿豆配甘草煮汁饮服，频频饮绿豆浓汤，至毒解止。可解疗肿疮毒和药物中毒及酒食中毒。

3. 治乌头中毒：绿豆120g，生甘草60g，水煎饮汁。

4. 治小便不通、淋漓：绿豆50g，冬麻子30g（绞取汁），陈皮10g（为末），共煮熟，热食之。

5. 治食物中毒及附子、巴豆、砒霜、农药、毒草中毒：绿豆50g，粳米100g，共煮粥。日2~3次，冷服。

6. 解暑：绿豆，水煮一滚，取汤停冷色碧食之。

【用法用量】内服：煎汤，15~30g。外用适量。

【使用注意】脾胃虚寒，肠滑者忌用。

【知识拓展】

1. 著作摘要

（1）"绿豆，甘，寒，无毒。入心、胃经。主丹毒烦热，风疹，热气奔豚，生研绞汁服，亦煮食，消肿下气，压热解毒。"（《开宝本草》）

（2）"解诸热，益气，解酒食诸毒。治发背、痈疽、疮肿及汤火伤灼。"（《日用本草》）

（3）"解菰菌砒毒。"（《食物本草》）

2. 功用发挥　治疗蕈中毒：选取88例蕈中毒幻视病人，用中药绿豆、生甘草加水浸泡后煎煮，取汁代茶饮。结果：显效68例，有效18例，无效2例。总有效率为97.7%。[张宏.绿豆甘草汤治疗蕈中毒幻视88例.中国中医急症，2000，9（12）：17.]

甘蔗 Gānzhè

【来源】本品为禾本科植物甘蔗 *Saccharum sinensis* Roxb. 的茎秆或汁。生长于温暖湿润环境。为广西各地常见的栽培作物。秋、冬采，除去根、叶，洗净，鲜用。

【别名】薯蔗、干蔗、糖蔗、接肠草、竿蔗。

【壮名】棵爱，Gooij。

【性味】寒，甜。

【功效】清热解毒，解酒提神，润燥除烦，生津止渴，润肺止咳，和中止呕。

【主治】饮酒过度，反胃，心胸烦热，热病阴伤口渴，埃病（肺热燥咳），沙呃（胃热呕逆），阿意囊（便秘），瘴气（疟疾），暑痢。

【临床应用】

1. 治饮酒过度：甘蔗 200g，鲜萝卜 150g。切碎，加水煮至萝卜烂熟，去渣取汁，随量服用。

2. 治发热口干，小便涩：甘蔗，去皮尽令吃之，咽汁。若口痛，捣取汁服之。

3. 治胃反，朝食暮吐，暮食朝吐，旋旋吐者：甘蔗汁七升，生姜汁一升。二味相和，分为三服。

4. 治卒干呕不息：蔗汁，温令热，服一升，日三次。

5. 治虚热咳嗽，口干涕唾：甘蔗汁一升半，青粱米四合。煮粥，日食二次，极润心肺。

【用法用量】内服：煎汤，30~90g；或榨汁饮。外用：适量，捣敷。

【使用注意】脾胃虚寒者或胃寒腹痛者慎用。

【知识拓展】

1. 著作摘要

（1）"清热润燥。生嚼可以发越热邪，捣汁能止火逆呕哕。"（《药性切用》）

（2）"生津止渴，润燥，解酒毒。用于热病口干，反胃呕吐，肺燥咳嗽，大便燥结。"（《广西药用植物名录》）

（3）"多食久食，善发湿火，为痰、胀、呕、嗽之疾。"（《本草汇言》）

2. 功用发挥 治疗呕吐：选取长期呕吐病人随机分为治疗组 41 例，对照组 36 例；治疗组口服甘蔗生姜汁，对照组口服胃复安片。结果：一个疗程后，治疗组对呕吐的治疗效果优于对照组（$P<0.05$）。[陈晓芳. 甘蔗生姜汁治呕吐 41 例疗效观察. 实用中西医结合临床，2005，5（3）：53.]

羊血 Yángxuě

【来源】本品为牛科动物山羊 *Capra hircus* L. 或绵羊 *Ovis aries* L. 的血液。为饲养家畜。广西壮族地区多饲养山羊，宰羊时取血；将鲜血置于平底器皿内晒干用，切成小块，或将血灌入羊肠中用细绳扎成 3~4cm 长的小节，晒干用。

【别名】山羊血、绵羊血。

【壮名】堵羊，Duzyiengz。

【性味】平，咸。

【功效】解诸毒，调龙路。

【主治】野葛等植物药中毒，肠风下血，鹿勒（吐血），兵淋勒（崩漏），胞衣不下，林得叮相（跌打损伤）。

【临床应用】

1. 治卒惊悸九窍出血：取新血热饮。

2. 治吐血、衄血，积日不止：新羊血，热饮一二小盏。

3. 治大便下血：羊血煮熟，拌醋食。

4. 治产后余血攻心，或下血不止，心闷，面青，身冷，气欲绝：新羊血一盏饮之。

5. 治误食钩吻及毒菌等中毒：山羊血大量灌服，有解毒急救之效。

6. 治老人脾胃气弱，干呕不能下食：羊血一升（鲜者，面浆作片），葱白一担，白面四两。上煮血令熟，渐食之。

7. 治外伤出血：羊血炭 10 份，血余炭 10 份，黄芩粉 2 份。先将新鲜羊血放置 12 小时后，取其血块放入锅内，用火炒至膏状，再另扣一口锅作盖，在两锅周边用黄泥封严，于上锅底贴一张白纸，用火煅至白纸呈黄色为度，待锅凉后取羊血炭。压成细末；然后加入血余炭和黄芩细末研匀。用时撒布出血处，用纱布块敷盖加压止血，3 分钟后再包扎。小伤口上药 1 次即可。

8. 治跌打损伤：山羊血 6g，酒进服，日服 2 次。或用干山羊血 30g。研末，每日 2 次，每次 0.6g，冲酒服。

【用法用量】内服：鲜血，热饮或煮食，30 ~ 50g；干血，烊冲，每次 6 ~ 9g，每日 15 ~ 30g。外用：涂敷。

【使用注意】服用何首乌、地黄等药时，忌羊血。

【知识拓展】

1. 著作摘要

（1）"野葛，毒草也，俗呼胡蔓草，误食之，则用羊血浆解之。"（《岭表录异》）

（2）"生饮止诸血，解诸毒。熟食但止血，患肠风痔血者宜之。"（《随息居饮食谱》）

（3）"女人以血为主，血热则生风，血虚则闷绝。羊血咸平，能补血、凉血，故主女人血虚中风，及产后血闷欲绝也。"（《本草经疏》）

2. 功用发挥　治疗钩吻中毒：2 例因食钩吻草中毒的病人，经洗胃、导泻、使用呼吸兴奋剂等抢救后向胃内灌注新鲜羊血，病人逐渐恢复意识，5 天后痊愈出院。[张友根，韶红 . 羊血治疗 2 例钩吻中毒病人的抢救护理 . 护理研究，2010，24（1）：277.]

鸭血 Yāxuě

【来源】本品为鸭科动物家鸭 *Anas domestica* L. 的血液。为家养。广西各地均有饲养。杀鸭取血，鲜用。

【别名】白鸭血。

【壮名】堵聤，Duzbit。

【性味】寒，咸。

【功效】清热毒，解药物中毒，养血补血。

【主治】生金、生银、砒霜、盐卤、鸦片、野葛等中毒，鱼虫百毒，额哈（毒蛇咬伤），经来潮热，血热脉漏，脑充血。

【临床应用】

1. 治生金、生银、砒霜等中毒：杀鸭取血适量，趁热饮之。

2. 治脑充血：本品早晚饭前一小时各饮一杯。

3. 治小儿白痢似鱼冻者：白鸭杀取血，滚酒泡服。

4. 治经来潮热，胃气不开，不思饮食：白鸭血，头上取之，酒调饮。

5. 治中风：白鸭血，一日约两杯，早晚食前一小时饮用。

6. 治毒虫、蛇咬伤：鸭血适量热敷。

7. 治食道狭窄梗阻，噎嗝反胃：鸭血 50mL，热饮。

【用法用量】内服：乘热生饮或冲酒饮或隔水蒸熟，100~200mL。外用：适量，涂敷。

【使用注意】脾阳不振、寒湿泻痢者不宜食用。

【知识拓展】

著作摘要

(1)"解诸毒。"（《名医别录》）

(2)"项中热血，解野葛毒，饮之。"（《食疗本草》）

(3)"热血，解中生金、生银、砒霜诸毒，射工毒。蚯蚓咬疮，涂之。"（《本草纲目》）

余甘子 Yúgānzǐ

【来源】本品为大戟科植物余甘子 *Phyllanthus emblica.* L. 的成熟果实。多生长于灌木丛中。广西主要分布于南宁、百色等地。9~11 月果实成熟时采，除去杂质，开水烫透或用盐水浸后，晒干用。

【别名】油甘子、牛甘果、喉甘子、余甘。

【壮名】芒音，Makyid。

【性味】寒，苦、甜、涩。

【功效】解鱼毒，清热生津，调气道、谷道。

【主治】河豚鱼中毒，火嚓（白喉），货烟妈（咽喉肿痛），埃病（肺燥咳嗽），墨病（哮喘），东郎（食积），心头痛（胃痛），能蚌（黄疸）。

【临床应用】

1. 治河豚鱼中毒：本品适量，生嚼吞汁。并可治鱼骨梗喉。

2. 治感冒发热，咳嗽，咽喉痛，口干烦渴，维生素 C 缺乏症：鲜余甘子果 10~30 个。水煎服。

3. 治喉头炎，暑热口渴，风火牙痛，支气管炎：用鲜果或盐渍果 5~7 粒，嚼食。

【用法用量】内服：煎汤，5~10g；鲜品或蒸制品 20~50g。外用：适量，捣汁涂。

【使用注意】脾胃虚寒者慎服。

【知识拓展】

著作摘要

(1)"生津止渴，润肺化痰。用于咽喉肿痛，牙痛。"（《广西药用植物名录》）

(2)"清凉解毒，治喉痹。"（《南宁市药物志》）

(3)"余甘子味甘、性凉。治培根病、赤巴病、血病。"（《晶珠本草》）

空心菜 Kōngxīncài

【来源】本品为旋花科植物蕹菜 *Ipomoea aquatica* Forsk. 的全草。多为栽培。广西各地有种植。夏、秋采，多为鲜用，也可晒干用。

【别名】蕹菜、藤藤菜、蒿菜、通心菜、无心菜。

【壮名】碰猛，Byaekmbungj。

【性味】寒，甜、淡。

【功效】解药食毒，清热毒，凉血止血，利水道。

【主治】食物中毒，木薯中毒，黄藤、钩吻、砒霜、野菇中毒，肉卡（小便不利），肉裂（尿血），楞喔勒（鼻衄），陆裂（咳血），呗农（疮疡肿毒）。

【临床应用】

1. 治狗肉中毒：蕹菜100g，煮食。

2. 治痔疮：蕹菜100g，白糖15g，水煎服。

3. 治鼻血不止：蕹菜数根，和糖捣烂，冲入沸水中服。

4. 治蛇咬伤：蕹菜洗净捣烂，取汁约半碗和酒服之，渣涂患处。

【用法用量】内服：煎汤，鲜品100～200g，解救上述中毒时可用鲜根或鲜全草500～1000g，绞汁服。外用：适量，鲜品捣敷。

【使用注意】脾胃虚寒、大便溏泄者不宜多食，血压偏低，胃寒者慎服。

【知识拓展】

著作摘要

（1）"内服解饮食中毒，外用治一切胎毒，肿物和扑伤。"（《广州植物志》）

（2）"食狗肉中毒，煮食之。"（《岭南采药录》）

（3）"解砒石毒，补心血，行水。"（《医林纂要》）

第十一章 调气药

凡具有调整天地人三气功效,主要用于治疗三气失调、气机不畅引起的病症的壮药,称为调气药。

常见的由三气失调、气机不畅所致的疾病有心头痛(胃痛),巧尹(头痛),发旺(痹病、风湿骨痛),兵嘿细勒(疝气),呗奴(瘰疬),妇女京尹(痛经),产呱腊胴尹(产后腹痛)等。因疾病发生的部位不同,而症状表现不尽相同。

本章壮药以温性,麻辣味为主,以调畅气机、行气止痛为主要功效。部分壮药兼有调龙路火路、祛风毒、除湿毒、调谷道等功效,兼可用于龙路病、火路病、东郎(食积)等病症。

使用本类壮药时,宜根据病因与疾病部位、症候特点予以合理配伍。可随证配伍通龙路、调火路、调谷道药等以标本兼治,全面兼顾。

九里香 Jiǔlǐxiāng

【来源】本品为芸香科植物九里香 *Murraya exotica* L. 和千里香 *Murraya paniculata*(L.)Jack 的枝叶。生长于山野,亦有栽培。广西主要分布于宁明、那坡、隆林、凌云、乐业等地。全年可采,除去老枝,阴干用。

【别名】满山香、五里香、水万年青、七里香、透骨香。

【壮名】棵弄马,Go'ndukmax。

【性味】热,麻、辣、微苦;有小毒。

【功效】行气止痛,通龙路、火路,祛风毒,除湿毒,软坚散结。

【主治】心头痛(胃痛),发旺(风湿骨痛),牙痛,额哈(毒蛇咬伤),林得叮相(跌打损伤),能啥能累(湿疹),癌症疼痛。

【临床应用】

1. 治胃痛:①九里香叶粉、两面针粉各2份,鸡骨香粉、松花粉各1份,和匀,加黏合剂制成水丸如黄豆大。每服10~15丸,每日3次。②九里香叶3钱,瓦楞子(煅)1两,共研末,每次服1钱,每日3次。

2. 流行性乙型脑炎:鲜九里香叶0.5~1两,鲜刺针草1~3两,水煎,分2~3次服(或用鼻饲)。如高热加大青叶1两,同上药煎服;抽搐频繁痰多者,另取九里香叶0.5~1两,捣烂用冷开水冲服。

3. 治风湿骨痛:用全株3两,酒2斤浸7日后,每次服5钱~1两。

4. 治跌打肿痛:用鲜叶4两,捣烂,用米酒半斤浸数小时后外搽。或用叶捣烂,调酒炒热外敷。

【用法用量】内服：煎汤，9~15g，或浸酒。外用：适量，捣敷。

【知识拓展】

1. 著作摘要

（1）"行气止痛、活血散瘀。治跌打肿痛、风湿、气痛。"（《广西中药志》）

（2）"散寒解表、疏经活络。主治感冒、腰膝冷痛、风湿痹痛、四肢麻木、跌打损伤、埃病（咳嗽）、胃痛、尿路感染、湿疹、疮疖。"（《云南中草药》）

（3）"叶治胃溃疡、毒蛇咬伤。"（《福建药物志》）

2. 功用发挥 治疗痰瘀交阻型眩晕：滇白珠糖浆（透骨香），口服，每次20mL，每日3次，以14天为1个疗程。经治疗后，50例患者中痊愈22例（44.0%），显效20例（40.0%），有效7例（14.0%），总有效率为98%。[李琰，管得宁，王翀，等.滇白珠糖浆治疗痰瘀交阻型眩晕临床观察.上海中医药杂志，2008，42（5）：18-19.]

香附 Xiāngfù

【来源】本品为莎草科植物莎草 *Cyperus rotundus* L. 的根茎。生于田野，喜温和潮湿，疏松土壤和粘壤土。广西各地区有分布。秋季采，置沸水中略煮或蒸透后晒干用，或燎后晒干用。

【别名】香附子、香头草、地沟草、三棱草、辣姜草。

【壮名】棵寻谋，Gocidmou。

【性味】平，辣、甜、微苦。

【功效】调气机，消郁滞，调经止痛，安胎。

【主治】巧尹（头痛），胸痛，胁痛，心口痛（胃痛），腊胴尹（腹痛），鹿（呕吐），兵嘿细勒（疝气），约京乱（月经不调），京尹（痛经），京瑟（闭经），兵淋勒（崩漏），咪裆胴尹（妊娠腹痛），胎动不安，隆白呆（带下）。

【临床应用】

1. 治心气痛、腹痛、少腹痛、血气痛不可忍者：香附100g，蕲艾叶25g。以醋汤同煮熟，去艾，炒为末，米醋糊为丸梧子大。每白汤服50丸。

2. 治月经不调，经期腹痛，胸胁痛，虚寒胃痛：用块茎2~4钱，水煎服。

3. 安胎：香附，炒，去毛，为细末，浓煎紫苏汤调下一钱。

4. 治跌打损伤：①炒香附20g，姜黄30g。共研细末。每日服三次，每次服10g。孕妇忌服。②用鲜块茎捣烂，酒炒外敷。

【用法用量】内服：煎汤，10~20g。外用：适量，捣敷，或煎水洗。

【知识拓展】

1. 著作摘要

（1）"调血中之气，开郁，宽中，消食，止呕吐。"（《滇南本草》）

（2）"理气解郁，调经止痛。用于胸痛，胁痛，胃脘痛，痛经，月经不调。"（《广西药用植物名录》）

2. 功用发挥

（1）治疗痛经：针刺配合香附粗盐灸治疗痛经。针刺次髎、地机、三阴交、气海、合谷、太冲。针毕予以香附 250g，粗盐 500g，灸下腹部关元、中极、气海等穴位，时间约 30 分钟，经前 3~5 日治疗，至月经干净 3 日，每日 1 次，3 个月经周期为 1 个疗程。临床观察 24 例患者，痊愈 6 例，显效 8 例，有效 6 例，无效 4 例，有效率为 83.3%，且香附粗盐灸治疗寒凝血瘀型痛经疗效显著。［黄翠，鄢燕，邓桂元．针刺配合香附粗盐灸治疗寒凝血瘀型痛经 48 例．河南中医，2014，34（5）：931–932.］

（2）治疗乳腺癌术后上肢水肿：香附四子散（组成：香附 60g，白芥子 60g，紫苏子 60g，莱菔子 60g，吴茱萸 60g）可治疗乳腺癌术后上肢水肿。采用中医外治热熨法：使用前将药物加热至 40~50℃，每日敷于上肢肿势最甚及周围局部有水肿处，每次 30 分钟，1 次/日，1 个月为一个疗程，连续治疗两个疗程。针对乳腺癌术后患侧上肢水肿及功能障碍疗效明确。［崔梦迪．香附四子散热熨治疗乳腺癌术后上肢水肿的临床研究．北京中医药大学，2014，5.］

（3）治疗产后便秘：七制香附丸（某药业水丸）6g/次，每日 3 次，口服 5~7 日；配合补中益气丸（某制药厂浓缩丸）15 粒/次，每日 3 次。治疗后显效率 61.53%，有效率 88.46%。［李巧华．补中益气丸合七制香附丸治疗产后便秘 26 例．中国中医药现代远程教育，2014，12（16）：132–133.］

（4）治疗结肠曲综合征：口服四制香附丸（某药业公司生产），3g/次，3 次/日；并同时口服四君子合剂（某制药厂生产），10mL/次，3 次/日，治疗 56 例，治愈 25 例，无效 10 例，总有效率为 82.14%。［王世乾，孙贤义．四制香附丸合四君子合剂治疗结肠曲综合征临床观察．湖北中医杂志，2013，35（6）：40.］

黄皮叶 Huángpíyè

【来源】本品为芸香科植物黄皮 Clausena lansium（Lour.）Skeels 的叶。多为栽培。广西各地有种植。全年可采，洗净，鲜用，或晒干用。

【别名】黄皮果叶、黄弹叶、黄檀叶。

【壮名】伯棵闷，Mbawgomaed。

【性味】凉，苦、辣。

【功效】调气机，祛风毒，除湿毒，清热毒。

【主治】心头痛（胃痛），腊胴尹（腹痛），能蚌（黄疸），贫痧（感冒），发得（发热），埃病（咳嗽），墨病（哮喘），瘴毒（疟疾），小便不利，疥癣。

【临床应用】

1. 治流感，感冒，疟疾：黄皮叶 15~30g。水煎服。

2. 治腹胀腹痛，风湿性关节炎：鲜黄皮叶 30~60g（干用减半），水煎服。

3. 治痰湿喘咳：鲜黄皮叶一至二两。水煎服。

4. 治疟疾：鲜黄皮叶一两，红糖五钱。水煎服。

5. 通小便：黄皮叶四五片，酒一二两煎服。

6. 解秽恶，消风肿，治疗癫，祛热散毒：黄皮叶煎水洗。

【用法用量】内服：煎汤，15~30g，鲜品 30~60g。外用：适量，煎水洗或捣敷。

【知识拓展】

1. 著作摘要

（1）"行气，消食，化痰。主治食积胀满，脘腹疼痛。"（《万痛痰饮咳喘》）

（2）"主呕逆痰水，胸隔满痛，蛔虫上攻。"（《食物本草》）

（3）"行气，嫩者腌晒干用，醒酒开胃。"（《本草求原》）

2. 功用发挥　治疗病毒性肝炎：邓铁涛老中医认为：黄皮叶功能芳香化湿，解秽除垢，且不耗气伤津，并有较好的抑制肝炎病毒作用，是治疗病毒性肝炎的难得佳品。他常用慢肝六味饮（组成：太子参15g，茯苓15g，白术12g，川萆薢10g，黄皮树叶15g，甘草5g）治疗肝炎。[冯崇廉. 邓铁涛教授应用岭南中草药经验萃谈. 中华中医药杂志，2005，20（11）：672-673.]

陈皮 Chénpí（附药：青皮）

【来源】本品为芸香科植物橘 *Citrus reticulata* Blanco 及其栽培变种的成熟果皮。多为栽培。广西各地有种植。秋末冬初果实成熟时采收，晒干用或低温干燥。以陈久者为佳，故称陈皮。

【别名】橘皮、广陈皮、柑果皮。

【壮名】能柑，Naenggam。

【性味】温，麻、辣、苦。

【功效】调气道、谷道，除湿痰，健脾胃。

【主治】东郎（食滞），鹿（呕吐），白冻（泄泻），心头痛（胃胀痛），腊胴尹（腹胀痛），埃病（咳嗽），比耐来（咳痰）。

【临床应用】

1. 治脾胃不调，冷气暴折，客乘于中，寒则气收聚，聚则壅遏不通，是以胀满，其脉弦迟：黄橘皮四两，白术二两。细末，酒糊和丸如桐子大。煎木香汤下三十丸。

2. 治元气虚弱，饮食不消，或脏腑不调，心下痞闷：橘皮、枳实（麸炒黄色）各一两，白术二两，上为极细末，荷叶裹烧饭为丸，如绿豆一倍大。每服五十丸，白汤下，量据所伤加减服之。

3. 治小儿脾疳泄泻：陈橘皮一两，青橘皮、诃子肉、甘草（炙）各半两。上为粗末。每服二钱，水一盏，煎至六分，食前温服。

【用法用量】内服：煎汤，3～10g。

【使用注意】不宜与温热香燥药同用。

【知识拓展】

1. 著作摘要

（1）"去气，调中。"（《本草拾遗》）

（2）"快膈通神，和中顺气。"（《日用本草》）

（3）"疗呕哕反胃嘈杂，时吐清水，痰痞，痰疟，大肠闭塞，妇人乳痈。入食料解鱼腥毒。"（《本草纲目》）

2. 功用发挥:

(1) 治疗非酒精性脂肪肝:观察胆宁片(青皮、陈皮、大黄、虎杖)短期治疗 232 例非酒精性脂肪肝的疗效和安全性。结果:胆宁片治疗 3 个月后对改善临床症状、血清 ALT 水平、血脂和肝脂的有效率分别为 85.8%, 78.2%, 39.6%, 34%,副反应发生率为 15.1%。[Fan JG. Shanghai Multicenter Clinical Cooperative Group of Danning Pian Trial Evaluating the efficacy and safety of Danning Pian in the short term treatment of patients with nonalcoholic fatty liver disease: a multicenter clinical trial. Hepatobil Pancreat Dis Int, 2004, 3 (3): 375-380.]

(2) 治疗胃手术后排空延迟:陈皮 30g 煎水,术前 1 日或晚上服用,可促术后排气。[宫云娟. 服陈皮水可预防术后腹胀. 中国社区医师, 2005, 21 (17): 37.]

附药:青皮(能柑, Naenggam) 为橘及其栽培变种的幼果或未成熟果实的果皮。性温,味苦、麻、辣。功效:调气道、谷道,散结肿。主治:坢闷(胸胁脘腹胀痛),东郎(食滞),北嘻(乳痈),乳核,兵嘿细勒(疝气)。用法用量:内服:煎汤,3~10g;或入丸、散剂。

山小橘 Shānxiǎojú

【来源】本品为芸香科植物山小橘 *Glycosmis citrifolia* (Willd) Lindl. 的根和叶。生于丘陵及山地疏林或灌丛中。广西各地有分布。夏季采叶,鲜用或阴干用。根全年可挖,洗净切片,晒干或阴干用。

【别名】野沙柑、饭汤木、酒饼木、山油甘、山橘。

【壮名】楳勒挪, Golwg'ndo。

【性味】平,苦、微辣。

【功效】调气道、谷道,通龙路、火路,化痰止咳。

【主治】东郎(食滞),心头痛(胃痛),腊胴尹(腹痛),贫疹(感冒),埃病(咳嗽),兵嘿细勒(疝气),林得叮相(跌打损伤),楞喔勒(鼻衄)。

【临床应用】

1. 治感冒咳嗽,食积腹痛,小肠疝气痛:用根 3~8 钱,水煎服。

2. 治跌打肿痛:山小橘鲜叶捣烂,酒调外敷。

【用法用量】内服:煎汤,9~15g。外用:适量,煎水洗;或鲜叶捣敷。

【使用注意】孕妇忌服。

【知识拓展】

著作摘要

(1) "消肿,止血,散血,行气,消积。"(《广西药用植物名录》)

(2) "祛风发表,行气止咳。治感冒咳嗽,小肠疝气痛,冻疮。"(《常用中草药彩色图谱》)

(3) "祛痰,散瘀,消积。治食积腹痛,跌打肿痛。"(《广西中草药》)

山橙 Shānchéng

【来源】本品为夹竹桃科植物山橙 *Melodinus suaveolens* Champ. ex Benth. 的果实。生于丘陵、山谷、攀缘树木或石壁上。广西主要分布于上思、防城、合浦、陆川、宁明等地。秋季采，鲜用或晒干用。

【别名】马骝藤、冬荣子、山大哥、猢狲果、猴子果。

【壮名】同邑，Doengjbya。

【性味】平，苦、微甜；有小毒。

【功效】调气道、谷道，消积，杀虫。

【主治】心头痛（胃气痛），东郎（食滞），小儿喥疳（疳积），兵嘿细勒（疝气），呗奴（瘰疬），睾丸胀痛，痂（疥癣）。

【临床应用】

1. 治疝气腹痛，睾丸炎，消化不良，小儿疳积：用果（久藏的最好）1~2 个，水煎服或炖肉类服。

2. 治小肠疝气：以之和猪精肉煎汤服。

【用法用量】内服：煎汤，6~10g。外用：适量，煎水洗；或研末调敷。

【使用注意】不宜过量使用。

【知识拓展】

著作摘要

（1）"滋阴，消热积气痛，功同罗汉果。其壳，洗皮肤血热毒，搽湿癣疥癫。"（《本草求原》）

（2）"行气，止痛。治胃气痛，胸膈饱胀，淋巴结核。"（《广东中药》）

石柑子 Shígānzǐ

【来源】本品为天南星科植物石柑子 *Pothos chinensis* (Raf.) Merr.、紫苞石柑 *Pothos cathcartii* Schott 及藤橘 *Pothos angustifolium* Presl 的全草。生于林中，常攀于树干或石上。广西大部分地区有分布。全年可采，鲜用或晒干用。

【别名】石柑子、石气柑、柑子菌芋、巴岩香、青蒲芦茶。

【壮名】葫芦因，Huzlozrin。

【性味】平，淡。

【功效】调气道、谷道，祛风湿，通龙路、火路。

【主治】心胃气痛，兵嘿细勒（疝气），小儿喥疳（疳积），东郎（食滞），血吸虫晚期肝脾肿大，发旺（风湿骨痛），脚气，林得叮相（跌打损伤），夺扼（骨折），惹脓（中耳炎），耳疮，埃病（咳嗽），楞涩（鼻炎）。

【临床应用】

1. 治小儿食滞成疳：石柑子、桐寄生。蒸鸡肝或猪肝服。

2. 治晚期血吸虫病肝脾肿大：石柑子30g，水煎服。每日1剂，10剂为1疗程。

【用法用量】内服：煎汤，3~15g；或浸酒。外用：适量，浸酒搽，或鲜品捣敷。

【使用注意】孕妇禁服。

【知识拓展】

著作摘要

（1）"治心胃气痛，疝气，除脚气。"（《民间常用草药汇编》）

（2）"清热，解毒，祛风湿。治风湿骨痛，耳疮。"（《广西中药志》）

（3）"治小儿五疳，大人寒气入骨，不红不肿，湿流关节，麻木等症。并能止咳，止气痛。"（《四川中药志》）

三头水蜈蚣 Sāntóushuǐwúgōng

【来源】本品为莎草科植物三头水蜈蚣 *Kyllinga triceps* Rottb. 的全草。生于田边、水边或湿地上。广西大部分地区有分布。春、夏采，洗净，鲜用或晒干用。

【别名】护心草、金扭子、五粒关草。

【壮名】楒息忍，Gosipraemx。

【性味】平，微苦，辣。

【功效】调气机，通龙路、火路，祛风毒，除湿毒。

【主治】京尹（痛经），心头痛（气滞胃痛），腊胴尹（腹痛），发旺（痹病），外伤出血，夺扼（骨折）。

【临床应用】

1. 治气滞腹痛：护心草30g，水煎服。

2. 治痛经：干护心草9g，研末，在月经来前2天，用温开水送服。

3. 治刀伤出血：护心草适量，捣烂敷伤处。

4. 治风湿骨痛：护心草、透骨消、大叶南五味各适量，共捣烂，用酒炒热，敷患处。

【用法用量】内服：煎汤，30~60g；或研末、捣汁。外用：捣敷。

【使用注意】孕妇禁服。

【知识拓展】

著作摘要

（1）"用于心胃气痛，跌打瘀痛，风湿骨痛，痛经。"（《广西中药资源名录》）

（2）"活血通经，行气止痛。治胃痛，月经不调，风湿性关节炎，跌打肿痛，外伤出血。"（《中草药学》）

香茅 Xiāngmáo

【来源】本品为禾本科植物香茅 *Cymbopogon citratus* （DC.） Stapf 的全草。广西各地有分布。全年可采，阴干用或鲜用，或蒸馏提取香茅油备用。

【别名】柠檬茅、大风茅。

【壮名】棵查哈，Gocazhaz。

【性味】温，麻、辣、甜。

【功效】祛风毒，解瘴毒，调气止痛，通火路、龙路。

【主治】发得（发热），贫痧（感冒），瘴病（疟疾），巧尹（头痛），林得叮相（跌打损伤），发旺（风湿骨痛），腊胴尹（腹痛），白冻（泄泻），约京乱（月经不调）。

【临床应用】

1. 治风寒湿全身疼痛：香茅 0.5kg，煎水洗澡。

2. 治骨节疼痛：茅草茶、石错（即辣子青药）、土荆芥各 30g。捣绒加酒少许，炒热包痛处。

3. 治胃痛：茅草茶 3~9g，煎水服。

4. 治虚弱咳嗽：茅草茶 6g，煎水当茶服。

【用法用量】内服：煎汤，6~15g。外用：煎水洗或提取香茅油擦患处。

【使用注意】阳热及阴虚燥热者忌用。

【知识拓展】

著作摘要

（1）"散跌打伤瘀血，通经络。头风痛，以之煎水洗。将香茅与米同炒，加水煎饮，止水泻。煎水洗身，可祛风消肿，解腥臭。提取其油，可止腹痛。"（《岭南采药录》）

（2）"除风湿，散凉寒。治筋骨疼痛及半身麻木，风湿疼痛，风寒湿全身疼痛。"（《四川中药志》）

（3）"祛风消肿。主治头晕头风，风疾，鹤膝症。"（《广东中药》）

金盏菊根 Jīnzhǎnjúgēn

【来源】本品为菊科植物金盏菊 *Calendula officinalis* L. 的根。多为栽培，用于中心广场、花坛、花带布置。广西各地有种植。秋季采，鲜用或晒干用。

【别名】金盏花、水涨菊、山金菊、灯盏花、月月红。

【壮名】金盏菊，Vasamcimj。

【性味】寒，苦。

【功效】调气机，通龙路、火路。

【主治】癥瘕，兵嘿细勒（疝气），心头痛（胃痛）。

【临床应用】

1. 治胃寒痛：金盏菊鲜根一至二两。水煎或酒水煎服。

2. 治疝气：金盏菊鲜根二至四两。酒水煎服。

3. 治癥瘕：金盏菊干根一至二两。酒水煎服。

【用法用量】内服：煎汤，15~30g。外用：适量，鲜品取汁滴耳。

【使用注意】脾胃虚寒者慎用。

NOTE

乌药 Wūyào

【来源】本品为樟科植物乌药 *Lindera aggregata*（Sims.）Kosterm. 的块根。生于丘陵及山坡灌丛中。广西主要分布苍梧、玉林、灵山、南宁、桂林等地。全年可采，除去细根，洗净，趁鲜切片，晒干用。

【别名】千打锤、吹风散、天台乌药、矮樟、香桂樟。

【壮名】粉潜桶，Fwnzcenzdongz。

【性味】温，麻、辣。

【功效】调气道、谷道，散寒止痛。

【主治】垩闷（胸闷胀痛），心头痛（胃胀痛），腊胴尹（腹胀痛），东郎（食积），巧尹（头痛），兵嘿细勒（疝气），京尹（痛经），产呱腊胴尹（产后腹痛），尿频，濑幽（遗尿）。

【临床应用】

1. 治气滞胃痛，宿食不消，心腹疼痛，疝气，尿频，夜尿：用根 1~3 钱，水煎服。

2. 治心腹气痛：乌药，水磨浓汁一盏，入橘皮一片，苏一叶，煎服。

3. 治胀满痞塞，七情忧思所致：天台乌药、香附、沉香、砂仁、橘红、半夏，共为末。每服二钱，灯心汤调。

4. 治浑身胀痛，气血凝滞者：香附（盐、酒、便、醋四分制之）、乌药，共细末，酒下四五分。

5. 治七情伤感，上气喘息，妨闷不食：人参、槟榔、沉香、天台乌药。上药各浓磨水，和作七分盏，煎三五沸，放温服。

6. 治产后逆气，食滞胀痛：陈皮、藿香、枳壳各钱半，厚朴一钱，泽泻、乌药、香附各二钱，木香七分至一钱，煎服。

7. 治胎前产后血气不和，腹胀痛：乌药、香附、当归、川芎（俱酒炒）各三钱。水煎服。

8. 治产后腹痛：天台乌药、杜当归，共为末，豆淋酒调下。

9. 治小肠疝气：乌药一两，升麻八钱。水二钟，煎一钟，露一宿，空心热服。

10. 治跌打损伤（背部伤尤宜）：乌药一两，威灵仙五钱。水煎服。

【用法用量】内服：煎汤，5~10g，或入丸、散剂。外用：适量，研末调敷。

【使用注意】气虚及内热证者禁服；孕妇及体虚者慎服。

【知识拓展】

1. 著作摘要

（1）"顺气，散寒，止痛。"（《广西中药资源名录》）

（2）"祛风行气，消肿止痛，消食健胃。用于风湿骨痛，小便频数，胃脘痛，疝气。"（《广西药用植物名录》）

（3）"破瘀泄满，止痛消胀。"（《玉楸药解》）

2. 功用发挥

（1）治疗胃脘痛：用加味百合乌药汤（组成：百合 30g，乌药 12g，砂仁 6g，白芍 15g，陈皮 12g，木香 9g，白术 15g），水煎，每日 1 剂，分 2 次服。35 例胃脘痛患者治疗 1 个月后，总有效率 94.3%。[周玉华，李春芳．加味百合乌药汤治疗治疗胃脘痛 35 例．中国民间疗法，2003，11（2）：44．]

（2）治疗前列腺炎：治疗组用天台乌药散，水煎，每日 1 剂，早晚 2 次分服。经过 4 个疗程（15 天为 1 个疗程）后，与利复星片（某药业股份有限公司）治疗组对照，其总有效率 93.33%，两组无显著差别（P>0.05）。[赵德柱．天台乌药散加味治疗慢性前列腺炎 60 例．黑龙江医学，2004，28（12）：960．]

荔枝核 Lìzhīhé

【来源】本品为无患子科植物荔枝 *Litchi chinensis* Sonn. 的成熟种子。栽培为主，其果实是广西主产水果。广西东南、西南地区大量种植。夏季采摘成熟果实，除去果皮及肉质假种皮，洗净，晒干用。

【别名】荔核、枝核、荔仁。

【壮名】些累谁，Cehlaehcei。

【性味】微热，甜、微苦。

【功效】调气止痛，通谷道，祛寒毒，通龙路、火路。

【主治】兵嘿细勒（疝气），睾丸肿痛，心头痛（胃痛），腊胴尹（腹痛），京尹（痛经），产呱腊胴尹（产后腹痛）。

【临床应用】

1. 治疝气，睾丸炎，气滞经痛：用核 3~5 钱，水煎服。

2. 治心腹胃脘久痛，屡触屡发者：荔枝核一钱，木香八分。为末。每服一钱，清汤调服。

3. 治心痛及小肠气：荔枝核一枚。煅存性，酒调服。

4. 治疝气颓肿：荔枝核四十九个，陈皮（连白）九钱，硫黄四钱。为末，盐水打面糊丸绿豆大。遇痛时，空心酒服九丸，良久再服，亦治诸气痛。

5. 治血气刺痛：荔枝核（烧存性）半两，香附一两。上为末。每服二钱，盐酒送下。

【用法用量】内服：煎汤，6~10g；研末，15~3g；或入丸、散剂。外用：适量，研末调敷。

【知识拓展】

1. 著作摘要

（1）"理气，祛寒，止痛。用于疝气痛，睾丸肿痛。"（《广西药用植物名录》）

（2）"辟寒邪，治胃脘痛。"（《本草备要》）

（3）"行散滞气。治颓疝气痛，妇人血气刺痛。"（《本草纲目》）

2. 功用发挥 治疗慢性乙型肝炎：通过对 48 例慢性乙型肝炎患者的临床观察，维生素、肌苷、肝泰乐联合荔枝核浓缩颗粒剂治疗慢性乙型肝炎具有良好的临床疗效。其不仅具有降低血脂、胆固醇、甘油三酯的作用，对 ALT、A、TBili、AST、HA、LN、PCⅢ、Ⅳ~C 水平均有明显改善，且效果与使用时间成正比增强。[肖柳英，曾文挺，马佩球，等．荔枝核治疗慢性乙型肝炎 48 例．中医研究，2005，18（7）：21．]

NOTE

第十二章 打虫药

凡以驱杀肠道寄生虫为主要功效，治疗肠道寄生虫病的药物，称为打虫药。

本章壮药主要用于胴西咪暖（肠道寄生虫病），如蛔虫病、蛲虫病、绦虫病、钩虫病等。胴西咪暖（肠道寄生虫病）常见症状有腹痛、腹胀，脐周为甚，厌食或善饥多食，面黄、消瘦等。

应用本章壮药时，宜根据寄生虫的种类选择药物。为了充分发挥药物的疗效，本类壮药宜在空腹时服。

槟榔 Bīnglǎng

【来源】本品为棕榈科植物槟榔 *Areca catechu* L. 的成熟种子。栽培于疏松、肥沃、湿润的土地。广西各地有种植。春末、夏初槟榔成熟时采，取出种子，晒干或烘干用。

【别名】宾门药饯、槟榔仁、大腹槟榔、大腹子、槟榔玉。

【壮名】芒兵郎，Makbinghlangz。

【性味】温，苦、麻、辣。

【功效】打虫，调谷道，解瘴毒，通水道。

【主治】胴西咪暖（绦虫病等肠道寄生虫病），喯疳（疳积），阿意咪（痢疾），瘴毒（疟疾），脚气病。

【临床应用】

1. 治各种肠道寄生虫：槟榔 10g，麻风草 20g，排钱草 20g，泽泻 20g，鸡内金 10g，白芍 10g，使君子 6g，甘草 6g，水煎服。

2. 治食积腹胀，呕吐痰湿：槟榔 10g，生姜 10g，山胡椒 5g，水煎服。

3. 治蛔虫攻痛：槟榔二两，酒二盏，煎一盏，匀二次服。

4. 治食积满闷成痰涎呕吐：槟榔、半夏、砂仁、萝卜子、麦芽、干姜、白术各二钱。水煎服。

5. 治脚气累发，渐成水肿不消：大腹子，滚汤磨汁半盏，食前服，日二次。服二月。

6. 治阴毛生虱：槟榔适量，水煎外洗。

【用法用量】内服：煎汤，6～15g，单用杀虫，可用60～120g；或入丸、散剂。

【使用注意】脾虚便溏或气虚下陷者忌用；孕妇慎用。

【知识拓展】

著作摘要

（1）"驱虫，消积，降气，利尿。用于食滞腹胀、绦虫、蛔虫、姜片虫病，痢疾，疟疾，

水肿。"(《广西药用植物名录》)

(2)"消水谷，除痰癖，止心痛，杀三虫。"(《本草新编》)

土荆芥 Tǔjīngjiè

【来源】本品为藜科植物土荆芥 *Chenopodium ambrosioides* L. 的全草。生于村边、路旁、河岸，旷地、草丛中。广西各地均有分布。夏、秋采，阴干。

【别名】臭蒿、火油草、钩虫草、杀虫芥、臭草。

【壮名】招就，Caebceuj。

【性味】微温，麻、辣、苦。

【功效】打虫，杀虫止痒，祛风除湿。

【主治】胴西咪暖（钩虫病、蛔虫病），痂（癣），能啥能累（湿疹），皮肤瘙痒。

【临床应用】

1. 治钩虫、蛔虫病：土荆芥干粉 3g，开水送服。

2. 治钩虫、蛔虫、绦虫病：全草一至二钱，水煎服。

3. 治关节风湿痛：鲜根五钱。水炖服。

4. 治皮肤湿疹，黄水疮：用鲜茎、叶适量。水煎外洗。

5. 治脚癣，皮肤湿疹：土荆芥 100g，水煎外洗。

【用法用量】内服：煎汤，3~9g，鲜品 15~25g，或入丸、散剂；或提取土荆芥油，成人常用量 0.8~1.2mL，极量 1.5mL，儿童每岁 0.05mL。外用：适量，煎水洗或捣敷。

【使用注意】身体虚弱、营养不良者慎用或减量；小儿较成人敏感；有肾、心、肝脏疾病或消化道溃疡者禁用；孕妇忌服。

【知识拓展】

著作摘要

(1)"适用于钩虫病，消化不良，胃肠充气及月经闭止，痛经。"(《江西中药》)

(2)"可驱肠中寄生虫。外用治蛇虫咬伤。"(《贵州民间方药集》)

(3)"能除风热，杀虫，健胃，止痛。煎水洗皮肤疥癞。"(《岭南采药录》)

风车子 Fēngchēzǐ

【来源】本品为使君子科植物风车子 *Combretum alfredii* Hance 的叶。生于山脚灌木丛中、树旁竹林或路旁。广西主要分布于柳州、桂林等地。春、夏采，鲜用或晒干用。

【别名】华风车子、水番桃、四角风、清凉树。

【壮名】勾挡，Gaeudangz。

【性味】平，甜、淡、微苦。

【功效】打虫，健胃，解毒。

【主治】胴西咪暖（蛔虫病，鞭虫病），勒爷东郎（小儿消化不良），渗裆相（烧烫伤）。

NOTE

【临床应用】

1. 治蛔虫病：风车子 15g，杨梅 5 颗，山楂 15g，水煎服。

2. 治鞭虫病：风车子 15g，水煎服；并嚼食南瓜子 50g。

3. 治蛔虫、鞭虫病：用叶 3~6 钱，或用鲜叶 1 两，水煎，日分二次空腹服。

4. 治烧烫伤：鲜叶捣烂，调洗米水外涂。

【用法用量】 内服：煎汤，9~20g，或鲜叶 30g。外用：适量，研末调敷；或鲜品捣汁涂。

【知识拓展】

著作摘要

(1)"驱虫健胃，治蛔虫，鞭虫。"(《广西中草药》)

(2)"根：用于黄疸型肝炎。""叶：用于小儿疳积，蛔虫病，鞭虫病。"(《广西中药资源名录》)

苦楝皮 Kǔliànpí

【来源】 本品为楝科植物楝 *Melia azedarach* L. 的根皮或树皮。生于阳光充足的路边、溪边、塘边、山脚，或栽培于村旁、屋边。广西各地有分布。全年可采，剥取根皮或干皮。刮去栓皮，洗净。鲜用或切片生用。

【别名】 苦树皮、苦胆木、金铃子、紫花树、金斗木。

【壮名】 美楝，Maexrenh。

【性味】 寒，苦；有毒。

【功效】 打虫，疗癣。

【主治】 胴西咪暖（蛔虫、绦虫、钩虫、姜片虫、蛲虫病），喯冉（疥疮），痂（癣），湿疮，能啥能累（湿疹）。

【临床应用】

1. 治蛔虫、钩虫、蛲虫病：用树皮（二层白皮）1 两，水煎 1 小时以上，空腹一次服完。如排虫少，第二天再服一次。

2. 治蛔虫病：鲜苦楝根皮 10g，粳米 10g（炒），水煎加红糖调服。

3. 治阴道滴虫病：用根皮或叶适量，水煎外洗。

4. 治虫牙痛：苦楝树皮煎汤漱口。

【用法用量】 内服：煎汤，6~9g，鲜品用 15~30g。外用适量。

【使用注意】 体弱或脾胃虚寒者忌服。

【知识拓展】

著作摘要

(1)"治冻疮。"(《湖南药物志》)

(2)"清热燥湿，治阴道滴虫。"(《陕西中草药》)

苹婆 Píngpó

【来源】本品为梧桐科植物苹婆 *Sterculia nobilis* Smith 的果壳或种子。生于阳光充足的溪边、塘边、山坡林内、灌木丛中，或栽培于村旁、屋边。广西主要分布于天峨、龙州、邕宁、马山、容县等地。5、6月份果实成熟时采，剥取种子，晒干用。

【别名】九层皮、罗晃子、凤眼果、鸡冠树、红皮果。

【壮名】美难，Maexnan。

【性味】平，甜。

【功效】打虫，调谷道，解毒止痢。

【主治】胴西咪暖（虫积腹痛），东郎（食积），翻胃吐食，阿意咪（痢疾），兵嘿细勒（疝气），小儿烂头疡。

【临床应用】

1. 治腹中蛔虫上攻，心下大痛欲死，面有白斑：罗晃子、牵牛子各七枚。水煎服。

2. 治翻胃吐食，食下即吐；或朝食暮吐，暮食朝吐：罗晃子七枚。煅存性，每日酒调下方寸匕，服完为度。

3. 治疝痛：罗晃子七个。酒煎服。

4. 治痢疾：用果壳5钱~1两，水煎调红糖1两服。

【用法用量】内服：煎汤，6~8枚；或研末为散。外用：适量，煅存性研末调搽。

【使用注意】脾虚便泄者禁服。

【知识拓展】

著作摘要

（1）"治脏腑生虫及小儿食泥土，腹痛，癖块结硬。养肝胆，明目去翳，止咳退热，解利风邪，消烦降火。"（《食物本草》）

（2）"治小儿生天婆究（小儿烂头疡），煅存性，开油搽；消热气，煲肉食。"（《生草药性备要》）

第十三章 止血药

凡以制止体内外出血为主要功效，主要用于治疗各种出血病症的壮药，称为止血药。

本章壮药主要适用于出血病症，常见的出血病症有唉勒（咯血）、陆裂（咳血）、脉漏、渗裂（衄血）、鹿裂（吐血）、肉裂（尿血）、阿意勒（便血）、兵淋勒（崩漏）、紫癜及外伤出血等。出血原因很多，常见的有热淫龙路，迫血妄行引起出血；或寒入龙路，血运失常，血不归经而致出血；尚有元气不足，血失统摄，外逸于龙路外；另有跌扑损伤，龙路破损，也可使血溢路外导致出血。

使用本章壮药时，应根据出血证的性质而选用不同的药物，出血属热者，宜选用药性寒凉的止血药，并配伍清热凉血药；出血属寒者，宜选用药性温热的止血药，并配伍温经散寒药；出血属气不摄血者，宜配伍补气摄血药。血止后须配伍通龙路药以消散瘀血，以避免血止留瘀为患。

田七 Tiánqī

【来源】本品为五加科植物三七 *Panax notoginseng*（Burk.）F. H. Chen 的根和根茎。栽培或野生于山地的林中湿润处。广西主要分布于德保、靖西、那坡等地。夏末秋初开花前或冬季种子成熟后采收，选生 3 ~ 7 年以上者，摘取根部，去净泥土，剪除细根及茎基，晒至半干，反复搓揉，然后晒干用。

【别名】山漆、金不换、血参、参三七。

【壮名】棵点镇，Godienzcaet。

【性味】温，甜。

【功效】止血，补血，调龙路、火路，散瘀止痛。

【主治】陆裂（咳血），渗裂（吐血、衄血），阿意勒（便血），产呱耐（产后血虚），阿闷（胸痛），心头痛（胃痛），林得叮相（跌打损伤），兵淋勒（崩漏），京尹（痛经），产呱腊胴尹（产后腹痛）。

【临床应用】

1. 治咳血，吐血，便血，尿血，鼻衄，崩漏，产后恶露不止：用根茎研粉，每次用5分~1钱，开水冲服。

2. 治吐血，衄血，大、小便出血：三七1钱，花蕊石、血余炭各0.5钱，研末分4次吞服，每日2次。

3. 治吐血，衄血：山漆一钱，自嚼，米汤送下。

4. 治跌打损伤：①三七1~2钱，磨甜酒内服，或研末内服；②用药粉冲酒服，也可用药酒调敷患处，或用鲜叶捣烂外敷。

5. 治外伤出血：用药粉撒敷患处。

【用法用量】内服：煎汤，3~10g；研末吞服，1~3g。外用：适量。

【使用注意】孕妇慎用。

【知识拓展】

1. 著作摘要

（1）"此药近时始出，南人军中用为金疮要药，云有奇功。又云：凡杖扑伤损，瘀血淋漓者，随即嚼烂，罨之即止，青肿者即消散。若受杖时，先服一二钱，则血不冲心；杖后，尤宜服之。产后服亦良。"（《本草纲目》）

（2）"三七根，止血之神药也，无论上中下之血，凡有外越者，一味独用亦效，加入补血补气药之中则更神。盖止药得补而无沸腾之患，补药得止而有安静之休也。"（《本草新编》）

（3）"散瘀止血，消肿定痛。用于衄血，吐血，咯血，便血，子宫出血，产后血瘀腹痛，跌打肿痛，子宫脱垂。"（《广西药用植物名录》）

2. 功用发挥 治疗动静脉内瘘皮下血肿：选取动静脉内瘘行血液透析发生皮下出血的患者120例，随机分为观察组和对照组各60例，对照组采用50%硫酸镁湿敷患处，观察组采用田七粉与2%利多卡因注射液调和外敷患处。结果：观察组治疗效果显著优于对照组，治愈时间显著短于对照组（均 $P<0.01$）。[王晶，艾俊英，丁义敏，等. 田七粉与2%利多卡因外敷治疗动静脉内瘘皮下血肿的效果. 护理学杂志，2013，28（19）：40-41.]

山黄麻 Shānhuángmá

【来源】本品为榆科植物山黄麻 *Trema orientalis*（Linn.）Bl. 的叶和根。生于沟谷林中，或旷野山坡。广西主要分布于岑溪、金秀、平南、桂平、博白等地。全年可采，鲜用或晒干用。

【别名】山麻木、九层麻、野络木、下格木、麻木。

【壮名】蛇咬药，Ywngwzhab。

【性味】平，涩。

【功效】止血，通龙路，消肿止痛，透疹。

【主治】外伤出血，林得叮相（跌打损伤）。

【临床应用】

1. 治外伤出血：用鲜叶捣烂外敷，或用叶研粉撒伤处。

2. 治跌打瘀肿：用鲜根皮捣烂酒炒外敷。

【用法用量】外用：适量。

【知识拓展】

著作摘要

（1）"散瘀，消肿，止血。"（《全国中草药汇编》）

（2）"透发麻疹，止痛，止血。"（《广西药用植物名录》）

白背叶 Báibèiyè

【来源】本品为大戟科植物白背叶 *Mallotus apelta* （Lour.） Muell. -Arg. 的叶。生于山谷、村边、路旁或灌木草丛中。广西大部分地区有分布。全年可采，除去杂质，干燥。

【别名】白帽顶、白背桐、白膜叶、白背娘、白朴树。

【壮名】棵懂豪，Godungzhau。

【性味】微寒，苦、涩。

【功效】止血，止痛，通龙路，清热毒，祛湿毒，利水道。

【主治】鹿勒（吐血），阿意勒（便血），外伤出血，林得叮相（跌打损伤），惹脓（中耳炎），鹅口疮，仲嘿喯尹（痔疮），湿疣，淋浊，皮肤溃疡，额哈（毒蛇咬伤）。

【临床应用】

1. 治胃痛呕水：白背叶草头浸男子尿一星期，取起洗净晒干用。每用二两，雄鸡一只去肠杂、头、肺，水适量炖服，每星期一次。

2. 治白带，淋浊，疝气，产后风瘫：白背叶五钱至一两，水煎服。

3. 治外伤出血，溃疡：白背叶晒干用，擦成棉绒样收贮，出血时取适量贴上，外加绷带固定。

4. 治刀伤出血，疮疖：用鲜叶捣烂外敷。

5. 治跌打扭伤：鲜白背叶适量，捣敷。

6. 治皮肤湿痒：白背叶煎水洗。

7. 治鹅口疮：白背叶适量蒸水，用消毒棉卷蘸水拭抹患处，一日三次，连抹两天。

8. 治中耳炎：用叶 1 两，水 250mL，炖 1 小时，取过滤液滴耳，每天 3 次。

【用法用量】内服：煎汤，5～10g。外用：适量，研末撒或煎水洗；或鲜品适量，煎水洗。

【知识拓展】

1. 著作摘要

（1）"外治中耳炎，外伤出血。"（《广西药用资源名录》）

（2）"清热消肿，固脱止血。"（《广西本草选编》）

（3）"捣烂酒炒外敷，治跌打，风湿。"（《南宁市药物志》）

2. 功用发挥

（1）治疗急性胃、十二指肠出血：处方：复方白背叶（由白背叶、扶芳藤等组成，各取等份混合制成合剂和散剂两种剂型）。方法：对入选的 100 例患者，按出血程度的不同分轻、中、重 3 层，在层内用随机数字表法将病人随机分配至治疗组和对照组。治疗组给予口服复方白背叶，合剂每次 50mL（0.5g/mL），每日 4 次。重症患者，将药液冰冻后服，或散剂每次 5g，每日 4 次，冷开水送服。对照组用甲氰咪呱每日 0.8g，分 2 次静脉滴注，止血芳酸每日 0.4g 或止血敏每日 1g，分 2 次与上药交替静脉滴注。重症患者另给 8mg 去甲肾上腺素加入冰盐水 150mL 中，分次口服。结果：复方白背叶临床治愈率和总有效率分别为 92% 和 96%，大便潜血试验平均阴转时间 3.54 天，疗效优于复方西药。[方显明，程世和，卢玲，等. 复方白

背叶治疗急性胃、十二指肠出血的临床报道. 中国医药学报, 1991, 6 (4): 32-34.]

(2) 治疗宫颈炎: 处方: 壮药白石散 (组成: 白背叶、石上柏、乌柏木、千斤拔、千里光、儿茶)。方法: 将68名符合标准的患者分为2组。观察组36例, 用壮药白石散; 对照组32例, 用洗必泰栓。月经干净后3~5天开始用药, 每晚睡前阴道深部上药, 7天为一个疗程, 连续治疗3个疗程。结果: 观察组痊愈率为33.33%, 对照组为18.75%, 差异无显著性 (*P*>0.05); 观察组有效率为86.11%, 对照组为65.63%, 差异有显著性 (*P*<0.05)。结论: 壮药白石散治疗宫颈炎疗效优于洗必泰栓, 值得临床推广。[梁峰艳, 杨美春, 刘群华, 等. 壮药白石散治疗慢性宫颈炎的临床观察. 北方医学, 2012, 9 (3): 24.]

紫珠 Zǐzhū

【来源】本品为马鞭草科植物杜虹花 *Callicarpa formosana* Rolfe、白棠子树 *Callicarpa dichotoma* (Lour.) K. Koch 的叶。生于山坡谷地和溪旁灌丛中。广西大部分地区有分布。7~8月采收, 鲜用或晒干用。

【别名】紫荆、紫珠草、止血草、廉鱼风。

【壮名】棵支涙, Gocawaeuj。

【性味】寒, 苦、涩。

【功效】收敛止血, 调龙路, 清热毒, 消肿痛。

【主治】鹿勒 (呕血), 唉勒 (咯血), 渗裂 (衄血), 阿意勒 (便血), 肉裂 (尿血), 牙龈出血, 兵淋勒 (崩漏), 皮肤紫癜, 发旺 (风湿骨痛), 林得叮相 (跌打损伤), 外伤出血, 呗农 (痈疽肿毒), 额哈 (毒蛇咬伤), 渗裆相 (烧烫伤)。

【临床应用】

1. 治胃肠道出血, 肺结核咯血, 鼻衄, 功能性子宫出血, 便血: 用叶研粉, 每次1~2钱, 开水送服; 或用鲜叶5钱~1两, 水煎服。

2. 治跌打内伤出血: 鲜紫珠叶和实二两, 冰糖一两。开水炖, 分二次服。

3. 治一切咽喉痛: 取鲜紫珠叶一两。洗净, 水二碗, 煎一碗服, 或煎作茶常服。

4. 治赤眼: 取鲜紫珠草头一两。洗净切细, 水二碗, 煎一碗服。

5. 治创伤出血: 鲜紫珠叶, 用冷开水洗净, 捣匀后敷创口; 或用干紫珠叶研末敷掺, 外用消毒纱布包扎之。

6. 治拔牙后出血不止: 用消毒棉花蘸紫珠叶末塞之。

【用法用量】内服: 煎汤, 10~15g (鲜品30~60g); 或研末, 1.5~3g。每日1~3次。外用: 适量, 鲜品捣敷; 或研末撒。

【知识拓展】

1. 著作摘要

(1) "对食道静脉出血, 肠胃溃疡出血, 鼻出血, 创伤出血, 肺出血以及拔牙出血均有良效。" (《中国药植图鉴》)

(2) "治崩漏带下, 恶寒发热。" (《闽东本草》)

(3) "活瘀, 止血, 消炎, 解郁。" (《福建民间草药》)

NOTE

2. 功用发挥

（1）治疗颅脑外伤后上消化道出血：处方：海螵蛸60g，白及30g，紫珠60g。用法：上药碾末搅匀，10g/包，分装。每次1包，温水调匀鼻饲，3次/日。胃液潜血（+++）以上的病人，同时配合静滴止血定3~5日。疗效标准：痊愈：1周内呕血或黑便停止，胃液潜血转阴；有效：1周内呕血或黑便停止，胃液潜血减弱；无效：1周出血不止，重度出血24小时无好转。结果：3日内痊愈8例（38.1%），7日内痊愈11例（52.4%）；痊愈率90.5%。有效2例，有效率9.5%，该2例因脑水肿显著，应用了大剂量激素，经停用激素后出血逐渐停止。[王建涛，胡广春，张咸宁. 乌及紫珠散治疗颅脑外伤后上消化道出血21例. 中国中西医结合外科杂志，2000，6（5）：359-360.]

（2）治疗功能性子宫出血：处方：紫珠合剂（组成：紫珠叶、地稔根、梵天花根）。制剂：上药各30g，水煎2次，将头次及第2次煎汁混合，加入红糖30g。服法：在月经来潮的第1天服下，每日1剂，分2次服。一般连服3剂，即能达到明显的止血效果，为巩固疗效，可以再服3~6剂。[李冬梅，王洪英. 紫珠合剂治疗功能性子宫出血. 中国民族民间医药杂志，2000，9（6）：367.]

五月艾 Wǔyuèài

【来源】本品为菊科植物五月艾 *Artemisia indica* Willd. 的地上部分。生长于荒野及空旷的草地上，广西主要分布于南宁、临桂、兴安、龙胜等地。全年可采，以五月为佳。洗净，鲜用或晒干用。

【别名】艾草、艾、艾蒿、家艾、细艾。

【壮名】盟埃，Mbawngaih。

【性味】温，麻、辣、微苦；有小毒。

【功效】止血，调龙路，祛寒毒，除湿毒。

【主治】鹿勒（吐血），渗裂（衄血），阿意勒（便血），兵淋勒（崩漏），妊娠下血，约京乱（月经不调），京尹（痛经），吠偻（胎动不安），卟很裆（不孕症），阿意咪（痢疾），隆白呆（带下），能啥能累（湿疹），疥癣，仲嘿奔尹（痔疮），呗农（疮疡）。

【临床应用】

1. 治吐血，衄血，便血，崩漏：用叶2~4钱，炒黑，水煎服。

2. 治妇人崩中，连日不止：熟艾如鸡子大，阿胶（炒为末）半两，干姜一钱。水五盏，先煮艾、姜至二盏半，入胶烊化，分三服，空腹服，一日尽。

3. 治功能性子宫出血，产后出血：艾叶炭一两，蒲黄、蒲公英各五钱。每日一剂，煎服二次。

4. 治消化不良，月经不调，胎动不安：用枝叶3~4钱，水煎服。

5. 治痢疾：用叶1两，炒焦，加红糖1两，水煎服。

6. 治产后腹痛欲死，因感寒起者：陈蕲艾二斤，焙干，捣铺脐上，以绢覆住，熨斗熨之，待口中艾气出，则痛自止。

7. 治湿疹：艾叶炭、枯矾、黄柏等份。共研细末，用香油调膏，外敷。

8. 治风湿痹痛：用枝叶水煎洗。

9. 治跌打扭伤：鲜艾叶适量，捣烂外敷。

【用法用量】内服：煎汤，3～10g；或入丸、散剂，或捣汁。外用：捣绒作炷或制成艾条熏灸，捣敷、煎水熏洗或炒热温熨。

【使用注意】阴虚血热者慎用。

【知识拓展】

1. 著作摘要

（1）"叶：用于痛经，崩漏，胎动不安；外用治风湿骨痛。"（《广西药用植物名录》）

（2）"理气行血，散寒调经，安胎止血。"（《广西本草选编》）

（3）"止崩血，安胎止腹痛。止赤白痢及五藏痔泻血。长服止冷痢。又心腹恶气，取叶捣汁饮。"（《药性论》）

2. 功用发挥

（1）治疗痛经：处方：痛经灵（艾叶15g，茺蔚子、红糖各30g组成）。每剂水煎3次，分2次口服，经期服用。共治疗痛经30例，全部治愈（腹痛消失，瘀块基本消失）。其中服药2个疗程者16例，服药3个疗程者13例，服药4个疗程者1例，经期连服4剂者起效较快。［潘梅，陈亚杰. 痛经灵治疗痛经30例. 长春中医学院学报，1996，12（9）：18.］

（2）治疗中期妊娠皮肤瘙痒症：将100g艾叶加1000mL水，文火久煎30分钟，取汁，待水温达35～40℃后，以汁熏洗皮肤瘙痒处，每次熏洗10～15分钟，1日1～2次。治疗中期妊娠皮肤瘙痒症9例，用药1～2次症状消失为显效，用药3～5次症状消失为有效。结果：显效6例（占66.7%），有效3例（占33.3%），有效率100%。［李占书. 以验方艾叶汁治疗中期妊娠皮肤瘙痒症9例. 安徽中医临床杂志，2001，13（5）：354.］

仙鹤草 Xiānhècǎo

【来源】本品为蔷薇科植物龙芽草 *Agrimonia pilosa* Ledeb. 的地上部分。多生长于路旁、村边、灌丛、山坡、溪边。广西各地区有分布。夏、秋采，洗净，鲜用，或晒干用。

【别名】脱力草、龙牙草、龙芽草。

【壮名】牙猜骂，Nyacaijmaj。

【性味】平，苦、涩。

【功效】止血，调龙路，止痢，补虚，杀虫。

【主治】陆裂（咯血），鹿勒（吐血），渗裂（衄血），肉裂（尿血），阿意勒（便血），兵淋勒（崩漏），白冻（泄泻），阿意咪（痢疾），蛊病（肝硬化腹水），瘴病（疟疾），渗裆相（烧烫伤），呗农（痈疮），呗（无名肿毒）。

【临床应用】

1. 治肺痨咯血：鲜仙鹤草一两（干者，六钱），白糖一两。将仙鹤草捣烂，加冷开水，搅拌，榨取汁液，再加入白糖，一次服用。

2. 治赤白痢及咯血、吐血：龙芽草三至六钱，水煎服。

3. 治贫血衰弱，精力痿顿，民间治脱力劳伤：仙鹤草一两，红枣十个。水煎，一日数回分服。

4. 治过敏性紫癜：仙鹤草三两，生龟板一两，枸杞根、地榆炭各二两。水煎服。

5. 治疟疾，每日发作，胸腹饱胀：仙鹤草三钱，研成细末，于发疟前用烧酒吞服，连用三剂。

6. 治痈疽结毒：鲜龙芽草四两，地瓜酒半斤，冲开水，炖，饭后服。初起者服三四剂能化解，若已成脓，连服十余剂，能消炎止痛。

7. 治乳痈，初起者消，成脓者溃，且能令脓出不多：龙芽草一两，白酒半壶，煎至半碗，饱后服。

8. 治跌伤红肿作痛：仙鹤草、小血藤、白花草（酒炒，外伤破皮者不用酒炒）。捣绒外敷，并泡酒内服。

9. 治蛇咬伤：鲜龙芽草叶，洗净，捣烂贴伤处。

【用法用量】内服：煎汤，10～15g，大剂量可用 30～60g；或入散剂。外用适量，捣敷或敷膏涂敷。

【使用注意】非出血不止者不用。

【知识拓展】

1. 著作摘要

（1）"全草：收敛，止血，消肿杀虫。用于咳血，吐血，便血，尿血，崩漏，痢疾；外用治痈疮肿毒。"（《广西药用植物名录》）

（2）"治妇人月经或前或后，赤白带下，面寒腹痛，日久赤白血痢。"（《滇南本草》）

（3）"为强壮性收敛止血剂，兼有强心作用。运用于肺病咯血，肠出血，胃溃疡出血，子宫出血，齿科出血，痔血，肝脓疡等症。"（《现代实用中药》）

2. 功用发挥　治疗小儿腹泻：选取腹泻患儿 85 例，随机分为治疗组 42 例和对照组 43 例，治疗组取仙鹤草灌肠，对照组口服妈咪爱。结果：治疗组总有效率为 95.24%，对照组总有效率为 79.07%，两组疗效有显著性差异（P<0.05）。[金银芝. 仙鹤草灌肠治疗小儿腹泻 42 例临床观察. 浙江中医杂志，2014，49（8）：591.]

白茅根 Báimáogēn

【来源】本品为禾本科植物白茅 Imperata cylindrica Beauv. var. major（Nees）C. E. Hubb. 的根茎。生于路旁向阳干草地或山坡上，广西各地有分布。全年可采，除去须根和鳞片，洗净，捆成小把，鲜用；或切段，晒干用。

【别名】茅根、白茅、白茅草、茅草根、茅草。

【壮名】壤哈，Raghaz。

【性味】寒，甜。

【功效】止血，通水道，清热毒。

【主治】肉裂（血淋、血尿），陆裂（咳血），牙龈出血，鹿勒（吐血），阿意勒（便血），渗裂（紫癜），能蚌（黄疸），肉扭（淋证），笨浮（水肿）。

【临床应用】

1. 治咯血，吐血，衄血，尿血，急性肾炎，外感风热，麻疹热毒未清，暑热小便短赤：用根茎 1 两，水煎服。

2. 治血尿：白茅根、车前子各一两，白糖五钱。水煎服。

3. 治乳糜尿：鲜茅根半斤。加2000mL水煎成约1200mL汤药，加糖适量。每日分三次内服，或代茶饮，连服五至十五天为一疗程。

4. 治肾炎：白茅根一两，一枝黄花一两，葫芦壳五钱，白酒药一钱。水煎，分二次服，每日一剂，忌盐。

5. 解曼陀罗中毒：白茅根一两，甘蔗一斤。捣烂，榨汁，用一个椰子水煎服。

【用法用量】内服：煎汤，10~30g；鲜品30~60g；或鲜品捣汁。外用：适量，鲜品捣汁涂。

【使用注意】脾胃虚寒、腹泻便溏者忌服。

【知识拓展】

1. 著作摘要

（1）"清热，利尿，止血。用于内热烦渴，衄血，咳血，吐血，尿血，肾炎水肿。"（《广西药用植物名录》）

（2）"止吐血，衄血，治血淋，利小便，止妇人崩漏下血。"（《滇南本草》）

（3）"止吐衄诸血，伤寒哕逆，肺热喘急，水肿，黄疸，解酒毒。"（《本草纲目》）

2. 功用发挥　治疗顽固性心力衰竭：选取心力衰竭患者51例，随机分为对照组24例和观察组27例；对照组采用常规治疗，观察组在常规治疗的基础上，加用白茅根茶。结果：治疗8周后，观察组总有效率为90.9%，对照组总有效率为63.9%（$P<0.05$）。[魏朝红．白茅根茶治疗顽固性心力衰竭的疗效观察．临床合理用药，2012，5（1）：77．]

白花草 Báihuācǎo

【来源】本品为菊科植物藿香蓟 *Ageratum conyzoides* Linn. 的全草。生于丘陵及山坡、草地、荒地上。广西各地有分布。夏、秋采，鲜用，或阴干或晒干用。

【别名】胜红蓟、白花香草、白花臭草、广马草、消炎草。

【壮名】棵白花草，Gobwzvahsauj。

【性味】凉，辣、微苦。

【功效】凉血止血，调龙路、火路，清热毒，消肿痛，止痒。

【主治】血热出血，外伤出血，林得叮相（跌打损伤），贫痧（感冒），发得（发热），货烟妈（咽痛），胴尹（胃痛），腊胴尹（腹痛），呗农（痈肿疮毒），能啥能累（湿疹）。

【临床应用】

1. 治感冒发热：白花草二两。水煎服。

2. 治喉症（包括白喉）：胜红蓟鲜叶一至二两。洗净，绞汁。调冰糖服，日服三次。或取鲜叶晒干用，研为末，作吹喉散。

3. 治疟疾，感冒：广马草干品五钱至一两。水煎服，日服二次。

4. 治崩漏，鹅口疮，疔疮红肿：胜红蓟三至五钱。水煎服。

5. 治外伤出血：白花草适量，捣烂，敷患处。

6. 治疮疖成脓未溃：白花草、黄糖少许，捣敷患处。

7. 治风湿疼痛，骨折（复位固定后）：鲜广马草捣烂敷于患处。

8. 治湿疹，皮肤瘙痒：用鲜叶外搽，或研粉与凡士林调成20%软膏外涂。

【用法用量】内服：煎汤，15～30g（鲜者30～60g）；或捣汁。外用：适量，捣敷或研末吹喉；或绞汁滴耳，或煎水洗。

【使用注意】脾肾虚寒者忌服。

【知识拓展】

著作摘要

（1）"用于感冒发热，头痛，肝炎，中耳炎，小儿麻痹症前期，皮肤瘙痒，皮肤过敏，沙虫脚，外伤出血。"（《广西中药资源名录》）

（2）"治感冒发热，外伤出血，疮疖，湿疹。"（《常用中草药手册》）

（3）"清热解毒，利咽喉，为喉科专药。治一切咽喉症状，痈疽肿毒。"（《泉州本草》）

荠菜 Jìcài

【来源】本品为十字花科植物荠菜 *Capsella bursa-pastoris*（Linn.）Medic 的全草。生于荒地湿润处。广西各地有分布。4、5月间花开后采收，洗净，鲜用或晒干用。

【别名】荠、鸡翼菜、三角菜、菱角菜、香荠地菜。

【壮名】碰堆，Byaekdeih。

【性味】凉，甜。

【功效】止血，通龙路，利水道，和胃健脾，清肝明目。

【主治】鹿勒（吐血），阿意勒（便血），兵淋勒（崩漏），月经过多，肉勒（血淋、尿血），肉扭（淋证），笨浮（水肿），心头痛（胃痛），目赤疼痛。

【临床应用】

1. 治内伤出血：荠菜30g，蜜枣30g，水煎服。每日1剂。

2. 治血崩，月经过多：荠菜30g，龙牙草30g，水煎服，每日1剂。

3. 治水肿：荠菜根30g，车前草30g，水煎服，每日1剂。

4. 治阳证水肿：荠菜根一两，车前草一两。水煎服。

5. 治小儿麻疹火盛：鲜荠菜一至二两（干的八钱至一两二钱），白茅根四至五两。水煎，可代茶长服。

6. 治眼生翳膜：荠菜和根、茎、叶，不拘多少，洗净，焙干，碾为末，细研。每夜卧时，先洗净眼了，挑米半许，安两大眦头，涩痛莫疑。

【用法用量】内服：煎汤，9～15g（鲜品30～60g），或入丸、散剂。外用：适量，捣敷，研末调敷或捣汁滴眼。

【知识拓展】

著作摘要

（1）"止血。治肺出血，子宫出血，流产出血，月经过多，头痛、目痛或视网膜出血。"（《现代实用中药》）

（2）"清热利尿，凉血，止血。用于肾结石，尿血，肾炎水肿。"（《广西药用植物名录》）

（3）"健胃消食，化积滞。"（《广西中药志》）

铺地稔 Pūdìrěn

【来源】本品为野牡丹植物地稔 *Melastoma dodecandrum* Lour. 的全草及根。生于丘陵、山坡、灌丛、草地。广西各地均有分布。全年可采，洗净鲜用，或晒干用。

【别名】地稔、地菍、地茄根、地稔根、火炭泡。

【壮名】棵滚，Gogunz。

【性味】平，甜、酸、涩。

【功效】止血，通龙路，补血，燥湿，固涩，清热解毒。

【主治】兵淋勒（崩漏），月经过多，京尹（痛经），勒内（贫血），阿意咪（痢疾），呗农（痈疮），呗疔（疔疮），产呱腊胴尹（产后腹痛），隆白呆（带下）。

【临床应用】

1. 治妇人白带，经漏不止：地菍根五六钱，用猪瘦肉二两炖汤，以汤煎药服。

2. 治胃出血，大便下血：地菍一两，煎汤分四次服，隔四小时服一次。大便下血加雉鸡尾、粗糠材各等份，炖白酒服。

3. 治贫血，月经过多，功能性子宫出血，胎动不安：用果 5 钱～1 两，水煎服，或煎取药水煮鸡蛋吃。

4. 治痢疾，肠炎，尿路感染，风湿痹痛：用根或全草 1～2 两。水煎服。

5. 治黄疸：鲜地菍根三两，白茅根一两，白糖一两，甜酒一两。先将地菍根、白茅根煎水，加白糖、甜酒冲服。

6. 治疝气：地菍干根二两，龙眼肉、橘核各五钱。水煎服。

7. 治子宫脱垂：地菍鲜根三至四两，红糖少许。水煎冲酒服。

8. 治小儿脱肛，疳积：地菍干根五至八钱，鸡蛋一个。水炖服。

9. 治瘰疬：地菍根五六钱，或全草双倍量，用猪瘦肉二两炖汤，以汤煎药服。

10. 治虚火牙痛：地菍根一至二两。水煎服。

11. 解木薯中毒，亦治毒蛇咬伤：地稔根杵烂，冲开水服。

12. 治痔疮，湿疹：用全草 2～3 两，水煎熏洗患处。

13. 治外伤出血：鲜品捣烂外敷或干品研末撒敷。

【用法用量】内服：煎服，15～30g，鲜品加倍；或取汁煮鸡蛋或猪瘦肉服。外用：适量，煎水洗或捣敷。

【知识拓展】

著作摘要

（1）"止血，解毒，消炎。治子宫出血，痢疾，疮痈溃烂红肿。"（《陆川本草》）

（2）"涩肠止痢，舒筋活络，补血安胎。治肠炎，菌痢，腰腿痛，风湿骨痛，孕妇贫血，胎动不安，月经过多。"（《常用中草药手册》）

（3）"能止血活血，解毒消疝。治痛经，崩带，血痢，痔瘘，风疹，疝气。"（《闽东本草》）

NOTE

爆牙郎 Bàoyálàng

【来源】本品为野牡丹科植物肖野牡丹 *Melastoma normale* D. Don、毛稔 *Melastoma sanguineum* Sims. 的全株。生于山野荒地或山地林中。广西主要分布于桂南、桂西地区，全年可采，洗净，鲜用或晒干用。

【别名】野牡丹、毛菍、豹牙郎、红爆牙狼、倒罐草。

【壮名】棵芒难，Gomaknat。

【性味】平，甜、涩。

【功效】收敛止血，通水道、谷道，除湿毒。

【主治】外伤出血，阿意勒（便血），兵淋勒（崩漏），月经过多，林得叮相（跌打损伤），瘀气，腊胴尹（腹痛），白冻（泄泻），阿意咪（痢疾），呗农（疮痈），狠尹（疖肿），隆白呆（带下）。

【临床应用】

1. 治消化不良，肠炎腹泻，痢疾，便血，月经不调，白带多：用根 5 钱～1 两，或用叶 4～8 钱，水煎服。

2. 治膝盖肿痛：野牡丹八钱，忍冬藤三钱，水煎服，日两次。

3. 治跌打损伤：野牡丹一两，金樱子根五钱，和猪瘦肉酌加红酒炖服。

4. 治耳痛：野牡丹一两，猪耳一个，水煎服。

5. 治蛇头疔：野牡丹六钱，和猪肉炖服。

6. 治乳汁不通：野牡丹一两，猪瘦肉四两，酌加酒水炖服。

7. 治痈肿：鲜野牡丹叶一至二两，水煎服，渣捣烂外敷。

8. 治跌打损伤，外伤出血：用鲜叶适量，捣烂外敷。

9. 治牙痛：用根 2 两，水煎含漱。

【用法用量】内服：煎汤，10～15g。外用：适量，捣敷或研细末敷。

【知识拓展】

著作摘要

（1）"根：治瘀气，蛇伤，跌打损伤；叶：凉血，消肿，止血，止痛，生新。"（《广西药用植物名录》）

（2）"收敛止血，消食止痢。根：治水泻，便血，妇女月经过多。叶：治外伤出血。"（《常用中草药手册》）

（3）"叶，治刀伤，止血。"（《陆川本草》）

侧柏叶 Cèbǎiyè（附药：柏子仁）

【来源】本品为柏科植物侧柏 *Platycladus orientalis*（L.）Franco. 的嫩枝叶。喜生湿润肥沃的山坡，多为栽培。广西大部分地区有分布。全年可采，以夏、秋季采收为佳。阴干，生用或炒炭用。

　　【别名】扁柏叶、柏叶、丛柏叶、香柏、柏子树。

　　【壮名】柏变，Bekbenj。

　　【性味】寒，苦、涩。

　　【功效】凉血止血，调龙路，祛痰止咳。

　　【主治】鹿勒（吐血），渗裂（衄血），肉勒（尿血），血痢，兵淋勒（崩漏），埃病（咳嗽）。

　　【临床应用】

　　1. 治吐血不止：柏叶、干姜各三两，艾三把。上三味，以水五升，取马通汁一升，合煮，取一升，分温再服。

　　2. 治忧恚呕血，烦满少气，胸中疼痛：柏叶捣罗为散，不计时候，以粥饮调下二钱。

　　3. 治小儿洞痢：柏叶煮汁，代茶饮之。

　　4. 治肠风、脏毒，酒痢，下血不止：嫩柏叶（九蒸九晒）二两，陈槐花一两（炒半黑色）。上为末，炼蜜丸，梧桐子大。每服四五十丸，空心温酒下。

　　5. 治妇人月水久不断：芍药、柏叶（炙）各一两。上二味，粗捣筛。每服三钱匕，水、酒各半盏，煎至七分，去滓温服。

　　6. 治历节风痛，痛如虎咬，走注周身，不能转动，动即痛极，昼夜不宁：侧柏叶五钱，木通、当归、红花、羌活、防风各二钱。水煎服。

　　7. 治高血压：侧柏叶五钱。切碎，水煎代茶饮，至血压正常为止。

　　8. 治大人及小儿烫火伤：侧柏叶，入臼中湿捣令极烂如泥，冷水调作膏，涂敷于伤处，用帛子系定，二三日疮当敛，仍灭瘢。

　　9. 治深部脓肿：侧柏叶一两，白矾五钱，酒一两。先将侧柏叶捣碎，又将白矾细粉置酒中溶化，再将侧柏叶倒入酒内和匀，调敷患处，每日换药二次。

　　10. 治流行性腮腺炎：扁柏叶适量，洗净捣烂，加鸡蛋白调成泥状外敷，每天换药二次。

　　11. 治鹅掌风：鲜侧柏叶，放锅内水煮二三沸，先熏后洗，一日二三次。

　　【用法用量】内服：煎汤，6～12g；或入丸、散剂。外用：适量，煎水洗、捣敷或研末调敷。

　　【知识拓展】

著作摘要

　　（1）"枝梢、叶：止血。用于咳嗽，痰中带血，衄血，吐血，便血，崩漏，风湿骨痛"（《广西药用植物名录》）

　　（2）"凉血行气，祛风，利小便，散瘀。"（《岭南采药录》）

　　（3）"散血敷疮，同片糖捶敷。亦治跌打。"（《生草药性备要》）

　　附药：柏子仁（柏变，Bekbenj）　为侧柏的种仁。性平，味甜。功效养心志，安神，通谷道。主治心跳（心悸），年闹诺（失眠），喏嘤（健忘），优平（盗汗），阿意囊（便秘）。内服：煎汤，3～10g；或入丸、散剂。外用：适量，炒研取油涂。

苎麻根 Zhùmágēn

【来源】本品为荨麻科植物苎麻 *Boehmeria nivea*（L.）Gaud. 的根及根茎。生于山坡、山沟、路旁等处。广西大部分地区有分布，多为栽培。冬、春采挖，洗净鲜用，或切段晒干用。

【别名】苎根、野苎根、苎麻茹、苎麻头、家苎麻。

【壮名】棵斑，Gobanh。

【性味】寒，甜。

【功效】通龙路，解热毒，凉血止血。

【主治】鹿勒（吐血），肉勒（尿血），兵淋勒（崩漏），吠偻（胎漏），肉扭（淋证），奀寸（子宫脱垂），笃麻（小儿麻疹），狠尹（疮疖），夺扼（骨折），隆白呆（带下）。

【临床应用】

1. 治急性膀胱炎，尿血，麻疹高热，胎动不安：用根 4～5 钱，水煎服。

2. 治习惯性流产：苎麻干根 30g，莲子、怀山药各 15g。水煎服。

3. 治五淋：苎麻根两茎，打碎，以水一碗半，煎取半碗，频服。

4. 治痈疮：用鲜根捣烂，未成脓者，调酒糟或生盐少许外敷；已成脓者，调红糖少许外敷。

5. 治蛇咬伤：鲜苎麻根，捣烂罨包。

【用法用量】内服：煎汤，10～30g；或捣汁。外用：适量，捣敷或煎水洗。

【使用注意】无实热者慎服。

【知识拓展】

1. 著作摘要

（1）"治小儿麻疹，创伤出血肿痛。"（《南宁市药物志》）

（2）"清热解毒，利尿止血，安胎。"（《广西本草选编》）

（3）"用于瘀症发热，热病狂躁，小儿麻疹，尿道感染，淋病，白带，月经过多，胎动不安，习惯性流产；外治骨折，跌打肿痛，毒疮。"（《广西中药资源名录》）

2. 功用发挥 治疗上消化道出血：处方：复方苎麻根液（苎麻根、白及各等份）。方法：选取上消化道出血患者 24 例，胃镜直观下通过内镜注水器将复方苎麻根液直接喷洒在出血部位，观察病变局部出血情况，同时给予常规输血、补液治疗。结果：有效 23 例，无效 1 例，总有效率为 95.83%。［郑邦伟. 复方苎麻根液治疗上消化道出血 24 例分析. 现代医药卫生，2005，21（18）：2489-2490.］

黄根 Huánggēn

【来源】本品为茜草科植物南山花 *Prismatomeris tetrandra*（Roxb.）K. Schum. 的根。生于杂木林中。广西主要分布于邕宁、博白、横县、上思、防城等地。春、秋采挖，洗净，切片，晒干用。

【别名】狗骨木、四蕊三角瓣花、三角瓣花、白狗骨、黑根子。

【壮名】壤现，Raghenj。

【性味】微寒，微苦。

【功效】调龙路，凉血止血，利湿退黄，补血虚，强筋骨。

【主治】勒艾今（白血病），再生障碍性贫血，地中海贫血，矽肺，肝炎，嚎勒（齿衄），发旺（痹病），林得叮相（跌打损伤），肉扭（淋证）。

【临床应用】

1. 治地中海贫血，再生障碍性贫血：用根 1 两与猪骨炖汤，不加油盐，每天服 2～3 次。

2. 治风湿性关节炎，肝炎：用根 5 钱～1 两，水煎服。

【用法用量】内服：煎汤，10～30g。外用：适量，研末敷。

【知识拓展】

1. 著作摘要

（1）"祛瘀生新，强壮筋骨。"（《广西本草选编》）

（2）"根：用于风湿关节痛，地中海贫血，肝炎，肝硬化腹水，矽肺，跌打损伤。""叶：外治疗疮。"（《广西中药资源名录》）

（3）"根：味微苦、辛，性平。有散瘀生新，强筋骨功能。用于风湿性关节炎、贫血、矽肺。"（《新华本草纲要》）

2. 功用发挥 治疗慢性乙型肝炎：处方：复方黄根液（组成：黄根、黄芪、三姐妹、叶下珠）。方法：选取慢性乙型肝炎患者 87 例，随机分为治疗组 45 例和对照组 42 例，治疗组给予复方黄根液治疗，对照组给予天晴复欣胶囊治疗，3 个月为一个疗程。观察治疗前后症状积分、肝功能、HBV-M、乙型肝炎病毒血清学标志 HBV-DNA 的变化。结果：治疗组总有效率优于对照组（$P<0.05$），对症状体征的改善优于对照组（$P<0.01$），两组丙氨酸转移酶（ALT）及门冬氨酸转移酶（AST）水平均明显降低（$P<0.01$），两组在 HbeAg/抗 HBe 血清转换率方面没有明显的差异性（$P>0.05$）；两组血清 HBV-DNA 滴度均下降（$P<0.01$），但两组比较无差异（$P>0.05$）。［覃文慧，涂燕云，黄彬，等 . 复方黄根液治疗慢性乙型肝炎的临床疗效 . 时珍国医国药，2010，21（10）：2612-2613.］

芦荟花 Lúhuìhuā

【来源】本品为百合科植物斑纹芦荟 Aloe vera L. var. chinensis（Haw.）Berger 的花。多为栽培，亦有野生。广西各地有分布。全年可采，鲜用或晒干用。

【别名】油葱、草芦荟、象鼻草、罗帏草、罗帏花。

【壮名】棵有丛，Goyouzcoeng。

【性味】寒，苦。

【功效】凉血止血，通龙路，止咳。

【主治】陆裂（咳血），鹿勒（吐血），肉勒（尿血），埃病（咳嗽），幽豪（白浊）。

【临床应用】

1. 治支气管炎，肺结核咯血，吐血：芦荟花 6～9g，水煎服。

2. 治内伤吐血：芦荟花以酒煎服。

3. 治白浊：芦荟花和猪肉适量煎汤服。

【用法用量】内服，煎汤，3~6g。外用：适量，捣敷或煎水洗。

【使用注意】孕妇忌服。

【知识拓展】

著作摘要

（1）"叶、花：用于便秘，经闭，咳血，劳伤咳嗽，衄血；外治疮疡肿毒，烧、烫伤，甲沟炎。""叶汁干燥品：用于便秘，小儿疳积，小儿惊风，有小毒。"（《广西中药资源名录》）

（2）"清热利湿，健胃。"（《广西本草选编》）

（3）"花：咳血，吐血，尿血。"（《全国中草药汇编》）

第十四章　调巧坞药

凡以调养巧坞、安神醒志为主要功效，主要用于巧坞疾病的壮药，称为调巧坞药。

巧坞即大脑。壮医学认为：巧坞主管人的精神意识活动，语言及行动能力。巧坞受咪心头（心脏）支配，为咪心头（心脏）所使。在邪毒、饮食、情志等病因的作用下，造成巧坞坏，或巧坞乱或巧坞失养，则会出现巧坞疾病。因此，巧坞疾病多为精神、意识、言行失常，常见的巧坞疾病有兰喯（眩晕）、年闹诺（失眠）、神昏窍闭、发北（癫狂）、发羊癫（癫痫）等。其症状表现可见头晕目眩，或不能入睡、时寐时醒，或神志昏迷或昏蒙，或沉默痴呆，语无伦次，或喧扰不宁，躁妄打骂，或突然昏倒，口吐涎沫，两目上视，四肢抽搐等。

本章壮药性有寒温之别，以麻、辣、苦味为主，以调养巧坞、安神醒志为主要功效，除用于兰喯（眩晕）、年闹诺（失眠）、神昏、发北（癫狂）、发羊癫（癫痫）等巧坞病症外，部分壮药兼有调气机、通龙路、解毒、止痛等功效，还可用于气滞血瘀、寒湿、热毒等有形或无形之邪痹阻经脉、四肢关节所致的阿闷（胸痹）、癥瘕积聚、发旺（风湿痹痛）、呗农（疮疡）等病症。应用本章壮药时，宜根据病因与症候特点予以合理配伍，以取得更好的疗效。

石榕 Shíróng

【来源】本品为苦苣苔科植物芒毛苣苔 *Aeschynanthus acuminatus* Wall. 的全草。生于山地林中树上或石上。广西主要分布于防城、上思、宾阳、桂平、贺州等地。全年可采，阴干用。

【别名】大叶榕藤、石壁风、白背风、石难风、上树蜈蚣。

【壮名】花对那，Vadoiqnaj。

【性味】平，甜。

【功效】安神志，补血虚，清热毒，消肿痛。

【主治】心头跳（心悸），年闹诺（失眠），烦躁不安，林得叮相（跌打损伤），发旺（风湿骨痛），肝炎。

【临床应用】

1. 治心悸不寐，烦躁不安：上树蜈蚣10g，合欢皮20g，夜交藤30g，水煎服。

2. 治腹部胀闷：上树蜈蚣10g，鸡矢藤10g，陈皮5g，水煎服。

【用法用量】内服：煎汤，5～10g；或浸酒。外用：适量，捣敷。

【知识拓展】

1. 著作摘要

（1）"用于神经衰弱，慢性肝炎。"（《全国中草药汇编》）

（2）"用于风湿骨痛，肝炎，跌打损伤。"（《广西中药资源名录》）

水菖蒲 Shuǐchāngpú

【来源】本品为天南星科植物白菖蒲 *Acorus calamus* Linn. 的根状茎。生于池塘、湖泊岸边浅水区，沼泽地或泡子中。广西大部分地区有分布。秋季采挖，除去茎叶及细根，晒干用。

【别名】菖蒲、建菖蒲、大菖蒲、白菖蒲。

【壮名】棵菖蒲，Gocanghbuj。

【性味】温，麻、辣、苦。

【功效】调巧坞，健脾胃，除湿毒，杀虫。

【主治】昏迷仆倒，神志不清，发羊癫（癫痫），麻邦（中风），慢性气管炎，阿意咪（痢疾），肠炎，腹胀腹痛，发旺（风寒湿痹）。

【临床应用】

1. 治癫痫：菖蒲 30～60g。捣烂取汁内服。

2. 治健忘，惊悸，神志不清：菖蒲 9g，远志 9g，茯苓 9g，龟板 15g，龙骨 9g。共研细末，每次 4.5g，每日 3 次。

3. 治慢性气管炎：菖蒲根茎粉装入胶囊，每粒 0.3g。每次 2 粒，温开水送服，每日 2～3 次。

4. 治痢疾：①水菖蒲根 3g。切细，冷开水吞服，1 次服用，连用 2 剂。②水菖蒲粉，每次 1g，每日 3 次。

【用法用量】内服：煎汤，5～10g。外用：适量，煎水洗或研末调敷。

【使用注意】阴虚阳亢，汗多、精滑者慎服。

【知识拓展】

著作摘要

（1）"健胃除湿，煎水洗疗癫。"（《岭南采药录》）

（2）"能开窍醒神，止痛。主治神识不清，癫痫，中风，腹泻，消化不良，腹胀，痉挛性腹痛。"（《北方常用中草药手册》）

（3）"根茎水煎服治遗精，白浊，白带；浸酒服治脾脏肿大。"（《广西民族药简编》）

石菖蒲 Shíchāngpú

【来源】本品为天南星科植物石菖蒲 *Acorus tatarinowii* Schott 的根茎。生于山谷溪中石上。广西各地有分布。秋、冬采，除去泥沙和须根，晒干用。

【别名】石蜈蚣、香草、九节菖蒲、菖蒲、金钱蒲。

【壮名】棵息忍，Gosipraemx。

【性味】温，麻、辣、苦。

【功效】调巧坞，通火路，除湿毒。

【主治】神志不清，嘻窿（健忘），耳聋，阿意咪（痢疾），笨浮（水肿），发旺（痹病），林得叮相（跌打损伤）。

【临床应用】

1. 治癫痫：①九节菖蒲（去毛焙干），以木臼杵为细末，不可犯铁器，猪心以竹刀批开，砂罐煮汤送下，每日空心服二三钱。②石菖蒲（去毛）二两，辰砂六钱（研细水飞过，以一半为衣）。上为末，猪心血打面糊为丸，如梧子大，每服七八十丸，空心白汤送下。

2. 治中暑：取生菖蒲不拘多少，捣绞取汁，微温一盏灌之。

3. 治痰迷心窍：石菖蒲、生姜。共捣汁灌下。

4. 治心气不定，五脏不足，甚者忧愁悲伤不乐，忽忽喜忘，朝瘥暮剧，暮瘥朝发，发则狂眩：菖蒲、远志各二两，茯苓、人参各三两。上四味末之，蜜丸，饮服如梧子大七丸，日三次。

5. 治诸食积、气积、血积、臌胀之类：石菖蒲八两（锉），斑猫四两（去翅足，二味同炒焦黄色，拣去斑猫不用）。上用粗布袋盛起，两人牵掣去尽猫毒屑了，却将菖蒲为细末，丸如梧桐子大，每服三五十丸，温酒或白汤送下。

6. 治寒湿瘀滞所致手足不得伸屈：用九节菖蒲根，煎水熏洗，并作汤浴。

【用法用量】内服：煎汤，3~10g。外用：适量。

【使用注意】阴虚阳亢，汗多、精滑者慎服。

【知识拓展】

著作摘要

（1）"去湿除风，逐痰消积，开胃宽中，疗噤口毒痢。"（《本草从新》）

（2）"治癫狂，惊痫，痰厥昏迷，胸腹胀闷或疼痛。"（《广西中草药》）

羊黄 Yánghuáng

【来源】本品为牛科动物山羊 *Capra hircus* L. 的胆囊结石。饲养家畜之一。广西西部地区有饲养。全年可采，洗净，晒干用。

【别名】羊脂肪。

【壮名】堵羊，Duzyienz。

【性味】凉，苦。

【功效】调巧坞，清肝息风，豁痰开窍。

【主治】高热神昏，失音口噤，狠风（惊风），发羊癫（癫痫）。

【临床应用】

治高热神昏：本品1g，牛黄0.5g。研末，调水灌服。

【用法用量】内服：研末冲，1~1.5g。

【知识拓展】

著作摘要

"代牛黄用。泻热，利痰，通窍，镇惊。治风痰闭窍，痰火昏迷，热病谵妄，小儿惊痫。"（《陆川本草》）

蜈蚣 Wúgōng

【来源】本品为蜈蚣科动物少棘蜈蚣 *Scolopendra subspinipes mutilans* L. Koch 和多棘蜈蚣 *Scolopendra subspinipes mutilans*（Newport）的干燥体。广西主产于都安、大化、马山等地。春、夏两季捕捉，用竹片插入头尾，绷直，干燥。

【别名】天龙、百脚、吴公、百足虫、千足虫。

【壮名】息挡，Sipndangj。

【性味】温，麻、辣；有毒。

【功效】通龙路，散瘀结，祛风毒，止痉。

【主治】狠风（高热抽搐），发羊癫（癫痫），麻邦（中风），发旺（风湿痹痛），巧尹（头痛），额哈（毒蛇咬伤），呗农（疮疡），呗奴（瘰疬），痂怀（牛皮癣）。

【临床应用】

1. 治中风口眼㖞斜：蜈蚣一条。焙干研末，猪胆汁调敷患处

2. 治惊痫：蜈蚣、全蝎各等份。研细末，每次三至五分，日服二次。

3. 治小儿急慢惊风，搐搦潮作：蜈蚣干者一条（葱汁浸一日一夜，焙干用），麝香一字（别研），草乌头尖十四枚（薄荷、生姜自然汁浸一日一夜，焙干用）。上件研为细末。每潮搐时，用一粒米大吹入鼻中。

4. 治风癣：大蜈蚣一两，乌梢蛇二两。共焙研细末，体强者每服一钱，弱者每服五分，日二次，开水下。

5. 治瘰疬溃疮：茶、蜈蚣。二味炙至香熟，捣筛为末，先以甘草汤洗净，敷之。

6. 治蛇咬：白芷一两（取白色者），雄黄五钱，蜈蚣三条，樟脑三钱。各为极细末。以香油调搽肿处，随干随扫。

7. 治丹毒瘤：蜈蚣一条（干者），白矾（皂子大），雷丸一个，百步二钱。上同为末。醋调涂之。

8. 治下肢慢性溃疡：患部用紫金牛煎洗后，撒上蜈蚣末适量，用药膏覆盖，日换一次，十天为一疗程。

【用法用量】内服：煎汤，3~5g；或研末，0.5~1g。外用：适量，研末撒、油浸或研末调敷。

【使用注意】本品有毒，用量不宜过大。小儿慢惊、血虚发痉者及孕妇忌服。

【知识拓展】

著作摘要

（1）"疗心腹寒热结聚，堕胎，去恶血。"（《名医别录》）

（2）"小儿惊痫风搐，脐风口噤，丹毒，秃疮，瘰疬，便毒痔漏，蛇瘕、蛇瘴、蛇伤。"（《本草纲目》）

地龙 Dìlóng

【来源】 本品为钜蚓科动物参环毛蚓 *Pheretima aspergillum*（E. Perrier）、通俗环毛蚓 *Pheretima vulgaris* Chen、威廉环毛蚓 *Pheretima guillelmi*（Michaelsen）或栉盲环毛蚓 *Pheretima pectinifera* Michaelsen 的干燥体。生于田园、草地、潮湿疏松泥土中。广西各地有分布。夏季捕捉，用温水浸泡，去黏液，拌上草木灰呛死，剖腹，洗净体内泥沙，晒干或焙干用。

【别名】 蚯蚓、广地龙、大蚯蚓、沙蚯蚓。

【壮名】 堵黏，Duzndwen。

【性味】 寒，咸。

【功效】 通调火路、龙路，息风止痉，清热毒，调气道，利尿。

【主治】 狠风（高热抽搐），发北（癫狂），麻邦（半身不遂），邦印（痛症），发旺（痹病），墨病（哮喘），埃病（咳嗽），笨浮（水肿），肉卡（癃闭）。

【临床应用】

1. 治伤寒六七日热极，心下烦闷，狂言，欲起走：大蚓一升去土，以人尿煮，令熟，去滓服之。直生饺汁及水煎之，并用善。

2. 治小儿急慢惊风：白颈蚯蚓，不拘多少，去泥焙干，为末，加朱砂等份，糊为丸，金箔为衣，如绿豆大。每服一丸，白汤下。

3. 治抽筋：地龙一条，胡黄连一钱。水煎，日服三次。

4. 治高血压：活蚯蚓三至五条，放盆内排出污泥后切碎，鸡蛋二至三个，炒熟吃，隔天吃一次，至血压降至正常为止。

5. 治中风、半身不遂：地龙三钱，全蝎二钱，赤芍四钱，红花三钱，牛膝四钱。水煎服。

6. 治支气管喘息：地龙研细末，装入胶囊，每次一钱，日服三次，温开水下。

7. 治小便不通：蚯蚓杵，以冷水滤过，浓服半碗。

【用法用量】 内服：煎汤，5~15g（鲜品10~30g）；或入丸、散剂。外用：捣烂、化水或研末调敷。

【知识拓展】

1. 著作摘要

（1）"疗伤寒伏热，狂谬，大腹，黄疸。"（《名医别录》）

（2）"疗温病大热，狂言……主天行诸热，小儿热病癫痫。"（《本草拾遗》）

2. 功用发挥 治哮喘：方药组成：广地龙、徐长卿各30g，蝉蜕、黄芩、杏仁、桔梗、前胡、浙贝母、苏子、炙紫菀、炒枳壳、薤白各10g，桑白皮、连翘、葶苈子各15g，生甘草6g。用法：寒哮者加姜半夏、白芥子各10g；热哮者加姜竹茹10g，鱼腥草30g。每日1剂，水煎分早晚2次服用，治疗3周为1个疗程。与单用西药常规治疗的40例进行对照观察。结果：2组显效率、有效率比较均有显著差异（χ^2 分别为17.44、13.22，均 $P<0.01$）。[黄湘霞. 自拟平喘抗敏汤治疗过敏性哮喘68例. 中医药临床杂志，2005，17（6）：601.]

钩藤 Gōuténg

【来源】本品为茜草科植物大叶钩藤 *Uncaria rhynchopylla* （Miq.）Jacks 的带钩茎枝。生于灌木林或杂木林中。广西主要分布于防城、上思、崇左、岑溪、南宁等地。秋、冬采，洗净，晒干用。

【别名】水泡木、大钩丁、双钩藤。

【壮名】勾刮欧，Gaeugvaqngaeu。

【性味】凉，甜、苦。

【功效】调巧坞，解热毒，疏风毒，止抽筋。

【主治】兰嘀（眩晕），巧尹（头痛），血压嗓（高血压病），勒爷狠风（小儿惊风），抽筋。

【临床应用】

1. 治小儿卒得急痫：钩藤、甘草（炙）各半两。上锉碎，以水五合，煮取一合，分八服，日五夜三。

2. 治小儿惊疳，腹大项细：钩藤、甘草（炙）、人参、栝楼根各一分。上四味，粗捣筛，每用一钱匕，水一小盏，煎取五分，去滓，分温二服。空心，午后服，随儿大小加减。

3. 治小儿夜啼：钩藤 6g，蝉蜕 7 个，灯心草 1 札。水煎服。

4. 治高血压，头晕目眩，神经性头痛：钩藤 6～15g。水煎服。

【用法用量】内服：煎汤，6～15g。

【使用注意】不宜久煎。

【知识拓展】

1. 著作摘要

（1）"清热平肝，熄风定惊，降血压。用于头晕目眩，风热头痛，小儿高热惊厥，高血压病。"（《广西药用植物名录》）

（2）"大人头旋目眩，平肝风，除心热，小儿内钩腹痛，发斑疹。"（《本草纲目》）

2. 功用发挥　治疗儿童多动症：用复方钩藤饮治疗，处方组成：钩藤、女贞子、旱莲草各 10g，僵蚕 5～10g，红花 3g，丹参 5～10g，珍珠母 15～30g。加减法：神情郁闷者加菖蒲、郁金各 6～10g；烦躁者加百合 6g，合欢皮 10g；纳差者加谷芽、神曲各 10g。分治疗组与对照组治之。治疗组共 86 例，复方钩藤饮水煎服，每日 1 付，分 3 次服用。对照组共 40 例，口服静灵口服液（某药业有限公司），服法：3～5 岁 5mL/次，2 次/日；6～14 岁 10mL/次，3 次/日。3 个月为 1 个疗程，连续服用 1～2 个疗程，停药后随访。结果：治疗组痊愈 29 例（其中 1 疗程痊愈 12 人），显效 42 例，有效 13 例，无效 2 例，总有效率 98.8%，愈显率 82.5%。对照组痊愈 2 例（其中 1 个疗程无痊愈患儿），显效 8 例，有效 20 例，无效 10 例。总有效率 75%，愈显率 25%。2 组治疗前后比较，经 Ridit 检验，差异非常显著（$P<0.01$）。［钱进. 复方钩藤饮治疗儿童多动症 86 例临床观察. 中国中药杂志，2004，29（9）：911-912.］

蛇含 Shéhán

【来源】本品为蔷薇科植物蛇含 *Potentilla kleiniana* Wight et Arn. 的全草。生于山坡或湿地。广西各地有分布。夏季采，晒干用。

【别名】五皮风、五爪龙。

【壮名】蛇衔，Sezgaih。

【性味】凉，辣、苦。

【功效】清热定惊，解瘴毒，调气道，通龙路，消肿止痛。

【主治】高热惊风，瘴毒（疟疾），埃病（咳嗽），唉百银（百日咳），阿意咪（痢疾），呗农（疮疡），货烟妈（咽喉肿痛），豪尹（风火牙痛），啵咪瑯（带状疱疹），目赤肿痛，额哈（毒蛇咬伤），风湿麻木，林得叮相（跌打损伤），约京乱（月经不调），外伤出血。

【临床应用】

1. 治肺脓疡：鲜蛇含90g，或加百蕊草30g。煎服。

2. 治细菌性痢疾，阿米巴痢疾：蛇含60g，水煎加蜂蜜调服。

3. 治毒蛇咬伤：鲜蛇含草，捣烂敷伤口周围；另用鲜蛇含、鲜鸭跖草各30g，野菊花15g。煎服。

4. 治咽喉肿痛：鲜蛇含捣汁含漱。

5. 治无名肿毒：蛇含、天胡荽、半边莲（均鲜）各适量，捣烂外敷。

【用法用量】内服：煎汤，3～10g。外用：适量，煎水洗，或捣敷，或煎水含漱。

【知识拓展】

著作摘要

（1）"主惊痫，寒热邪气，除热，金疮，痔痔，鼠瘘恶疮，头疡。"（《神农本草经》）

（2）"治咽喉中痛，含咽之。"（《本草图经》）

（3）"治咳嗽，风寒湿气，跌打损伤。"（《分类草药性》）

萝芙木 Luófúmù

【来源】本品为夹竹桃科植物萝芙木 *Rauvolfia verticllata* （Lour.） Baill. 的根。生于溪边、河畔、村边坡地或山腰以下疏木、灌木丛中。广西主要分布于百色、龙州、马山、柳江等地。全年可采，洗净，切片，晒干用。

【别名】假辣椒、山辣椒、十八爪、芙萝木、蛇根木。

【壮名】美老崩，Meizleluxbaeg。

【性味】寒，苦；有小毒。

【功效】调巧坞，通龙路、火路，清热毒，解瘴毒，凉血止血。

【主治】兰喯（眩晕），血压嗓（高血压病），贫痧（感冒），货烟妈（咽痛），呗农（痈疮），呗叮（疔疮），瘴毒（疟疾），陆裂（咳血），肉裂（尿血），林得叮相（跌打损伤），笨浮（水肿），额哈（毒蛇咬伤）。

【临床应用】

1. 治感冒头痛，身骨疼：假辣椒、土茯苓、土甘草（又名白点秤）各60～90g。煎汤，每日分3次服。

2. 治喉痛：十八爪根适量，切细，含嚼。

3. 治高血压头晕、头痛、耳鸣、腰痛：萝芙木30g，杜仲15g。水煎服。

4. 治湿热黄疸：萝芙木15g，金钱草30g，小蓟25g。水煎服。

5. 治高血压，高热，风热感冒，癫痫，失眠：用根5钱～1两，水煎服。

6. 治跌打损伤，毒蛇咬伤，疮疖：用鲜叶捣烂外敷（蛇伤敷伤口周围）。

【用法用量】内服：煎汤，10～30g。外用：适量，捣敷或煎水洗。

【使用注意】有胃病及气血虚弱者慎服。

【知识拓展】

著作摘要

（1）"外用治跌打损伤，毒蛇咬伤。"（《全国中草药汇编》）

（2）"泻肝降火。治高血压，头痛，风热痧气。"（《广西中药志》）

（3）"退热，消炎，利尿，抗高血压。治热病斑疹，头痛。"（《南宁市药物志》）

含羞草 Hánxiūcǎo

【来源】本品为豆科植物含羞草 *Mimosa pudica* L. 的全草。生于旷野荒地、灌木丛中，长江流域常有栽培供观赏。广西各地均产。夏秋采，去净杂草，洗净，切段，晒干用或鲜用。

【别名】感应草、知羞草、呼喝草、怕丑草。

【壮名】棵那嘿，Gonajhaej。

【性味】微寒，甜、涩、微苦；有小毒。

【功效】调心安神，凉血解毒，清热利湿。

【主治】年闹诺（失眠），囊奈（神经衰弱），得凉（感冒），勒爷发得（小儿高热），唉嗽（支气管炎），肝炎，胃炎，西哒（肠炎），火眼（急性结膜炎），肉扭（泌尿系结石），笨浮（水肿），劳伤咳血，鼻衄，血尿，呗农（痈疮），啵咔瑯（带状疱疹），林得叮相（跌打损伤）。

【临床应用】

1. 治神经衰弱，失眠：含羞草一至二两（干品）。水煎服。

2. 治小儿高热：含羞草9g。水煎服。

3. 治急性肠炎：含羞草60g。水煎服。

4. 治急性肝炎：含羞草全草15～60g。水煎服。

5. 治劳伤咯血：含羞草9g，仙鹤草、旱莲草、藕节各15g。水煎服。

6. 治跌打损伤：含羞草、伸筋草各15g。煎水，加酒少许温服。

7. 治无名肿毒，带状疱疹：鲜含羞草全草（或鲜叶）适量，捣烂敷患处。

【用法用量】内服：煎汤，15～30g；外用：适量，捣敷。

【使用注意】孕妇忌服。本品有麻醉作用，内服不宜过量。

【知识拓展】

著作摘要

（1）"用于失眠，咯血，腹泻，尿路结石，小肠疝气，脱肛。"（《广西中药资源名录》）

（2）"治眼热作痛。"（《岭南采药录》）

（3）"止痛，消肿，散瘀。治跌打损伤，痈疮。"（《广西中药志》）

夜香牛 Yèxiāngniú

【来源】本品为菊科植物夜香牛 *Vernonia cinerea*（L.）Less. 的全草。生于山坡旷野、荒地、田边、路旁。广西各地有分布。夏、秋采，鲜用或晒干用。

【别名】伤寒草、消山虎。

【壮名】涯拂浪，Nyafaetlang。

【性味】凉，苦、微甜。

【功效】宁心神，祛风毒，清热毒，除湿毒。

【主治】年闹诺（失眠），得凉（感冒），能蚌（黄疸），白冻（腹泻），呗疔（疔疮），额哈（毒蛇咬伤）。

【临床应用】

1. 治高热，咳嗽，喉头炎，支气管炎：伤寒草、甜珠草各60g。水煎服。

2. 治神经衰弱失眠：夜香牛18g，豨莶草15g，白千层9g。水煎服。

3. 治跌打损伤，胸部积痛：夜香牛全草30g。捣烂炖酒服。

【用法用量】内服：煎汤，15～30g（鲜品30～60g）。外用：适量，鲜品捣敷。

【知识拓展】

著作摘要

（1）"治外感发热，除湿热。"（《岭南采药录》）

（2）"用于失眠，感冒发热，咳嗽，小儿夜尿，痢疾，乳腺炎，扭伤，疔疮。"（《广西中药资源名录》）

（3）"清肝退热，安神镇静。治感冒发热，咳嗽，急性黄疸型肝炎，神经衰弱，失眠，小儿夜尿，疔疮肿毒，乳腺炎。"（《常用中草药手册》）

第十五章　补虚药

凡以补益人体正气为主要功效，常用于治疗正气虚弱证（简称为虚证）的药物，称为补虚药。

壮医学认为：人体正气主要包括"嘘"（气）、"勒"（血）、水液、阴、阳等，因此，凡"嘘"（气）虚、"勒"（血）虚、水液亏虚，阳衰、阴衰等导致的病证，都属于正气虚弱证。虚证类型虽多，症状表现各异，但不外乎气、血、阴、阳四类，所以，本章壮药也相应地分为补气药、补阳药、补血药、补阴药四类。

补虚药大多具有甜味。其中补气药与补阳药以补气与温阳为主要功效，多具温热之性；补阴药以滋养阴液、清虚热为主要功效，多具寒凉之性。补阳药多兼温里之功，也可用于里寒证；补阴药多兼清热之功，又可用于里热证。

应用补虚药时，应视其属气血阴阳哪方面的不足，选择对应之药，并随证配伍。补虚药适用于虚证，邪实而正不虚者不宜用，否则会误补益疾，或有"闭门留寇"之弊。

补虚药入汤剂宜文火久煎。若须常服久服，则宜入丸、膏剂，既有利于吸收，也有利于服用。

第一节　补气药

本节壮药性平或温，多有甜味，以补气为主要功效，主要用于嘘内（气虚）证。症见全身软弱无力，神色疲乏，声低息微，容易感冒，失眠，气短，泄泻，纳呆等。

土人参 Tǔrénshēn

【来源】本品为马齿苋科植物栌兰 *Talinum paniculatum*（Jacq.）Gaertn. 的根。生于村旁。广西主要分布于武鸣、马山、田阳、南丹、灵川等地。8、9 月采，挖出后，洗净，除去细根，刮去表皮，蒸熟，晒干用。

【别名】假人参、参草、土高丽参、飞来参。

【壮名】棵称能，Gocaenghnaengh。

【性味】平，甜。

【功效】补虚，调气，润肺止咳，清热敛汗，调经止带。

【主治】嘘内（气虚），病后虚弱，嘻馁（产后缺乳），白冻（泄泻），兰喷（眩晕），钵痨（肺痨），埃病（咳嗽），潮热，优平（自汗），约京乱（月经不调），隆白呆（带下）。

【临床应用】

1. 治病后虚弱，老年体弱：根与鸡肉或猪脚煲服。

2. 治虚劳咳嗽：土人参，隔山撬，通花根，冰糖。炖鸡服。

3. 治劳倦乏力：土人参五钱至一两，或加墨鱼干一只。酒水炖服。

4. 治脾虚泄泻：土人参五钱至一两，大枣五钱。水煎服。

5. 治盗汗，自汗：土高丽参二两，猪肚一个。炖服。

6. 治多尿症：土高丽参二至三两，金樱根二两。共煎服，日二三次。

【用法用量】内服：煎汤，30~60g。外用：适量，捣敷。

【知识拓展】

著作摘要

（1）"润肺止咳。治燥热咳嗽及病后虚弱。"（《南宁市药物志》）

（2）"补虚损痨疾，妇人服之补血。"（《滇南本草》）

（3）"补气血，充乳汁，助消化，生津止渴。治咳痰带血。"（《四川中药志》）

土党参 Tǔdǎngshēn

【来源】本品为桔梗科植物大花金钱豹 *Campanumoea javanica* Blume 或金钱豹（土党参）*Campanumoea javanica* Blume var. *japonica* Makino 的根。生于山坡草地上或疏林中。广西主要分布于马山、上林、凤山、隆林、藤县等地。秋、冬采，采后不要立即水洗，以免折断，待根内缩水变软后再洗净蒸熟，晒干用。

【别名】桂党参、浮萍参、香浮参、蔓人参。

【壮名】大花金钱豹：壤雷给，Lagleizgaeq；金钱豹：棵楼乱，Gosinhdoj。

【性味】平，甜。

【功效】补气虚，调谷道、气道。

【主治】嘘内（气虚乏力），白冻（脾虚泄泻），埃病（肺虚咳嗽），勒爷啃疳（小儿疳积），嘻馁（产后缺乳）。

【临床应用】

1. 治肺虚咳嗽：土党参，百合，尖贝，百部，莲米，甜杏仁。炖五花肉服。

2. 治乳汁不下：土党参，黄芪，党参，当归。炖鸡服。

3. 治脾虚泄泻：土党参五钱至一两，大枣三至五钱。水煎服。

【用法用量】内服：煎汤，30~60g。外用：适量，捣敷。

【知识拓展】

1. 著作摘要

（1）"补虚益气，祛痰止咳。"（《贵州民间方药集》）

（2）"治肺结核，夏季热。"（《常用中草药手册》）

2. 功用发挥　治疗寒湿痹阻型强直性脊柱炎：60 例患者随机分为 2 组，治疗组予金乌骨通胶囊（组成包括土党参等），对照组予柳氮磺吡啶，比较两组患者治疗后各项疗效评价指标的改善情况。结果：治疗组有效率为 86.67%，对照组有效率为 83.33%，两组间疗效比较，差异无统计学意义（$P>0.05$）。金乌骨通胶囊组治疗后的晨僵时间，Schober 试验，指地距，疼痛，ESR，CRP 等临床及实验室指标，与治疗前比较差异有统计学意义（$P<0.05$）。治疗后晨僵时间、Schober 试验、指地距、疼痛等指标与对照组比较，差异有统计学意义（$P<0.05$）。[尹国富，岳敏，聂建平，等. 金乌骨通胶囊治疗寒湿痹阻型强直性脊柱炎临床研究. 中国中医骨伤科杂志，2008，16（1）：28-29.]

绞股蓝 Jiǎogǔlán

【来源】本品为葫芦科植物绞股蓝 *Gynostemma pentaphyllum*（Thunb.）Makino 的全草。生于山间阴湿处，多为栽培。广西大部分地区有分布。夏、秋采，割取地上部分，洗净，晒干用。

【别名】七叶胆、小叶胆、遍地生根、五爪金龙。

【壮名】棵镇楣，Gocaetmbaw。

【性味】寒，苦。

【功效】补脾气，清热毒，通气道，祛痰止咳。

【主治】嘘内（气虚乏力），埃病（咳嗽）痰多，咽痒，墨病（哮喘），能蚌（黄疸），高脂血症。

【临床应用】

1. 治劳伤虚损，遗精：绞股蓝 15～30g，水煎服，每日一剂。

2. 治慢性支气管炎：绞股蓝晒干用研粉，每次 3～6g，吞服，每次 3 次。

【用法用量】内服：煎汤，15～30g；散剂每次3g，一日3次；或泡开水代茶饮。外用：适量，捣涂。

【知识拓展】

1. 著作摘要

（1）"用于神经衰弱，头发早白，高血压，高血脂，癌症，气管炎，泄泻，毒蛇咬伤。"（《广西中药资源名录》）

（2）"主治慢性支气管炎，传染性肝炎，肾盂炎，胃肠炎。"（《全国中草药汇编》）

2. 功用发挥 治疗糖尿病合并高脂血症：观察洛伐他丁和绞股蓝总甙治疗糖尿病合并高脂血症的疗效。两药均能显著降低血胆固醇和甘油三酯水平，总有效率无显著差异，但绞股蓝总甙能降低血糖，升高血 HDL 水平。提示绞股蓝总甙更适合于糖尿病合并高脂血症的长期治疗。[林转娣. 绞股蓝总甙片调节血脂的疗效观察. 广东医学院学报，2001，19（3）：200-201.]

牛奶木 Niúnǎimù

【来源】本品为桑科植物粗叶榕 *Ficus hirta* Vahl 的根。生于山坡，沟谷，路旁的灌木丛中。广西各地有分布。秋季采挖，洗净，切片，晒干用。

【别名】土五加皮、五指牛奶、三指牛奶、土黄芪、五指毛桃根。

【壮名】美浓抹，Maexnongmox。

【性味】温，辣、甜。

【功效】健脾胃，补气血，下乳汁，通水道。

【主治】嘘内（气虚乏力），勒内（贫血），嘻馁（产后无乳），埃病（咳嗽），钵痨（肺痨）。隆白呆（带下），笨浮（水肿）。

【临床应用】

1. 治急性黄疸型肝炎，较重慢性肝炎：穿破石二市斤，五指毛桃半市斤，葫芦茶三两，加水浸煮两次，浓缩至1500mL，加白糖300g，入防腐剂，静置，过滤。较重者每天服90mL，分二次服；轻者，每天服45mL，一次服完。以一个月为一疗程，

2. 治产后无乳：五指牛奶2两，炖猪脚服。

3. 治白带：五指牛奶1两，一匹绸2两，水煎服。

【用法用量】内服：煎汤，15～60g。

【知识拓展】

1. 著作摘要

（1）"健脾化湿，行气止痛，除痰止咳。治肝硬化腹水，慢性肝炎，肝脾作痛，水肿，风湿性关节炎，劳伤咳嗽。"（《常用中草药手册》）

（2）"益气固表，舒筋活络，行气化湿。治肺结核咳嗽，慢性支气管炎，盗汗，病后体弱，产后无乳，妇女白带，胃痛，胸痛，无名肿毒。"（《常用中草药手册》）

2. 功用发挥　治疗慢性盆腔炎：将168例慢性盆腔炎患者随机分为2组，每组84例，观察组采用自拟五指毛桃液治疗，对照组用西药治疗。结果：观察组治愈率为76.2%（64例），对照组治愈率为36.9%（31例）；半年后随访复发率，观察组为14.1%，对照组为29.0%，2组比较有显著性差异（$P<0.01$），观察组疗效显著大于对照组。[李红英. 自拟五指毛桃液治疗慢性盆腔炎的疗效观察. 现代医院，2005，5（5）：49.]

广山药 Guǎngshānyào

【来源】本品为薯蓣科植物褐包薯蓣 *Dioscorea persimilis* Prain et Burk. 的根茎。生于山地灌丛中，多为栽培。广西主要分布于宾阳、武鸣、防城、龙州、隆安等地。霜降后采挖，刮去粗皮和须根，水闷1～2天，切片，晒干用。

【别名】山药、淮山、薯蓣、山芋。

【壮名】扪岜，Maenzbya。

【性味】平，甜。

【功效】补肺脾肾，调谷道、气道、水道。

【主治】埃病（肺虚咳嗽），墨病（哮喘），濑精（遗精），核尹（肾虚腰痛），啉疳（食少，疳积），白冻（泄泻），隆白呆（带下），肉扭（淋证），啊肉甜（消渴）。

【临床应用】

1. 治脾胃虚弱，不思进饮食：山芋、白术各一两，人参三分。上三味，捣罗为细末，煮白面糊为丸，如小豆大，每服三十丸，空心食前温米饮下。

2. 治湿热虚泄：山药、苍术等份，饭丸，米饮服。

3. 治噤口痢：干山药一半炒黄色，一半生用，研为细末，米饮调下。

4. 治脾胃虚弱，腹泻，久痢，遗精，遗尿，白带，盗汗：用块根 3 钱～1 两，水煎服。

5. 治糖尿病：用块根 2～4 两，猪胰脏 1 条炖汤服。

【用法用量】内服：煎汤，15～30g，大量 60～250g；研末吞服，每次 6～10g。补阴生津宜生用。健脾止泻宜炒用。

【知识拓展】

1. 著作摘要

（1）"健脾益气，固涩止泻。"（《广西本草选编》）

（2）"用于脾虚食少，久泻不止，肺虚喘咳，肾虚遗精，带下，尿频，虚热消渴。"（《广西中药资源名录》）

（3）"益肾气，健脾胃，止泄痢，化痰涎，润皮毛。"（《本草纲目》）

2. 功用发挥 治疗糖尿病肠病：将糖尿病肠病患者 60 人随机分为胰岛素组、胰岛素合山药组，观察两组干预前后空腹血糖、餐后血糖、空腹血清胰岛素的变化。以 30 名正常人、30 名糖尿病肠病发作期患者为对照进行空腹血清 SP、VIP 浓度的检测。结果：膳食摄入山药与胰岛素联合应用明显降低空腹血糖浓度，餐后 2 小时血糖浓度优于单纯胰岛素控制措施；糖尿病肠病患者血液 SP 浓度、VIP 浓度接近于正常水平。[马立新．山药对糖尿病肠病患者血糖及胃肠激素的影响．时珍国医国药，2007，18（8）：1864-1865.]

灵芝 Língzhī

【来源】本品为多孔菌科真菌灵芝 *Ganoderma lucidum*（Leyss. ex. Fr.）Karst. 或紫芝 *Ganoderma sinense* Zhao, Xu et Zhang 的子实体。真菌灵芝生于栎类和其他树木木桩上，广西主要分布于金秀、环江、龙州等地；紫芝生于多种阔叶树的木桩旁地上或朽木上，广西主要分布于金秀、龙州等地。广西多地有栽培。全年采收，除去杂质，剪除附有朽木、泥沙或培养基质的下端菌柄，阴干或在 40～50℃ 烘干用。

【别名】灵芝草、木灵芝、菌灵芝、赤芝。

【壮名】艳当，Yaetndangh。

【性味】平，甜。

【功效】补气养血，调龙路，调气道、谷道。

【主治】兰喯（眩晕），年闹诺（失眠），血压嗓（高血压病），冠心病，高脂血症，慢性肝炎，墨病（哮喘），埃病（咳嗽），矽肺。

【临床应用】

1. 治神经衰弱，心悸头晕，夜寐不宁：灵芝 10g，水煎服。

2. 治冠心病：灵芝切片 6g，加水煎煮 2 小时，服用，早晚各一次。

3. 治肝炎，肾盂肾炎，支气管哮喘：灵芝研末，开水冲服，每次服 0.9～1.5g，每日三次。

4. 治积年胃病：木灵芝 1.5g，切碎，用老酒浸泡服用。

【用法用量】内服：煎汤，10～15g；研末，2～6g；或浸酒。

【使用注意】实证慎服。

【知识拓展】

1. 著作摘要

（1）“赤芝主胸中结，益心气，补中，增智慧不忘。久食轻身不老延年神仙。”（《神农本草经》）

（2）“紫芝疗虚劳。”（《本草纲目》）

（3）“补气安神，止咳平喘。用于心神不宁，失眠心悸，肺虚咳喘，虚劳短气，不思饮食。”（《中国药典》）

2. 功用发挥 治疗脾虚证肿瘤放化疗病人：灵芝孢子粉胶囊对脾虚证的肿瘤放化疗病人100例临床疗效的研究，并设对照组60例比较。结果：肿瘤Karnofsky评分法有效率分别为91%、30%，中医症候积分法有效率分别为87.6%、26.7%，按脾虚证候5大症状改善（+）以上的平均有效率分别为73.9%、15.8%，前3大主症平均有效率分别为87.4%、26.3%，2组各项有效率均有显著性差异（$P<0.05$）。[倪家源，王晓明，何文英．灵芝孢子粉胶囊对脾虚证肿瘤放化疗病人临床疗效的研究．安徽中医临床杂志，1997，9（6）：292-293.]

黄花倒水莲 Huánghuādǎoshuǐlián

【来源】本品为远志科植物黄花倒水莲 *Polygala fallax* Hemsl. 的根或全株。生于山坡疏林下或沟谷丛林中。广西大部分地区有分布。全年可采，洗净，鲜用或晒干用。

【别名】黄花吊水莲、黄花大远志、观音串、鸡仔树。

【壮名】棵华现，Govahenj。

【性味】平，甜。

【功效】补气血，壮筋骨，祛湿毒，通龙路。

【主治】病后或产后虚弱，急慢性肝炎，约京乱（月经不调），勒内（产后血虚），京尹（痛经），奔寸（子宫脱垂），笨浮（脾虚水肿），肉扭（淋证），肾虚核尹（腰痛），发旺（风湿骨痛），林得叮相（跌打损伤）。

【临床应用】

1. 治贫血：黄花大远志、土党参、鸡血藤各一两，水煎服。

2. 治病后、产后虚弱：①黄花倒水莲30～60g，气虚加党参，血虚加当归。水煎服或炖猪脚服。②用根1～2两，水煎或炖猪脚服。

3. 治风湿性关节炎，肾虚腰痛：用根1～2两，水煎或浸酒服。

4. 治外伤出血：黄花倒水莲叶，捣烂敷患处。

【用法用量】内服：煎汤，15～30g。外用：适量，捣敷或磨水涂。

【知识拓展】

1. 著作摘要

（1）“补气血，强筋骨，活血止痛。”（《广西本草选编》）

（2）“滋补强壮，散瘀消肿。治劳损性腰腿痛，跌打损伤，急慢性肝炎。”（《常用中草药

手册》)

(3)"补气血，壮筋骨，治病后虚弱，产后血虚，脾虚水肿。"(《广西中草药》)

2. 功用发挥　治疗高脂血症：60 例患者随机分为二组，治疗组服黄花倒水莲口服液（PAD），对照组服诺衡。结果：两组治疗后 LDL-C、TC-HDL-C/HDL-C 等均明显下降，HDL-C则有明显提高，与治疗前比较有显著性差异（$P<0.01$），但对照组有 3 例出现肝功能损害。结论：PAD 治疗原发性高脂血症有确切的调脂作用，其疗效与诺衡相当，且有副作用少、病人易于接受等特点。［陈新宇，黄胜光，杨春华，等．黄花倒水莲对高脂血症患者高、低密度脂蛋白等的影响．湖南中医学院学报，1999，19（3）：33-34.］

隔山香 Géshānxiāng

【来源】本品为伞形科植物隔山香 *Ostericum citriodorum*（Hance）Yuan et Shan 的根。生于丘陵及山坡草丛中。广西主要分布于桂林、柳州、南宁、平南、横县等地，全年可采，以秋季采质量为佳，洗净，鲜用或晒干、风干，切片用。

【别名】金鸡爪、鸡爪参、鸡爪前胡、香白芷、岩风根。

【壮名】瓢白支，Rangbwzcij。

【性味】微温，麻、辣、苦。

【功效】滋补强壮，祛风毒，散瘀血，调气止痛。

【主治】钵痨（肺痨），埃病（风热咳嗽），贫痧（感冒），心头痛（胃痛），巧尹（头痛），阿意咪（痢疾），约京乱（月经不调），京瑟（闭经），水蛊（肝硬化腹水），兵嘿细勒（疝气痛），发旺（风湿骨痛）。

【临床应用】

1. 治感冒：岩风根五钱，紫苏叶二钱，生姜三片。水煎服。或用岩风花茎三至五钱，水煎服。

2. 治咳嗽多痰：岩风根五钱。水煎服。

3. 治风热咳嗽：隔山香根五钱。水煎服。

4. 治咳血：隔山香根三钱，接骨金粟兰根二钱，雪见草三钱，六月雪二钱。水煎服，红糖，米酒为引，每日 1 剂。

【用法用量】内服：煎汤，10~15g；或浸酒。

【知识拓展】

著作摘要

(1)"全株：滋补强壮，祛风行气。治肺痨，肚痛，心气痛，疟疾，痢疾，跌打，闭经。"(《广西药用植物名录》)

(2)"根，活血散瘀，行气止痛，止咳除痰。治心绞痛，胃痛，慢性咳嗽，毒蛇咬伤。"(《常用中草药手册》)

(3)"根：驱风消肿，活血散瘀，化气止痛。主治胃痛，咯血，风湿性关节痛，寒性脓疡，慢性骨髓炎，腹痛。"(《广西实用中草药新选》)

荷包山桂花 Hébāoshānguìhuā

【来源】本品为远志科植物荷包山桂花 *Polygala arillata* Buch. –Ham. 的根。生于林中。广西主要分布于隆林、西林、融水、兴安等地，秋、冬采，洗净，鲜用，或切片，晒干用。

【别名】黄花远志、鸡根、鸡肚子根、辣树。

【壮名】阳雀花，Yangzcozvah。

【性味】温，甜、微苦。

【功效】补气健脾，祛痰除湿，通龙路、火路。

【主治】嘘内（气虚），病后、产后虚弱，钵痨（肺痨），笨浮（水肿），肉扭（淋证），发旺（风湿性骨痛），约京乱（月经不调）。

【临床应用】

1. 治肺结核：鲜黄花远志根 60g，猪肺 120g，水煎，服汤食肺。

2. 治失眠：黄花远志根 15～30g，茯神 15g，水煎服。

3. 治跌打损伤：黄花远志根 60g，杜衡根 3g，水煎服。

【用法用量】内服：煎汤，10～15g；鲜品加倍。

【知识拓展】

著作摘要

（1）"通经，活血，补气。用于病后虚弱，风湿骨痛，月经不调"（《广西药用植物名录》）

（2）"用于肺虚咳嗽，病、产后虚弱，风湿疼痛，水肿，月经不调。"（《广西中药资源名录》）

（3）"治消化不良，食欲不振，失眠多梦，月经不调，腰痛。"（《西双版纳药志》）

革命菜 Gémìngcài

【来源】本品为菊科植物野茼蒿 *Crassocephalum crepidioides* （Benth.） S. Moore 的嫩茎叶。生于荒地、路旁、林下和水沟边。广西大部分地区有分布。夏季采。一般以鲜用为佳。

【别名】满天飞、一点红、安南菜。

【壮名】棵碰漏，Go'byaeklouj。

【性味】平，微苦、辣。

【功效】健脾胃，调谷道，清热毒。

【主治】笨浮（营养不良性水肿），胃肠炎，阿意咪（痢疾），东郎（消化不良），贫痧（感冒），口腔炎，北嘻（乳痈）。

【临床应用】

1. 治营养不良性水肿，脾虚水肿：用全草 2～3 两，同鸡蛋 1～2 只或猪骨适量，水煎服。

2. 治感冒发热，痢疾，肠炎，尿路感染：用全草 5 钱～1 两，水煎服。

3. 治乳腺炎：用鲜全草捣烂取汁服，渣外敷。

4. 治小儿腹泻：革命菜、车前草各适量。水煎服。

【用法用量】内服：煎汤，30～60g。外用：适量，捣敷。

【知识拓展】

著作摘要

(1)"用于营养不良，四肢浮肿，消化不良，感冒发热，肠炎。"(《广西中药资源名录》)

(2)"用于胃肠炎，痢疾，营养不良性水肿。"(《广西药用植物名录》)

棉花根 Miánhuāgēn

【来源】本品为锦葵科植物草棉 *Gossypium herbaceum* L.，树棉（中国棉）*Gossypium arboreum* L. 及陆地棉（高地棉）*Gossypium hirsutum* L. 的根。广西各地有分布，均为栽培。秋季采，晒干用。

【别名】草棉根皮、蜜根。

【壮名】棵歪，Gofaiq。

【性味】温，甜。

【功效】补气虚，调龙路，止咳喘。

【主治】笨浮（体虚水肿），埃病（咳嗽），墨病（哮喘），胴寸（胃下垂），奔寸（子宫脱垂），约京乱（月经不调）。

【临床应用】

1. 治小儿营养不良：棉花根五钱至一两，红枣十只。水煎，服时加食糖适量。

2. 治体虚咳嗽气喘：棉花根、葵花头、薄菜各一两。水煎服。

3. 治贫血：棉花根、丹参各等量。共研细末，加水制成丸剂，每日三次，每次二钱。

4. 治子宫脱垂：棉花根六两，生枳壳四钱。煎汤，一日分二次服，连服数天。

【用法用量】内服：煎汤，15～30g。

【使用注意】孕妇忌服。

【知识拓展】

著作摘要

(1)"治疝气及崩带。"(《民间常用草药汇编》)

(2)"用于气血虚弱，肺虚咳嗽，气喘，月经不调，白带，子宫脱垂。"(《广西中药资源名录》)

牛尾菜 Niúwěicài

【来源】本品为百合科植物牛尾菜 *Smilax riparia* A. DC. 的根及根茎。生于丘陵及山地灌丛中或沟旁。广西大部分地区有分布。夏、秋采，洗净，切片，晒干用。

【别名】牛尾蕨、牛尾草、金刚豆藤、草菝葜。

【壮名】枰当抹，Caekdakmox。

【性味】平，甜、苦。

【功效】补气健脾，通龙路、火路，祛痰止咳。

【主治】笨浮（脾虚水肿），发旺（风湿骨痛），诸吟尹（筋骨疼痛），腰肌劳损，埃病（咳嗽），钵痨（肺痨），咯血。

【临床应用】

1. 治气虚浮肿：牛尾菜、毛蜡烛、地洋参各三钱，水高粱根二钱，葵花秆心一钱。绿豆为引，炖肉吃。

2. 治肾虚咳嗽：牛尾菜、饿蚂蟥根、大火草根、土枸杞根各三钱，扑地棕根一钱。蒸鸡吃。

3. 治关节痛：牛尾菜五钱，路边荆一两，老鼠刺一两，豨莶草五钱。水煎服。

4. 治咳血：牛尾菜、大山羊、岩百合、观音草各三钱，一朵云二钱。煨水服。

5. 治头痛头晕：牛尾菜二两，娃儿藤根五钱，鸡蛋二个。水煎，服汤食蛋。

【用法用量】内服：煎汤，9～15g；大量可用至30～60g；浸酒或炖肉。外用：适量，捣敷。

【知识拓展】

著作摘要

（1）"祛风散瘀。治风湿痹痛，跌打损伤。"（《江西草药》）

（2）"清热止咳，补虚益损。"（《贵州草药》）

（3）"祛风湿，活血通络，消炎镇痛。治风湿性关节炎，筋骨疼痛，高血压所致之偏瘫，骨髓炎，骨结核。"（《陕西中草药》）

第二节　补血药

本节壮药性平或温，多为甜味，以滋补阴血为主要功效，主要用于勒内（血虚）证。症见面色苍白或萎黄，头晕眼花，神疲乏力，心悸，气短，或兼健忘，失眠多梦，耳鸣，肢体麻木，或妇女经少，月经推后，闭经等。

何首乌 Héshǒuwū（附药：首乌藤）

【来源】本品为蓼科植物何首乌 *Polygonum multiflorum* Thunb. 的块根。生于山谷灌丛或石山中。广西大部分地区有分布。秋、冬二季叶枯萎时采挖，削去两端，洗净，个大的切成块，干燥。

【别名】首乌、赤首乌、红内消。

【壮名】门甲，Maenzgya。

【性味】微温，苦、甜、涩。

【功效】补血虚，通谷道，除湿毒。

【主治】勒内（血虚），兰晕（眩晕），巧豪（须发早白），年闹诺（失眠），优平（自汗），腰腿酸痛，勒格（高脂血症），慢性肝炎，心头痛（胃痛），阿意囊（便秘），隆白呆（带下），呗奴（瘰疬），呗农（疮疡），能啥能累（湿疹），麦蛮（风疹）。

【临床应用】

1. 治白发：赤、白何首乌各一斤（米泔水浸三，四日，瓷片刮去皮，用淘净黑豆三升，以砂锅木甑铺豆及首乌，重重铺盖，蒸至豆熟取出，去豆，曝干，换豆再蒸，如此九次，曝干为末），赤、白茯苓各一斤（去皮，研末，以水淘去筋膜及浮者，取沉者捻块，以人乳十碗浸匀，晒干，研末），牛膝八两（去苗，酒浸一日，同何首乌第七次蒸之，至第九次止，晒干），当归八两（酒浸，晒），枸杞子八两（酒浸，晒），菟丝子八两（酒浸生芽，研烂，晒），补骨脂四两（以黑脂麻炒香，并忌铁器，石臼捣为末）。炼蜜和丸弹子大一百五十丸。每日三丸，近晨温酒下，午时姜汤下，卧时盐汤下。其余并丸梧子大，每日空心酒服一百丸，久服极验。

2. 治骨软风，腰膝疼，行履不得，遍身瘙痒：首乌大而有花纹者，同牛膝（锉）各一斤。以好酒一升，浸七宿，曝干，于木臼内捣末，蜜丸。每日空心食前酒下三五十丸。

3. 治久疟阴虚，热多寒少：何首乌为末，鳖血为丸，黄豆大，辰砂为衣，临发，五更白汤送下二丸。

【用法用量】内服：煎汤，10~30g。外用：适量，捣敷。

【使用注意】大便溏泄及有湿痰者不宜服。

【知识拓展】

1. 著作摘要

（1）"涩精，坚肾气，止赤白便浊，缩小便，入血分，消痰毒。治赤白癜风，疮疥顽癣，皮肤瘙痒。截疟，治痰疟。"（《滇南本草》）

（2）"治神经衰弱，慢性肝炎。"（《常用中草药手册》）

（3）"通便，解疮毒；制熟补肝肾，益精血。"（《江西草药》）

2. 功用发挥　治疗高脂血症：治疗组50例给予德庆何首乌口服液，每天30mL（含制首乌15g）分3次口服，对照组48例，给予丹田降脂丸，4g/日，分2次口服。两组均于治疗前、治疗后30日、60日查血清胆固醇（TC），甘油三酯（TG），高密度脂蛋白（HDL-C）。结果：两组病例治疗后30日及60日的TC和TG均明显下降。何首乌治疗组HDL-C明显升高。治疗期间无明显副作用。[柯松林，谢锐光，郑维榕，等．德庆何首乌治疗高脂血症的临床研究．广东医学，2000，2（11）：977-978.]

附药：首乌藤（勾粟，Gaeulij）　为何首乌的藤茎，又名夜交藤。性平，味甜。功效：调巧坞，祛风毒，通火路，除湿毒。主治：年闹诺（失眠），帮印（腰痛），血虚身痛，发旺（风湿痹痛），隆白呆（带下）；外治能啥（皮肤瘙痒）。用法用量：内服，煎汤，9~15g。外用：适量，煎水洗。

龙眼肉 Lóngyǎnròu

【来源】本品为无患子科植物龙眼 *Dimocarpus longan* Lour. 的假种皮。栽培于堤岸和园圃。广西主要分布于南部、东南部、西部地区。7~10月果实成熟时采摘，烘干或晒干用，剥去果皮，取其假种皮，将果实入开水中煮沸10分钟，捞出摊放，使水分散失，再烤一昼夜，然后剥取假种皮，晒干用。

【别名】桂圆、桂圆肉、元肉。

【壮名】诺芒俺，Nohmaknganx。

【性味】温，甜。

【功效】补血虚，安神，调龙路。

【主治】勒内（血虚），嘘内（气虚），健忘，虚劳，心跳（心悸），年闹诺（失眠），兵淋勒（崩漏），经行兰啐（经期眩晕）。

【临床应用】

1. 治妇人产后浮肿：龙眼干，生姜，大枣。合煎汤服。

2. 治脾虚泄泻：龙眼干 14 粒，生姜三片，合煎汤服。

【用法用量】内服：煎汤，10~15g，大量 30~60g；或熬膏，或浸酒，或入丸、散剂。

【使用注意】外感实邪，痰饮胀满者勿食。

【知识拓展】

著作摘要

（1）"治贫血，胃痛，久泻，崩漏。"（《福建药物志》）

（2）"主治阳痿，子宫下垂，恶性贫血。"（《台湾药用植物志》）

（3）"补益心脾，养血安神。用于病后体虚，心悸怔忡，健忘，失眠，贫血，月经多。"（《广西药用植物名录》）

当归藤 Dāngguīténg

【来源】本品为紫金牛科植物当归藤 *Embelia parviflora* Wall. 的根或老藤。生于山地林中或灌丛中。广西主要分布于永福、昭平、平南、武鸣、天等等地。全年可采，洗净，切片，晒干用。

【别名】藤当归、土当归、千里香、大力王。

【壮名】勾当归，Gaeudanghgveih。

【性味】平，苦、涩。

【功效】养血补精，通谷道、水道，除湿毒，通龙路，调经。

【主治】勒内（血虚），月经不调，贫血，京瑟（闭经），隆白呆（带下），心头痛（胃痛），白冻（泄泻），发旺（风湿性骨痛），夺扼（骨折），林得叮相（跌打损伤）。

【临床应用】

1. 治骨折：当归藤，车前草，锅铲叶，细黑心。捣烂敷患处，隔日换药 1 次。

2. 治风湿痹痛，贫血，月经不调，闭经：用根 5 钱~1 两，水煎服或浸酒服。

3. 治胃痛，慢性肠炎，胸胁痛，白带：用根或老藤 3~5 钱，水煎服。

4. 治骨折：用鲜叶或鲜根捣烂外敷。

【用法用量】内服：煎汤，10~30g。外用：适量，捣敷。

【知识拓展】

著作摘要

（1）"补血调经，强腰膝。主治贫血，闭经，月经不调，白带，腰腿痛。"（《全国中草药汇编》）

（2）"活血散瘀，调经止痛，接骨。治骨折，跌打损伤，月经不调，腹泻。"（《云南思茅中草药选》）

（3）"通经，活血，补虚劳，强腰膝，益精壮阳。治月经不调，经闭，贫血，胃痛，白带。"（《常用中草药手册》）

帘子藤 Liánziténg

【来源】本品为夹竹桃科植物帘子藤 *Pottsia laxiflora*（Bl.）O. Kuntze 的根、茎。生于丘陵及山地林中，常攀于树上。广西大部分地区有分布。全年可采，洗净，切片，晒干用或鲜用。

【别名】花拐藤、腰骨藤、长角胶藤.

【壮名】勾帘，Goulienz。

【性味】温，苦、辣。

【功效】补血，除湿毒，祛风毒，通龙路。

【主治】勒内（血虚），京瑟（闭经），发旺（风湿骨痛），腰腿痛。

【临床应用】

1. 治贫血，闭经：帘子藤 20g，藤当归 15g，乌骨鸡肉 200g，炖汤服。

2. 治风湿痹痛：帘子藤 20g，石楠藤 15g，白花油麻藤 15g，狗脊 10g，水煎服。

【用法用量】内服：煎汤，9～15g，鲜品 90～120g；或浸酒。

【知识拓展】

著作摘要

（1）"主治腰骨酸痛，贫血。"（《全国中草药汇编》）

（2）"祛风除湿，活络行血。主治风湿关节痛，闭经，痈疽，跌打损伤。"（《福建药物志》）

鸡血藤 Jīxuèténg

【来源】本品为豆科植物密花豆 *Spatholobus suberectus* Dunn 的藤茎。生于山地林中。广西主要分布于北流、上思、南宁、凌云、靖西等地。秋、冬采，除去枝叶及杂质，润透，切片，晒干，生用或熬膏用。

【别名】血风、血藤、大血藤、三叶鸡血藤。

【壮名】勾勒给，Gaeulwedgaeq。

【性味】温，苦、甜。

【功效】补血，调龙路、火路，祛风毒，除湿毒。

【主治】勒内（血虚），发旺（风湿骨痛），麻抹（肢体麻木），麻邦（偏瘫），约京乱（月经不调）。

【临床应用】

1. 治贫血，月经不调，风湿痹痛，四肢麻木，关节疼痛：用藤 5 钱～1 两，水煎服。

2. 治放射线引起的白血病：鸡血藤一两。长期煎服。

3. 治经闭：鸡血藤、穿破石各 30g，水煎服，每日 1 剂。

【用法用量】内服：煎汤，10～15g，大剂量可用至 30g；或浸酒。

【知识拓展】

1. 著作摘要

（1）"活血，暖腰膝，已风瘫。"（《本草纲目拾遗》）

（2）"为强壮性之补血药，适用于贫血性之神经麻痹症，如肢体及腰膝酸痛，麻木不仁等。又用于妇女月经不调，月经闭止等，有活血镇痛之效。"（《现代实用中药》）

（3）"去瘀血，生新血，流利经脉。治暑痧，风血痹症。"（《饮片新参》）

2. 功用发挥

（1）治疗再生障碍性贫血：再生障碍性贫血（再障）患者 31 例，给予鸡血藤复方每日 1 剂煎服，停止其他治疗。待患者末梢血血红蛋白达 100g/L 以上 6 个月后，逐渐撤药。结果：有效 25 例，无效 6 例，有效率 80.6%。同时取 17 例健康志愿者骨髓作对照，观察治疗前后的骨髓微血管网变化。结果：再障组骨髓微血管数目较对照组明显减少（45.1±46.7 vs 205.1±57.6，$P<0.01$）。治疗后骨髓微血管数目较治疗前显著增多（201±141 vs 45.1±46.7，$P<0.01$），血管形态学正常。提示鸡血藤复方具有改善骨髓微循环功能作用。［苏尔云，王晓燕，孙得本，等. 鸡血藤复方对再生障碍性贫血骨髓微血管网改变的作用. 中国实用内科杂志，1996，16（9）：539-540.］

（2）治疗甲状腺功能亢进症伴白细胞减少：治疗组、对照组各 30 例。2 组甲亢病情属重度者给予他巴唑 10mg，1 日 2 次口服，中度者给他巴唑 5 mg，1 日 2 次，口服。治疗组用鸡血藤汤（组成：鸡血藤 30g、黄芪 20g、麦冬 15g、柴胡 15g、夏枯草 18g、白芍 10g、五味子 9g）水煎取汁，1 日 2 次，口服。对照组口服强力升白片每次 3 片，每日 3 次，温开水送服。结果：治疗组、对照组治疗后 T3、T4、FT3、FT4 较治疗前明显降低，治疗组虽比对照组下降明显，但统计学比较无显著差异（$P>0.105$）；TSH 较治疗前明显升高，治疗组与对照组比较无明显差异。治疗组可显著升高血白细胞计数，与对照组比较有显著性差异（$P<0.05$）。［钟鲁梅，徐蕾，刘兆爱. 鸡血藤汤治疗甲亢白细胞减少的临床观察. 中国厂矿医学，2007，20（6）：672-673.］

红毛鸡 Hóngmáojī

【来源】 本品为杜鹃科动物褐翅鸦鹃 *Centropus sinensis* Sinensis（Stephens）或小鸦鹃 *Centropus toulou*（P. L. S. Muller）的全体。于低山丘陵和平原地区的林缘灌丛、稀树草坡、河谷灌丛、草丛和芦苇丛中，广西主要分布于南宁、龙州、桂林、三江、隆林等地。全年可捕捉，除去内脏，拭净血迹，干燥。

【别名】 毛鸡、大毛鸡、落谷。

【壮名】 茸昆，Roeggut。

【性味】 温，甜。

【功效】 补血虚，祛风毒，除湿毒。

【主治】 妇女产后体虚头痛，巧尹（头痛），麻抹（手足麻木），发旺（风湿骨痛），产呱嘻馁（产后乳汁少）。外用治林得叮相（跌打肿痛）。

【临床应用】

1. 治产后体弱，缺乳：毛鸡 2 只，用 5000mL 米酒浸泡，3 个月后饮酒，每天 2 次，每次

10 ~ 20mL。

2. 治风湿性骨痛，跌打损伤：如前法浸制毛鸡酒搽患处，每天 2 ~ 3 次。

【用法用量】内服：煮食，15 ~ 30g；或浸酒，每次 25 ~ 50mL。外用：适量，浸酒涂敷。

【使用注意】阳盛及血燥者忌用。

【知识拓展】

著作摘要

（1）"妇科用以调经，补血。外用治跌打，风湿。"（《广西中药志》）

（2）"滋补，养阴血，调经，通乳，祛风湿，是妇科的良药。治妇女产后体虚头风痛、手脚麻痹。外用治跌打风湿症。"（《广西药用动物》）

第三节　补阴药

本节壮药性平或凉，多为甜味，以滋阴补津为主要功效，主要用于阴内（阴虚）证。症见形体消瘦，神疲乏力，头晕耳鸣，潮热，五心烦热，口渴咽干，盗汗，失眠，腰膝酸软，遗精等。

枸杞子 Gǒuqǐzǐ（附药：枸杞根）

【来源】本品为茄科植物枸杞 *Lycium chinense* Mill. 的成熟果实。生于山坡、田埂，或丘陵地带，多为栽培。广西各地有分布。夏、秋二季果实呈红色时采收，热风烘干，除去果梗。或晾至皮皱后，晒干用。

【别名】苟起子、甜菜子、地骨子。

【壮名】碰枸杞，Byaekgoujgij。

【性味】甜，平。

【功效】滋阴，补肝肾，益精明目。

【主治】虚劳精亏，兰嘽（眩晕），耳鸣，核尜尹（腰膝酸痛），啊肉甜（糖尿病），勒内（血虚萎黄），目昏不明。

【临床应用】

1. 治虚劳精亏，阳痿，腰背酸痛，头晕眼花：用枸杞子 3 ~ 5 钱，水煎服。

2. 治劳伤虚损：枸杞子三升，干地黄（切）一升，天门冬一升。上三物，细捣，曝令干，以绢罗之，蜜和作丸，大如弹丸，日二次。

3. 治肾经虚损眼目昏花，或云翳遮睛：甘州枸杞子一斤。好酒润透，分作四分，四两用一两蜀椒炒，四两用一两小茴香炒，四两用一两脂麻炒，四两用川楝肉炒，拣出枸杞，加熟地黄、白术、白茯苓各一两，为末。炼蜜丸，如梧子大。日服五七十丸。

4. 补虚，长肌肉，益颜色，肥健人：枸杞子二升。清酒二升，搦碎，更添酒浸七日，漉去滓，任情饮之。

5. 治虚劳，下焦虚伤，微渴，小便数：枸杞子一两，黄芪一两半（锉），人参一两（去芦头），桂心三分，当归一两，白芍一两。捣筛为散。每服三钱，以水一中盏，入生姜半分，枣三枚，饧半分，煎至六分，去滓，食前温服。

6. 安神养血，滋阴壮阳，益智，强筋骨，泽肌肤，驻颜色：枸杞子（去蒂）五升，圆眼肉五斤。上二味为一处，用新汲长流水五十斤，以砂锅桑柴火慢慢熬之，渐渐加水煮至杞圆无味，方去渣，再慢火熬成膏，取起，磁罐收贮。不拘时频服二三匙。

7. 治肝虚或当风眼泪：枸杞子二升。捣破，纳绢袋中。置罐中，以酒一斗浸干，密封勿泄气，三七日。每日饮之，醒醒勿醉。

8. 治目赤生翳：枸杞子捣汁，日点三至五次。

9. 治注夏虚病：枸杞子，五味子。研细，滚水泡封三日，代茶饮。

【用法用量】内服：煎汤，5 ~ 15g；或入丸、散、膏、酒剂。

【使用注意】外邪实热，脾虚有湿及泄泻者忌服。

【知识拓展】

1. 著作摘要

（1）"能补益精诸不足，易颜色，变白，明目，安神。"（《药性论》）

（2）"坚筋耐老，除风，补益筋骨，能益人，去虚劳。"（《食疗本草》）

（3）"枸杞子，《圣济》以一味治短气，余谓其专补以血，非他药所能及也。与元参、甘草同用名坎离丹，可以交通心肾。"（《重庆堂随笔》）

2. 功用发挥　治疗衰老：记录100例肝肾阴虚型中老年人（平均年龄为58.5岁）的各项衰老症状及体征，服用枸杞子前停服一切抗衰老药物及滋补剂，不改变饮食习惯和锻炼方法。用宁夏枸杞子15g泡水冲服，早晚各一次，4个月为1个疗程。结果：枸杞子对肝阴虚、肾阴虚均有疗效，有效率分别为70%和73%，对衰老症状的改善平均有效率为82.1%（$P<0.05$）。[程桂花. 枸杞子抗衰老作用的临床研究. 中国医药指南，2012，10（34）：287-288.]

附药：枸杞根（碰枸杞，Byaekgoujgij）　为枸杞的根皮，又名地骨皮。性寒，味甜。功效：补阴虚，止血，凉血除蒸。主治：阴虚潮热，优平（盗汗），埃病（肺热咳嗽），陆裂（咯血），渗裂（衄血），啊肉甜（糖尿病）。用法用量：水煎服，5 ~ 15g。

乌龟 Wūguī

【来源】本品为龟科动物乌龟 *Chinemys reevesii*（Gray）的肉。生于川泽、河湖、池沼中。广西各地有分布，尤以桂东南、桂南等地数量较多。全年可捕捉，夏季较多。捉后将龟杀死，或用沸水烫死，去龟甲及内脏，多为鲜用。

【别名】金龟、泥龟、金头龟、金钱龟、田龟。

【壮名】不圭，Byukgvi。

【性味】平，甜、咸。

【功效】补阴虚，降虚火，补阴血。

【主治】濒精（肾虚遗精），钵痨（肺痨），陆裂（咯血），体虚瘦弱，濒幽（遗尿），尿频。

【临床应用】

1. 治虚劳失血咯血，咳嗽寒热，补阴降火：田龟煮肉，和葱、椒、酱、油煮食。

2. 治老人尿多：龟肉 500g，地骨皮 1.5g，小公鸡肉酌量。共炖熟服。

3. 治慢性肾炎，蛋白尿经久不消：活乌龟 3 只，先在水中放养 2 天，让它吐出泥土，然后剁成小块，和猪肚 1 个（洗净切块），加水用文火炖成糊状，不放或放少量盐，早晚分服。配合服壮腰健肾丸（成药），每天 2 次，每次 1 丸。孕妇忌服。

【用法用量】内服：煎汤，50 ~ 100g。或入丸、散剂。

【知识拓展】

著作摘要

(1) "滋阴补肾。治病后虚弱、肺结核等。"（《中药动物药》）

(2) "滋阴降火，补心肾，壮筋骨，是滋养强壮药。主治肾虚遗精、骨蒸潮热、崩漏带下、久咳久疟、痔疮漏症、小儿遗尿和小儿囟门不合，还能治疗结核性疾病。"（《广西药用动物》）

黄精 Huángjīng

【来源】本品为百合科植物黄精 *Polygonatum sibiricum* Red.、滇黄精 *Polygonatum kingianum* Coll. et Hemsl.、多花黄精 *Polygonatum cyrtonema* Hua 的根茎。生于山地林中，广西主要分布于隆林、乐业、金秀、龙胜、靖西等地。春、秋采挖，除去须根，洗净，置沸水中略烫或蒸至透心，干燥。

【别名】老虎姜、野仙姜。

【壮名】京四，Ginghsw。

【性味】平，甜。

【功效】滋补阴液，润肺补血，强壮筋骨。

【主治】钵痨（肺痨），陆裂（咯血），病后血虚，发旺（风湿骨痛），啊肉甜（消渴），血压嗓（高血压病）。

【临床应用】

1. 治肺结核，病后体虚：黄精五钱至一两。水煎服或炖猪肉食。

2. 治脾胃虚弱，体倦无力：黄精、党参、怀山药各一两，蒸鸡食。

3. 治肺痨咳血，赤白带：鲜黄精根头二两，冰糖一两，开水炖服。

4. 治小儿下肢痿软：黄精一两，冬蜜一两，开水炖服。

5. 治胃热口渴：黄精六钱，熟地黄、山药各五钱，天花粉、麦门冬各四钱。水煎服。

【用法用量】内服：煎汤，10 ~ 15g，鲜品 30 ~ 60g；或入丸、散剂，熬膏。外用：适量，煎汤洗，熬膏涂，或浸酒搽。

【使用注意】中寒泄泻，痰湿痞满气滞者忌服。

【知识拓展】

1. 著作摘要

(1) "黄精，宽中益气，使五藏调和，肌肉充盛，骨髓强坚，皆是补阴之功。"（《本经逢原》）

(2) "补气养阴，健脾，润肺，益肾。"（《广西中药资源名录》）

2. 功用发挥　治疗肺结核：黄精浸膏治疗肺结核 19 例。结果：病灶完全吸收者 4 例，吸收较好者 12 例，无变化者 3 例。其中 6 例空洞者 2 例闭合，4 例有不同程度缩小；在痰菌检查阴性中，6例阴转，血沉大部分恢复正常。[冯玉龙. 黄精膏治疗肺结核193例临床观察. 浙江中医药，1960，23（4）：163.]

旱莲草 Hànliáncǎo

【来源】本品为菊科植物鳢肠 *Eclipta prostrata* L. 的全草。生于田野、路边、溪边及阴湿地上。广西各地有分布。夏、秋采，鲜用或晒干用。

【别名】墨旱莲、鳢肠、黑墨草、墨斗草。

【壮名】黑么草，Haekmaegcauj。

【性味】寒，甜、酸。

【功效】补阴益肾，凉血止血。

【主治】肾虚耳鸣，巧豪（须发早白），兰唪（眩晕），核夯尹（腰膝酸软），渗裂（吐血，衄血），肉裂（尿血），阿意勒（便血），兵淋勒（崩漏），外伤出血，白冻（泄泻）、阿意咪（痢疾）。

【临床应用】

1. 补腰膝，壮筋骨，强肾阴，乌髭发：冬青子（即女贞实，冬至日采）不拘多少，阴干，蜜、酒拌蒸，过一夜，粗袋擦去皮，晒干用为末，瓦瓶收贮，旱莲草（夏至日采）不拘多少，捣汁熬膏，和前药为丸。临卧酒服。

2. 治吐血：鲜旱莲草四两。捣烂冲童便服；或加生柏叶共同用尤效。

3. 治咳嗽咯血：鲜旱莲草二两。捣绞汁，开水冲服。

4. 治鼻衄：鲜旱莲草一握。洗净后捣烂绞汁，每次取五酒杯炖热，饭后温服，日服两次。

5. 治吐血成盆：旱莲草和童便，徽墨春汁，藕节汤开服。

6. 治肠风脏毒，下血不止：旱莲草子，瓦上焙，研末。每服二钱，米饮下。

7. 治热痢：旱莲草一两。水煎服。

8. 治血淋：旱莲、芭蕉根（细锉）各二两。上二味，粗捣筛。每服五钱匕。水一盏半，煎至八分，去滓，温服，日二服。

9. 治赤白带下：旱莲草一两。同鸡汤或肉汤煎服。

10. 治白浊：旱莲草五钱，车前子三钱，金银花五钱，土茯苓五钱。水煎服。

11. 治正偏头痛：鳢肠汁滴鼻中。

12. 治肾虚齿疼：旱莲草，焙，为末，搽齿龈上。

13. 治刀伤出血：鲜旱莲草捣烂，敷伤处；干者研末，撒伤处。

14. 治妇女阴道痒：墨斗草四两。煎水服；或另加钩藤根少许，并煎汁，加白矾少许外洗。

【用法用量】内服：煎汤，10～15g。外用：适量，捣烂。

【使用注意】脾肾虚寒者忌服。

【知识拓展】

1. 著作摘要

（1）"主血痢。针灸疮发，洪血不可止者，傅之立已。""汁涂发眉，生速而繁。"（《唐本草》）

NOTE

（2）"治目疾，翳膜。"（《南宁市药物志》）

（3）"固齿，乌须。""洗九种痔疮。"（《滇南本草》）

2. 功用发挥 治疗原发性或症状性血小板减少症：旱莲草煎（主要药物：旱莲草、黄芪各25g，熟地黄、党参、怀山药各20g，枸杞子12g，枣仁、当归、茜草各10g，炙甘草6g）治疗原发性或症状性血小板减少症53例，取得了较好的疗效。经53.5天治疗后血小板计数由平均5.6万上升至13.14万，临床症状消失或基本消失。［田丹．旱莲草煎治疗血小板减少症53例．湖南中医学院学报，1992，12（4）：29-30.］

女贞子 Nǚzhēnzǐ

【来源】本品为木犀科植物女贞 *Ligustrum lucidum* Ait. 的成熟果实。生于疏林，有栽培。广西主要分布于桂林、蒙山、贺州、柳城、南丹等地。冬季果实成熟时采收，除去枝叶，稍蒸或置沸水中略烫后，干燥；或直接干燥。

【别名】女贞、冬青子、爆格蚤。

【壮名】美贞，Maexcaenh。

【性味】平，苦、甜。

【功效】补阴虚，调肝肾，明目乌发。

【主治】肝肾阴虚，兰喷（眩晕），耳鸣，核尜尹（腰膝酸软），巧豪（须发早白），目暗昏花，潮热。

【临床应用】

1. 治肾虚腰痛，慢性肝炎，神经衰弱，眩晕，遗精，月经不调：用果实3～5钱，水煎服。

2. 治神经衰弱：女贞子、鳢肠、桑椹各五钱至一两。水煎服。或女贞子二斤，浸米酒二斤，每天酌量服。

3. 治视神经炎：女贞子、草决明、青葙子各一两。水煎服。

4. 治瘰疬，结核性潮热等：女贞子三钱，地骨皮二钱，青蒿一钱五分，夏枯草二钱五分。水煎，一日三回分服。

5. 治肾受燥热，淋浊溺痛，腰脚无力，久为下消：女贞子四钱，生地黄六钱，龟板六钱，当归、茯苓、石斛、花粉、草薢、牛膝、车前子各二钱，大淡菜三枚。水煎服。

【用法用量】内服：煎汤，10～15g；熬膏或入丸剂。外用：适量，熬膏点眼。

【使用注意】脾胃虚寒泄泻及阳虚者忌服。

【知识拓展】

1. 著作摘要

（1）"治老人大便虚秘。"（《广西中药志》）

（2）"主补中，安五脏，养精神，除百疾。久服肥健。"（《神农本草经》）

（3）"强阴，健腰膝，明目。"（《本草纲目》）

2. 功用发挥

（1）治疗肝炎：应用女贞子汤（女贞子30g为主药，加田基黄20g，丹参20g，茯苓20g，白术10g，生牡蛎30g，甜草5g组合而成），每天1剂，水煎，取汁约600mL，分3次口服。1

个月为一个疗程，连续治疗 2~3 个疗程。在临床上治疗慢性活动性肝炎获得较好疗效。[梁宏风，吴士康．吴士康教授运用女贞子汤治疗慢性活动性肝炎经验介绍．中华实用中西医杂志，2008，21（13）：1127-1128.]

（2）治疗高脂血症：女贞子、怀菊花、生山楂、制首乌各 30g，生大黄 6g（后下），煎汁 500mL，每次饮用 20mL，3 次/日，30 日为 1 个疗程。连服 2 个疗程，治疗期间停用其他降脂药物。治疗 60 例高脂血症病人。结果：甘油三酯平均值下降 951mg/L，平均下降率为 39.23%；胆固醇平均下降值为 594.3mg/L，平均下降率为 22.5%。[黄婉，杨耀芳．女贞子及其有效成分的药理及临床研究进展．现代中西医结合杂志，2003，12（7）：772-774.]

（3）治疗反复呼吸道感染：纳入 1999 年 1 月至 2001 年 6 月反复呼吸道感染的患儿 72 例，分为常规治疗组（22 例：男 17 例，女 5 例，年龄 9 个月至 12 岁）和试验组（50 例：男 36 例，女 14 例，年龄 9 个月至 13 岁），试验组给予女贞子（6~8g/日）和黄芪（15~20g/日），水煎服，一日两次，连服 90 日。结果：黄芪与女贞子合用可明显减少反复呼吸道感染患儿的发作次数，同时减轻了临床症状，缩短了病程。[张德光．黄芪、女贞子联合用药治疗反复呼吸道感染疗效分析．临床医药实践杂志，2003，12（5）：375-376.]

楮实子 Chǔshízǐ（附药：构树）

【来源】本品为桑科植物构树 *Broussonetia papyrifera*（L.）Vent. 的成熟果实。生于村边、路旁、旷野林中。广西各地有分布。秋季果实成熟时采收，除去灰白色膜状宿萼及杂质，洗净，晒干用。

【别名】褚实、褚实子、沙纸树、构泡。

【壮名】美沙，Maexsa。

【性味】寒，甜。

【功效】补肾清肝，明目，通水道。

【主治】核尜尹（腰膝酸软），虚劳骨蒸，兰喷（眩晕），目生翳膜，笨浮（水肿）。

【临床应用】

1. 治脾、肾、肝三脏阴虚，吐血咳血，骨蒸夜汗，口苦烦渴，梦中遗精；或大便虚燥，小便淋涩；或眼目昏花，风泪不止：楮实（赤者）一斗。取黑豆一斗，煮汁，去豆取汁，浸楮实子一日，晒干用，再浸再晒。以豆汁渗尽为度，再晒燥。配枸杞子三升，俱炒微焦，研为细末。每早用白汤调服五钱。

2. 治目昏：楮实、荆芥穗、地骨皮各等份。上为细末，炼蜜为丸，桐子大。每服二十丸，米汤下。

3. 治水肿：楮实子 6g，大腹皮 9g。水煎服。

4. 治水肿，腰膝无力，黄疸：用种子 2~4 钱，水煎服。

【用法用量】内服：煎汤，6~10g；或入丸、散剂。外用：适量。

【知识拓展】

1. 著作摘要

（1）"主阴痿，水肿，益气，充肌肤，明目，久服不饥不老，轻身。"（《名医别录》）

（2）"甘寒而利，消水肿，疗骨鲠，明目，软坚。"（《本草从新》）

（3）"滋肾，清肝明目。用于虚劳，目翳，水肿。"（《广西药用植物名录》）

2. 功用发挥

（1）治疗老年痴呆：还少汤加减山药、山茱萸、楮实子、五味子等，对腰膝酸软，形寒肢冷，夜尿频多者老年痴呆也有较好效果。[张尊祥，戴新民，杨然.楮实对老年痴呆血液 LPO、SOD 和脂蛋白的影响.解放军药学学报，1999，15（4）：5-7.]

（2）治疗肝病：由太子参、茯苓、白术、楮实等组成的中药制剂肝舒胶囊对慢性丙型肝炎有效，丙氨酸转氨酶有明显改善。[周岳君，姚真敏.姚真敏教授临证经验撷英.辽宁中医学院学报，2000，2（1）：48-49.]

（3）治疗肾病：以健运脾胃为主，用楮实子、茯苓、金樱子、车前子等治疗慢性肾炎及肾气虚型患者有效。采用黄芪伍用楮实子等治疗慢性肾功衰竭兼水肿及泌尿系结石者也都有一定的效果。[朱建平，邱志济.朱良春治疗泌尿系结石"对药"特色.辽宁中医杂志，2000，27（12）：532-533.]

附药：构树（壤棵沙，Raggosa） 为构树的树皮或根皮。性凉，味甜。功效：清热毒，祛风毒，除湿毒，利水道。主治：发旺（风湿痹痛），笨浮（水肿），埃病（咳嗽）。用法用量：内服：煎汤，10～15g。

黑芝麻 Hēizhīma

【来源】本品为脂麻科植物脂麻 *Sesamum indicum* L. 的成熟种子。多为栽培。广西各地有分布。秋季果实成熟时采割植株，晒干，打下种子，除去杂质，再晒干用。

【别名】芝麻、胡麻、油麻、巨胜。

【壮名】冷喇，Lwgraz。

【性味】平，甜。

【功效】补益肝肾，养血益精，润肠通便。

【主治】肝肾不足，勒内（血虚），巧疼（头晕），耳鸣，核尜尹（腰脚痿软），巧豪（须发早白），脱发，肌肤干燥，阿意囊（便秘），妇人乳少，呗农（痈疮），能啥能累（湿疹），呗奴（瘰疬），渗裆相（烧烫伤），仲嘿唉尹（痔疮）。

【临床应用】

1. 治五脏虚损，羸瘦，益气力，坚筋骨：巨胜蒸曝各九遍，每取二合，用汤浸布裹，挪去皮再研，水滤取汁煎饮，和粳米煮粥食之。

2. 治肺气，润五脏：胡麻二升蒸曝为末，蜜一升炼和丸，常嚼服。

3. 治中风口面㖞斜：胡麻（炒捣粗罗一斤），浸酒。

4. 治小便血：胡麻三升捣细末，以东流水二升，渍一宿，平旦绞去滓，煮一二沸，顿服。

【用法用量】内服：煎汤，9～15g；或入丸、散剂。外用：适量，煎水洗浴或捣敷。

【知识拓展】

1. 著作摘要

（1）"用于头晕，眼花，耳鸣，头发早白，病后脱发，体虚便秘。"（《广西药用植物

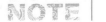

名录》)

（2）"发槁不泽，用木瓜浸油梳头，或用胡麻油常涂之。梳须用黄杨木者佳。"（《外科证治全书摘录》)

（3）"黑芝麻，白发令黑，九蒸晒，枣肉丸服。"（《本草易读》)

2. 功用发挥 治疗虚性便秘：中药食疗方——胡桃黑芝麻蜜，治疗虚性便秘患者 87 例，总有效率为 94.25%。[徐秀芝.胡桃黑芝麻蜜治疗虚性便秘 87 例临床疗效观察.武汉大学学报，1996，42（6）：783-786.]

盘龙参 Pánlóngshēn

【来源】本品为兰科植物绶草 *Spiranthes sinensis*（Pers.）Ames 的全草。生于湿地或林中。广西大部分地区有分布。夏、秋采，洗净，开水烫过，晒干用。

【别名】龙抱柱、盘龙草、双瑚草。

【壮名】哈参，Hazcinh。

【性味】平，甜、淡。

【功效】滋阴益气，通气道，解热毒，止咳化痰。

【主治】病后体虚，囊奈（神经衰弱），钵痨（肺结核），埃病（咳嗽），陆裂（咯血、咳血），货烟妈（咽痛），小儿夏季热，喯疳（疳积），啊尿甜（消渴），隆白呆（带下），额哈（毒蛇咬伤）。

【临床应用】

1. 治虚热咳嗽：绶草三至五钱，水煎服。

2. 治病后虚弱滋补：盘龙参一两，豇豆根五钱，蒸猪肉半斤或子鸡一只内服，每三日一剂，连用三剂。

3. 治糖尿病：盘龙参根一两，猪胰一个，银杏一两。酌加水煎服。

4. 治淋浊带下：盘龙参根一两，猪小肚一至二个。水煎，加少许食盐，分早晚二次服。

5. 治扁桃体炎，夏季热：盘龙参三至五钱，水煎服。

6. 治心胃痛：绶草二钱，雄黄三分，大蒜头二枚，共捣烂，开水冲服。

7. 治毒蛇咬伤：绶草根捣烂，再加入酒娘糟拌匀敷于伤处。或加雄黄末少许更好。

8. 治痈肿：绶草根洗净置瓶中，加入适量麻油封浸待用。用时取根杵烂，敷患处，一日一换。

9. 治带状疱疹：绶草根适量，晒干用研末，麻油调搽。

10. 治烫火伤：盘龙参一两，蚯蚓五条，白糖少量。共捣烂外敷，每日换药一次。

【用法用量】内服，煎汤，10~20g。外用：适量，鲜根或鲜全草捣敷。

【使用注意】湿热瘀滞者忌服。

【知识拓展】

著作摘要

（1）"补病后虚弱。"（《贵州民间方药集》)

（2）"清热，润肺。治热咳。"（《南宁市药物志》)

（3）"止虚热口渴，肺劳咳血。"（《湖南药物志》）

第四节 补阳药

本节壮药温性居多，或有平性，多为咸味，以温补阳气为主要功效，主要用于阳内（阳虚）证。症见面色苍白，形寒肢冷，腰膝酸痛，下肢痿软无力，尿频，尿后余沥，男子阳痿早泄，女子不孕等。

蛤蚧 Géjiè

【来源】本品为壁虎科动物蛤蚧 *Gekko gecko* Linnaeus 的除去内脏的全体。栖于山岩石及树洞中，或居于墙壁上，昼伏夜出。广西主要分布于南宁、百色、河池等地。全年均可捕捉，击毙后剖开腹部，除去内脏，将血液抹开（不可水洗），用竹片撑开，微火焙干用。

【别名】大壁虎、蛤蟹、仙蟾、蛤蚧蛇、蚧蛇。

【壮名】尊婀，Aekex。

【性味】平，咸。

【功效】壮肾阳，益精血，补气虚，定咳喘。

【主治】埃病（咳嗽），墨病（哮喘），委约（阳痿），遗精，啊尿甜（消渴）。

【临床应用】

1. 治虚劳咳嗽及肺壅上气：蛤蚧一对（头尾全者，涂酥炙令黄），贝母一两（煨微黄），紫菀一两（去苗土），杏仁一两（汤浸，去皮、尖，双仁，麸炒微黄），鳖甲二两（涂醋炙令黄，去裙襕），皂荚仁一两（炒令焦黄）。桑白皮根一两（锉）。上药捣罗为末，炼蜜和捣二三百杵，丸如梧桐子大。每服以枣汤下二十丸，日三四服。忌苋菜。

2. 治肺劳咳嗽：蛤蚧一对（用醋少许涂，炙令赤色），白羊肺一两（分为三分），麦门冬半两（去心，焙），款冬花一分，胡黄连一分。上药除羊肺外，捣细，罗为散，先将羊肺一分，于沙盆内细研如膏，以无灰酒一中盏，暖令鱼眼沸，下羊肺，后入药末三钱，搅令匀，令患者卧，去枕，用衣簟腰，仰面徐徐而咽，勿太急。

3. 治肺气咳嗽，面肿，四肢浮：蛤蚧一对（雌雄头尾全者，净洗，用法，酒和蜜涂炙熟），人参（紫团参）一株。上二味，捣罗为末，熔蜡四两，滤去滓，和药末，作六饼子。每服，空心，用糯米作薄粥一盏，投药一饼，趁热细细呷之。

4. 治男子肾虚、性功能减退或阳痿：生蛤蚧 4 条，用米酒 2500mL 浸泡，3 个月后饮酒，每天 2 次，每次 20mL。

5. 治咳嗽吐血，蛤蚧 2 条，白及 100g，焙干，共研细末，每天早晚各服 1 次，每次 9g，温开水送服。

【用法用量】内服：煎汤，5~10g；研末冲服，每次 1~2g；浸酒服，1~2 对。

【使用注意】风寒及痰饮咳喘者不宜用。

【知识拓展】

1. 著作摘要

（1）"补肾，温肺，壮阳，益精血，止喘咳。主治虚劳喘咳、气喘、咯血、消渴、肺结核、神经衰弱，老人脚冷膝软、阳痿早泄、小便频繁和心脏性气喘。治肾虚喘促有显著功效。"（《广西药用动物》）

（2）"主久肺痨，疗咳嗽，下淋沥，通水道。"（《开宝本草》）

（3）"补肺气，益精血，定喘止嗽，疗肺痈消渴，助阳道。"（《本草纲目》）

2. 功用发挥　治疗慢性支气管炎：治疗组 46 例患者应用蛤蚧益肺宝胶囊，对照组 46 例采用羧甲司坦片治疗，疗程 1 个月。结果：治疗组临床控制 12 例，显效 23 例，好转 8 例，无效 3 例，总有效率为 93.48%；对照组临床控制 8 例，显效 16 例，好转 15 例，无效 7 例，总有效率为 84.78%。[高健元，张国庆，张玲，等．蛤蚧益肺宝胶囊治疗慢性支气管炎的临床观察．山西中医，2003，19（2）：9-10.]

仙茅 Xiānmáo

【来源】本品为石蒜科植物仙茅 *Curculigo orchioides* Gaertn. 的根茎。生于草地及荒坡上。广西主要分布于那坡、隆安、上林、武鸣、龙州等地。夏、秋采挖，洗净，除去茎叶、须根，晒干用。

【别名】松兰、岩棕、天棕、大地棕根。

【壮名】棵哈仙，Gohazsien。

【性味】温，麻、辣；有小毒。

【功效】补阳虚，解寒毒，除湿毒。

【主治】濑精（遗精），委约（阳痿），濑幽（遗尿），白浊，埃病（咳嗽），腊胴尹（腹痛），白冻（泄泻），林得叮相（跌打损伤），发旺（风湿骨痛），约京乱（月经不调），更年期综合征。

【临床应用】

1. 治阳痿，耳鸣：仙茅、金樱子根及果实各五钱。炖肉吃。

2. 治老年遗尿：仙茅一两。泡酒服。

3. 壮筋骨，益精神，明目：仙茅二斤（糯米泔浸五日，去赤水，夏月浸三日，铜刀刮锉，阴干，取一斤），苍术二斤（米泔浸五日，刮皮，焙干，取一斤），枸杞子一斤，车前子十二两，白茯苓（去皮）、茴香（炒）、柏子仁（去壳）各八两，生地黄（焙）、熟地黄（焙）各四两。为末，酒煮糊丸，如梧子大。每服五十丸，食前温酒下，日二服。

4. 定喘，补心肾，下气：白仙茅半两（米泔浸三宿，晒干用，炒），团参一分，阿胶一两三分（炒），鸡膍胵两半。上为末，每服二钱，糯米饮调，空腹服。

5. 治冲任不调的高血压病：仙茅、仙灵脾、巴戟、知母、黄柏、当归，六味等份，煎成浓缩液。日服二次，每次五钱至一两。

6. 治妇人红崩下血，已成漏症：仙茅三钱（为末）、全秦归、蛇果草各等份，以后二味煎汤，点水酒将仙茅末送下。

7. 治蛇咬：天棕同半边莲捣烂贴患处。

【用法用量】内服：煎汤，3~10g；或炖肉吃。外用：适量，研末调敷。

【使用注意】阴虚火旺者禁服。本品有小毒，不可过量服用。

【知识拓展】

1. 著作摘要

（1）"主风，补暖腰脚，清安五脏，强筋骨，消食。""宣而复补，主丈夫七伤，明耳目，益筋力，填骨髓，益阳不倦。"（《海药本草》）

（2）"治一切风气，补五劳七伤，开胃下气。"（《日华子本草》）

（3）"治妇人红崩下血，攻痈疽，排脓。"（《滇南本草》）

2. 功用发挥

（1）治疗不育症：用自拟七子二仙丸（组成：仙茅、淫羊藿、菟丝子、枸杞子、覆盆子、韭菜子、桑椹、五味子、车前子、党参等）治疗精子异常所致的男性不育症104例。结果：精子动力异常52例：治愈8例，显效31例，有效8例，无效5例。精子动力异常并少精子症32例：治愈8例，显效11例，有效11例，无效2例。单纯少精子症14例：治愈3例，显效7例，有效3例，无效1例。无精子症6例：均无效。［黄清春，沈鹰，孙维峰，等. 七子二仙丸主治男性不育症104例. 新中医，1999，31（1）：42.］

（2）治疗乳腺增生：用仙茅乳瘤消汤对202例乳腺增生病患者进行疗效观察，总有效率92.86%，而服用乳宁颗粒的对照组疗效无显著差异，说明仙茅对乳腺增生病有较好的疗效。［曹建西，陈剑. 仙茅乳瘤消汤治疗乳腺增生病202例疗效观察. 河南中医药学刊，2001，16（1）：15-17.］

（3）治疗骨质疏松：以西药治疗作为对照，用仙茅、仙灵脾等治疗骨质疏松。结果：两组对患者骨密度均有改善，有效率无显著差异。［王长海. 二仙汤治疗骨质疏松症. 陕西中医，1998，19（5）：34.］

千斤拔 Qiānjīnbá

【来源】本品为豆科植物蔓性千斤拔 *Flemingia prostrata* Roxb. 的根。生于空旷草地或灌木丛中。广西大部分地区有分布。秋季采，洗净，晒干用。

【别名】老鼠尾、土黄芪、一条根。

【壮名】棵壤丁，Goragdingh。

【性味】平，甜、淡、涩。

【功效】补虚壮骨，祛风邪，除湿毒，通龙路、火路，敛肺止咳。

【主治】发旺（风湿骨痛），核尹（腰痛），腰肌劳损，偏瘫痿痹，委约（阳痿），气虚脚肿，劳伤埃病（咳嗽）。

【临床应用】

1. 治风湿骨痛，腰肌劳损，偏瘫，慢性肾炎，慢性气管炎：用根1两，水煎服。

2. 治阳痿：用根1~2两，水煎冲酒服。

3. 治咳嗽：鲜千斤拔根一至二两，水煎服。

4. 治跌打损伤：千斤拔七钱至一两，酒、水各半煎服。

5. 治妇人白带：千斤拔七钱至一两，同猪精肉二三两，同炖，去渣，食肉及汤。

6. 治牙痛，牙痈：千斤拔一至二两，蜂房三至五钱，水煎服。

7. 治黄肿：千斤拔一两，酒磨服。

8. 治肿毒：千斤拔，酒磨搽患处。

9. 治喉蛾：千斤拔研细末，吹入喉内。

10. 治蛇咬：千斤拔，水磨搽患处。

【用法用量】内服：煎汤，30～60g。外用：适量，捣敷或煎水洗。

【知识拓展】

1. 著作摘要

（1）"补气血，助阳道。"（《植物名实图考》）

（2）"祛风祛湿。治手足痹痛，腰部风湿作痛，理跌打伤，能舒筋活络。"（《岭南采药录》）

（3）"壮筋骨，去瘀积。治跌打损伤，风湿骨痛，四肢酸软无力，黄疸。"（《南宁市药物志》）

2. 功用发挥 治疗痹症：千斤拔、黄芪、桂枝等组成的芪桂千斤拔汤内服外用治疗痹症80例，取得满意效果，总有效率为90%。［陆璇霖. 芪桂千斤拔汤内服外用治疗痹证80例. 中国民间疗法，2001，9（1）：201.］

附注：另有同属植物大叶千斤拔 *Flemingiamacrophylla*（Will.）Merr. ，有的地区也作千斤拔入药。

破故纸 Pògùzhǐ

【来源】本品为蝶形花科植物补骨脂 *Psoralea corylifolia* L. 的果实。为栽培。广西主要分布于桂林、岑溪、桂平、南宁、玉林等地。秋季果实成熟时采收果序，搓出果实，除去杂质，晒干用。

【别名】故纸、补骨脂、和兰苋、胡韭子。

【壮名】粉舍忍，Faenzcepraemx。

【性味】温，麻、辣。

【功效】补阳虚，固精缩尿，止咳平喘。

【主治】肾虚冷泻，腰膝冷痛，瀨幽（遗尿），漏精（遗精滑精），肉瀨（尿频），委约（阳痿），虚寒埃病（咳嗽）、墨病（哮喘）。

【临床应用】

1. 治肾阳虚泄泻、遗尿、小便频数，腰膝寒冷酸痛：用子1～3钱，水煎服。

2. 治赤白痢及水泻：破故纸一两（炒香熟），罂粟壳四两（去穰，顶蒂，新瓦上焙燥）。上二味，为细末，炼蜜为丸如弹子大。每服一丸，水一盏化开，姜二片，枣一个，煎取七分，如小儿分作四服。

3. 治肾气虚冷，小便无度：破故纸（大者盐炒），茴香（盐炒）。上等份为细末，酒糊为丸如梧桐子大。每服五十丸或百丸，空心温酒，盐汤下。

4. 治男子、女人五劳七伤，下元久冷，乌髭鬓，一切风病，四肢疼痛，驻颜壮气：补骨脂一斤，酒浸一宿，放干，却用乌油麻一升和炒，令麻子声绝即簸去，只取补骨脂为末，醋煮面糊丸如梧子大。早晨温酒，盐汤下二十丸。

5. 治下元虚败，脚手沉重，夜多盗汗：补骨脂四两（炒香），菟丝子四两（酒蒸），胡桃肉一两（去皮），乳香、没药、沉香各研三钱半。炼蜜丸如梧子大。每服二三十丸，空心盐汤温酒任下，自夏至起，冬至止，日一服。

6. 定心，补肾：破故纸二两（隔纸炒令香熟），白茯苓一两（去皮）。上二味为细末，用没药半两，捶破，以无灰酒浸，高没药一指许，候如稠饧状，搜前二味，丸如梧桐子大。每服三五十丸，随食汤下；如没药性燥难丸，再以少酒糊同搜丸，食前服。

7. 治肾气虚弱，风冷乘之；或血气相搏，腰痛如折，起坐艰难，俯仰不利，转侧不能；或因劳役过度，伤于肾经；或处卑湿，地气伤腰；或坠堕伤损，或风寒客搏，或气滞不散，皆令腰痛；或腰间似有物重坠，起坐艰辛者，悉能治之：胡桃（去皮膜）二十个，蒜（熬膏）四两，破故纸（酒浸炒）八两，杜仲（去皮，姜汁浸炒）十六两。上为细末，蒜膏为丸。每服三十丸，空心温酒下；妇女淡醋汤下。常服壮筋骨，活血脉，乌髭须，益颜色。

8. 治打坠凝瘀，疼痛通用：破故纸（炒香，研）、茴香（炒）、辣桂等份。上为末。每服二钱，热酒调，食前服。

9. 治腰疼：破故纸为末，温酒下三钱匕。

10. 治小儿遗尿：破故纸（炒）一两。为末，每服一钱，热汤调下。

11. 治妊娠腰痛，状不可忍：破故纸不以多少，瓦上炒香熟，为末，嚼胡桃肉一个，空心温酒调下三钱。

12. 治牙痛日久，肾虚：补骨脂二两，青盐半两。炒，研，擦之。

【用法用量】内服：煎汤，3～10g；或入丸、散剂。外用：研末擦或浸酒搽。

【使用注意】阴虚火旺者忌服。

【知识拓展】

1. 著作摘要

(1)"温肾助阳，纳气，止泻。"(《广西中药资源名录》)

(2)"兴阳事，治冷劳，明耳目。"(《日华子本草》)

(3)"温暖水土，消化饮食，升达脾胃，收敛滑泄，遗精、带下，溺多，便滑诸证。"(《玉楸药解》)

2. 功用发挥

(1)治疗银屑病：用8-甲氧补骨脂素片口服结合长波紫外线（UVA）+窄谱中波（UVB）照射治疗寻常性斑块型银屑病，治愈和有效率达100%。[杨海珍，段周英，汪科，等.8-甲氧补骨脂素治疗寻常性斑块型银屑病随机双盲平行对照临床研究.中国临床药理学杂志，2004，20（1）：34-37.]

(2)治疗白血病：将补骨脂素自制成胶囊，采用自身前后对照的方式对6例急性白血病耐药逆转情况进行了观察。6例患者中5例用药前P170糖蛋白表达率大于30%，可认定为多药耐药存在。在原化疗方案完全失败后，患者在原化疗药基础上加服补骨脂素胶囊，其中1例获完全缓解，且在血红蛋白、骨髓像、P170糖蛋白表达率方面有明显改善。[蔡宇，曹克俭，殷忠东，等.补骨脂素胶囊对急性白血病多药耐药逆转作用的临床观察.中国中医药科技，

2002，9（1）：53-54.］

巴戟天 Bājǐtiān

【来源】本品为茜草科植物巴戟天 *Morinda officinalis* How. 的根。生于山地林中，有栽培。广西主要分布于苍梧、平南、玉林、钦州、凭祥等地。全年可采，洗净，除去须根，晒至六七成干，轻轻捶扁，晒干用。

【别名】巴戟、鸡肠风、兔子肠。

【壮名】勾遂给，Gaeusaejgaeq。

【性味】微温，麻、辣，甜。

【功效】补肾阳，壮筋骨，祛风毒，除湿毒。

【主治】委约（阳痿），漏精（遗精），少腹冷痛，濑幽（遗尿），子宫虚冷，约京乱（月经不调），发旺（风寒湿痹），核尜尹（腰膝酸痛），兵约（痿证）。

【临床应用】

1. 治肾虚阳痿、早泄、遗精，腰背酸痛，风湿痹痛，腿膝无力，子宫寒冷，月经不调：用根 1~3 钱，水煎服。

2. 治妇人子宫久冷，月脉不调，或多或少，赤白带下：巴戟天三两，良姜六两，紫金藤十六两，青盐二两，肉桂（去粗皮）、吴茱萸各四两。上为末，酒糊为丸。每服二十丸，暖盐酒送下，盐汤亦得。日午、夜卧各一服。

3. 治风冷腰胯疼痛，行步不得：巴戟天一两半，牛膝（去苗）三两，羌活一两半，桂心一两半，五加皮一两半，杜仲（去粗皮，炙微黄，判）二两，干姜（炮裂，判）一两半。上药捣罗为末，炼蜜和捣二三百杵，丸如梧桐子大。每于食前，以温酒饮下三十九。

4. 治小便不禁：益智仁、巴戟天（去心，二味以青盐，酒煮）、桑螵蛸、菟丝子（酒蒸）各等份。为细末，酒煮糊为丸，如梧桐子大。每服二十丸，食前用盐酒或盐汤送下。

5. 治白浊：菟丝子（酒煮一日，焙干）、巴戟天（去心，酒浸煮）、破故纸（炒）、鹿茸、山药、赤石脂、五味子各一两。上为末，酒糊丸。空心盐汤下。

【用法用量】内服：煎汤，3~10g。

【使用注意】阴虚火旺者忌服。

【知识拓展】

1. 著作摘要

（1）"补肾壮阳，强筋骨，祛风湿。治肾虚腰脚无力，痿痹瘫痪，风湿骨痛，神经衰弱，阳痿遗精，早泄，失眠，妇女不育。"（《常用中草药手册》）

（2）"治男子梦交泄精，强阴，除头面中风，主下气，大风血癞。"（《药性论》）

2. 功用发挥 治疗轻、中度抑郁症：采用多中心、随机、双盲双模拟，盐酸氟西汀对照的研究方法，观察巴戟天寡糖胶囊治疗轻、中度抑郁症的疗效和安全性。结果：治疗组、阳性对照组和安慰剂组的有效率分别为：71.43%、81.91%、53.33%。三组比较差异有显著性（*P*<0.05）。［刘飞虎，师建国，张晓红，等．巴戟天寡糖胶囊治疗轻中度抑郁症 42 例．陕西中医，2012，33（2）：165-167.］

海龙 Hǎilóng

【来源】本品为海龙科动物刁海龙 *Solenognathus hardwicii*（Gray）的全体或除去皮膜及内脏的全体。生于沿海海藻类繁茂的地方。广西沿海地区有分布。夏、秋捕捞，除去皮膜及内脏，洗净，晒干用。

【别名】杨枝鱼、钱串子、海钻。

【壮名】堵海龙，Duzhaijlungz。

【性味】温，甜、咸。

【功效】补阳虚，散结肿。

【主治】委约（阳痿），漏精（遗精），不育，墨病（肾虚哮喘），呗奴（瘰疬），贫北（癥瘕）。

【临床应用】

1. 治瘰疬，瘿瘤：海龙9g，冬菇18g，紫菜9g，红枣31g，水煎服。

2. 治跌打内伤：海龙焙干研末，每服3g，温酒送服。

3. 治妇女子宫阵缩无力而难产：海龙9g，煮水，冲入黄酒半杯温服。

【用法用量】内服：煎汤，3～10g；研末，1.5～3g。外用：适量，研末敷。

【使用注意】孕妇及阴虚火旺者忌服。

【知识拓展】

1. 著作摘要

（1）"功倍海马。催生尤捷效。"（《本草纲目拾遗》）

（2）"为强壮药，有兴奋作用，用于老人及衰弱者之精神衰惫。治血气痛。"（《现代实用中药》）

（3）"壮阳，益肾，助产，消癥瘕，散结核，治疗肿。"（《广西药用动物》）

2. 功用发挥 治疗老年性痴呆：由海龙、海马、白花蛇等制成的海龙健脑胶囊与目前公认确能提高血氧分压、促进脑组织对氧利用的都可喜（某厂家生产）进行对照，前者有效率71.3%，后者有效率66.7%，前者明显优于后者。[门艳丽，曹金梅. 海龙健脑胶囊治疗老年性痴呆148例. 中医研究，2002，15（4）：30.]

海马 Hǎimǎ

【来源】本品为海龙科动物线纹海马 *Hippocampus kelloggi* Jordan et Snyder 、刺海马 *Hippocampus histrix* Kaup、大海马 *Hippocampus kuda* Bleeker、三斑海马 *Hippocampus trimaculatus* Leach 或小海马（海蛆）*Hippocampus japonicus* Kaup 的干燥体。夏、秋捕捞，洗净，晒干用；或除去皮膜及内脏，晒干用。

【别名】水马、对海马、虾姑、马头鱼。

【壮名】堵海马，Duzhaijmaj。

【性味】温，甜。

【功效】补阳虚，调龙路，散瘀肿。

【主治】委约（阳痿），濑幽（遗尿），墨病（哮喘），难产，贫北（癥瘕），林得叮相（跌打损伤）。

【临床应用】

1. 治远年虚实积聚瘕块：木香一两，海马子一对（雌者黄色，雄者青色），大黄（炒，锉）、青橘皮（汤浸，去白，焙）、白牵牛（炒）各二两，巴豆四十九粒。上六味，以童子小便浸青橘皮软，裹巴豆，以线系定，入小便内再浸七日，取出，麸炒黄，去巴豆，只使青橘皮并余药粗捣筛。每服二钱匕，水一盏，煎三五沸，去滓，临睡温服。

2. 治发背诸恶疮，兼治疔疮：海马（炙）一双，穿山甲（黄土炒）、水银、朱砂各二钱，雄黄三钱，轻粉一钱，脑子、麝香各少许。上除水银外，各研为末和合，入水银再研至无星。针破疮口，点药入内，一日一点。

【用法用量】内服：煎汤，3～10g。外用：适量，研末敷。

【使用注意】孕妇及阴虚火旺者忌服。

【知识拓展】

1. 著作摘要

（1）"海马，雌雄成对，其性温暖，故难产及阳虚多用之，如蛤蚧，郎君子之功也。"（《本草纲目》）

（2）"海马，亦虾属也，入肾经命门，专善兴阳，功不亚于海狗，更善堕胎，故能催生也。海马功用不亚腽肭脐，乃尚腽肭脐不尚海马，此世人之大惑也。谁知海马不论雌雄，皆能勃兴阳道，若腽肭脐，必须用雄者始效，贵价而买，仍是赝物，何若用海马之适用哉。"（《本草新编》）

（3）"用于阳痿，遗尿，肾虚作喘，症瘕积聚，跌打损伤；外治痈肿疔疮。"（《广西中药资源名录》）

2. 功用发挥 治疗原发性不育症：以海马蛤蚧散为基本方（组成：海马60g，蛤蚧3对，生晒参100g，白术60g，当归60g，炮附片24g，枸杞子60g，熟地黄80g，肉苁蓉80g，黄柏16g）。按照《中国药典》（1977年版）散剂药的有关生产程序，将以上诸药研极细面，过100目筛，装入胶囊。每日2次，每次9g，开水冲服，30天为1疗程。共治疗原发性不育症143例。结果：治愈81例，有效55例，无效7例。总有效率95.1%。[张清智．自拟海马蛤蚧散治疗男性不育症143例．国医论坛，1995，52（4）：29.]

菟丝子 Tùsīzǐ

【来源】本品为旋花科植物菟丝子 *Cuscuta chinensis* Lam. 或南方菟丝子 *Cuscuta australis* R. Br. 的成熟种子。寄生于草木或小灌木植物上。广西主要分布于西南部、西北部地区。秋季果实成熟时采收植株，打下种子，除去杂质，晒干用。

【别名】豆寄生、丝子藤、无根草、无娘藤。

【壮名】粉迁伐，Faenzsenjfa。

【性味】平，辣、甜。

【功效】补虚，安胎，明目，调谷道。

【主治】核尹（腰痛），漏精（遗精），委约（阳痿），早泄，不育，兵哟（痿症），瀮幽（遗尿），肉瀮（尿频），目昏耳鸣，吷偻（胎动不安），白冻（泄泻），嗦能白（白癜风）。

【临床应用】

1. 治眩晕，阳痿，遗精，遗尿，泄泻，月经不调，先兆流产，痿症，白发：用种子 3 ~ 5 钱，水煎服。

2. 治腰痛：菟丝子（酒浸）、杜仲（去皮，炒断丝）等份。为细末，以山药糊丸如梧子大。每服五十丸，盐酒或盐汤下。

3. 治丈夫腰膝积冷痛，或顽麻无力：菟丝子（洗）一两，牛膝一两。同浸于银器内，用酒浸过一寸五日，曝干，为末，将原浸酒再入少醇酒作糊，搜和丸，如梧桐子大。空心酒下二十丸。

4. 治腰膝风冷，益颜色，明目：菟丝子一斗。酒浸良久，沥出曝干，又浸，令酒干为度，捣细罗为末。每服二钱，以温酒调下，日三。服后吃三，五匙水饭压之，至三七日，更加至三钱服之。

5. 治劳伤肝气，目暗：菟丝子二两。酒浸三日，曝干，捣罗为末，鸡子白和丸梧桐子大。每服空心以温酒下三十丸。

6. 治膏淋：菟丝子（酒浸，蒸，捣，焙）、桑螵蛸（炙）各半两，泽泻一分。上为细末，炼蜜为丸，如梧桐子大。每服二十丸，空心用清米饮送下。

7. 治小便赤浊，心肾不足，精少血燥，口干烦热，头晕怔忡：菟丝子，麦门冬等份。为末，蜜丸梧子大，盐汤每下七十丸。

8. 治心气不足，思虑太过，肾经虚损，真阳不固，溺有余沥，小便白浊，梦寐频泄：菟丝子五两，白茯苓三两，石莲子（去壳）二两。上为细末，酒煮糊为丸，如梧桐子大。每服三十丸，空心盐汤下。常服镇益心神，补虚养血，清小便。

9. 治小便多或不禁：菟丝子（酒蒸）二两，桑螵蛸（酒炙）半两，牡蛎（煅）一两，肉苁蓉（酒润）二两，附子（炮，去皮，脐）、五味子各一两，鸡脏胵半两（微炙），鹿茸（酒炙）一两。上为末，酒糊丸，如梧子大。每服七十丸，食前盐酒任下。

10. 治脾元不足，饮食减少，大便不实：菟丝子四两，黄芪、于白术土拌炒。人参、木香各一两，补骨脂、小茴香各八钱。饧糖作丸。早晚各服三钱，汤酒使下。

11. 治消渴：菟丝子不拘多少，拣净，水淘，酒浸三宿，控干，乘润捣罗为散，焙干再为细末，炼蜜和丸，如梧桐子大，食前饮下五十粒，一日二三服；或作散，饮调下三钱。

12. 治阴虚阳盛，四肢发热，逢风如炙如火：菟丝子、五味子各一两，生干地黄三两。上为细末。米饮调下二钱，食前。

13. 治痔下部痒痛如虫啮：菟丝子熬令黄黑，末，以鸡子黄和涂之。

【用法用量】内服：煎汤，6 ~ 12g。外用：适量，捣敷。

【知识拓展】

1. 著作摘要

(1)"用于阳痿遗精，头晕耳鸣，腰膝酸软。"(《广西中药资源名录》)

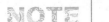

（2）"用于头晕耳鸣，腰膝酸软，遗精，尿频余沥，胎动不安。"（《广西药用植物名录》）

2. 功用发挥

（1）治疗隐匿性肾炎：每日以菟丝子30g，水煎300mL，2次分服。连服3个月，治疗隐匿性肾炎13例。结果：痊愈3例，好转9例，无效1例，总有效率为92.31%。[谢麦棉. 菟丝子治疗隐匿性肾炎13例报告. 浙江中西医结合杂志，2000，10（7）：439.]

（2）治疗肾虚型男性不育症：菟丝子9g，研末，分3次冲服，或装胶囊吞服。肾阴虚明显者，配合每日嚼食枸杞子30g。2个月为1个疗程。治疗肾虚型男性不育症19例。结果：19例中，少精症7例，治愈4例，好转2例，无效1例；精子活动力低下6例，治愈4例，好转及无效各1例；少精伴活动力低下4例，治愈及好转各2例；不液化或液化不良2例均好转。治愈率52.6%，总有效率89.5%。[王建国，张会臣. 菟丝子治疗肾虚型男性不育症19例. 河北中医，2001，23（1）：53.]

（3）治疗遗尿：治疗遗尿症60例，用济生菟丝子丸治疗。药物由菟丝子、肉苁蓉、牡蛎、制附子、五味子、鹿茸、鸡内金、桑螵蛸、益智仁、乌药、山药组成。浓缩为丸，口服，5~7岁3g/次，8~12岁4g/次，13岁以上6g/次。2次/日，空心食前服，盐汤或温酒送下，1个月为1个疗程。结果：服药1个月显效12例，服药两个月显效18例，服药3个月以上显效23例，有效5例，无效2例，总有效率96.67%。[游会玲. 济生菟丝子丸治疗遗尿症60例. 时珍国医国药，2005，16（12）：1315-1316.]

韭菜子 Jiǔcàizǐ

【来源】本品为百合科植物韭菜 *Allium tuberosum* Rottl. ex Spreng 的成熟种子。为栽培，广西各地均有分布。秋季果实成熟时采收果序，搓出种子，除去杂质，晒干用。

【别名】韭子、韭菜仁。

【壮名】从决，Coenggep。

【性味】温，辣、甜。

【功效】补肾虚，祛寒毒，暖腰膝，助阳，固精。

【主治】委约（阳痿），漏精（遗精），濑幽（遗尿），肉濑（尿频），核尜尹（腰膝酸软），隆白呆（带下）。

【临床应用】

1. 治虚劳尿精：韭菜子二升，稻米三升，上二味，以水一斗七升煮如粥，取汁六升，为三服。

2. 治神经衰弱：韭菜子、丹参各9g，茯神、何首乌各12g，五味子6g，水煎服。

3. 治顽固性呃逆：韭菜子干品或炒后研末服，每次9~15g，每日2次。

【用法用量】内服：煎汤，6~12g。或入丸、散剂。

【使用注意】阴虚火旺者禁服。

【知识拓展】

1. 著作摘要

（1）"补肝肾，暖腰膝，兴阳道，治阳痿。"（《滇南本草》）

（2）"患烂鼻渊，烧烟熏之。"（《岭南采药录》）

（3）"镇咳，主治咳嗽。"（《西藏常用中草药》）

2. 功用发挥　治疗顽固性呃逆：将60例顽固性呃逆患者随机分为韭菜子治疗组（A组）和山莨菪碱治疗组（B组），每组各30例。A组予口服韭菜子煎剂100mL，3次/日；B组予肌肉注射山莨菪碱10mg，3次/日。两组均治疗2日，观察疗效。结果：A组总有效率为93.3%，B组总有效率为56.7%。A组疗效优于B组（$P<0.05$）。［彭小兰．韭菜子治疗顽固性呃逆疗效观察．西南国防医药，2013，23（11）：1201–1202.］

板栗 Bǎnlì

【来源】本品为壳斗科植物板栗 *Castanea mollissima* Bl. 的种仁。常栽培于低山丘陵、缓坡或河滩地带。广西各地有种植。总苞由青色转黄色，微裂时采收，放冷凉处散热，搭棚遮荫，棚四周夹墙，地面铺河砂，堆栗高30cm，覆盖湿砂，经常洒水保湿。10月下旬至11月入窖贮藏；或剥出种子，晒干用。

【别名】栗子、栗果、大栗、独壳大栗。

【壮名】芒雷，Maklaeq。

【性味】平，甜、微咸。

【功效】补肾虚，强筋骨，调谷道，止血。

【主治】核桨尹（腰膝酸软），诺吟尹（筋骨疼痛），林得叮相（跌打损伤），白冻（泄泻），鹿（呕吐），鹿勒（吐血），阿意勒（便血），呗奴（瘰疬）。

【临床应用】

1. 治肾虚腰膝无力：板栗风干，每日空心食七枚，再食猪肾粥。

2. 治小儿脚弱无力，三四岁尚不能行步：日以生栗与食。

3. 治气管炎：板栗肉半斤。煮瘦肉服。

4. 治筋骨肿痛：板栗果捣烂敷患处。

5. 治小儿疳疮：捣栗子涂之。

6. 治金刃斧伤：独壳大栗研敷，或仓卒嚼敷亦可。

【用法用量】内服：5~10颗，生食、煮食或炒存性研末服。外用：适量，捣敷。

【使用注意】小儿不可多食，多食滞脾恋膈；风湿病者禁用。

【知识拓展】

1. 著作摘要

（1）"主益气，厚肠胃，补肾气，令人忍饥。"（《名医别录》）

（2）"治山岚瘴气，疟疾，或水泻不止，或红白痢疾。用火煅为末。每服三钱，姜汤下。生吃止吐血、衄血、便血，一切血症俱可用。"（《滇南本草》）

2. 功用发挥　治疗慢性支气管炎：由板栗组成的纯中药制剂（克咳片），治疗慢性支气管炎效果佳。［张家瑞，徐联武．克咳片质量标准研究．中药材，2003，26（8）：589–590.］

第十六章 收涩药

凡以收敛固涩为主要功效，主要用于滑脱病证的壮药，称为收涩药。

常见的滑脱病证有优平（自汗）、盗汗、久泻、久痢、久咳、虚喘、隆白呆（带下病）、漏精（遗精滑精）、濑幽（遗尿）等。其成因主要是久病体虚、正气不固、脏腑功能衰退所致。

本章壮药性有寒、温、平之分，以酸、涩味为主，分别以止汗、止泻、止咳、止带、固精、缩尿为主要功效，主要用于久病体虚引起的优平（自汗）、盗汗、久泻、久痢、久咳、虚喘、隆白呆（带下病）、漏精（遗精滑精）、濑幽（遗尿）等病症。部分壮药兼有收敛止血功效，尚可用于虚性出血。

应用本章壮药时，宜根据病因与症候特点的不同予以合理配伍。滑脱病证的根本原因是正气虚弱，故使用本类壮药时常配伍补虚药以扶助正气。如久泻、久痢，可配伍健运脾胃、调谷道药；久咳、虚喘者，可配伍补肺、肾药；濑幽（遗尿）、漏精（遗精滑精）者，可配伍补肾药等。

算盘子 Suànpánzi

【来源】本品为大戟科植物算盘子 *Glochidion puberum*（L.）Hutch. 的全株。生于山坡林缘、灌丛或路旁草地。广西各地有分布。秋季采，晒干用。

【别名】算盘珠、野南瓜、果盒仔、柿子椒。

【壮名】美恩投，Maexandou。

【性味】凉，涩、苦；有小毒。

【功效】涩谷道，除湿毒，祛风毒，消肿痛。

【主治】白冻（泄泻），阿意咪（痢疾），肉扭（淋证），贫痧（感冒），货烟妈（咽喉痛），发得（发热），瘴病（疟疾），兵嘿细勒（疝气），林得叮相（跌打损伤）。

【临床应用】

1. 治黄疸：算盘子60g，大米（炒焦黄）30～60g。水煎服。

2. 治尿道炎，小便不利：野南瓜果实15～30g。水煎服。

3. 治赤白带下，产后腹痛：算盘子、红糖各60g。水煎服。

4. 治疝气初起：野南瓜15g。水煎服。

5. 治睾丸炎：鲜野南瓜90g，鸡蛋2个。先将药煮成汁，再以药汁煮鸡蛋。1日2次，连服2天。

【用法用量】内服：煎汤，6～12g。

NOTE

【使用注意】孕妇忌服。

【知识拓展】

著作摘要

(1) "治牙痛，淋浊，膀胱疝气。"(《分类草药性》)

(2) "散瘀活血，涩肠益气。治疟疾，喉塞，喉痛，睾丸偏坠，跌打损伤作痛。"(《福建民间草药》)

(3) "治气痛，腰痛，疝气。"(《四川中药志》)

毛果算盘子 Máoguǒsuànpánzi

【来源】本品为大戟科植物毛果算盘子 *Glochidion eriocarpum* Champ. ex Benth. 的根和枝叶。生于山坡灌丛，广西大部分地区有分布。全年可采，洗净，切段，晒干用。

【别名】毛漆、毛七公、两面毛、漆大伯、漆大姑。

【壮名】恩摸昆，Aenmoedgunj。

【性味】平，苦、甜、涩。

【功效】涩谷道，祛风毒，除湿毒，消肿痛。

【主治】白冻(泄泻)，阿意咪(痢疾)，隆白呆(带下病)，发旺(风湿骨痛)，林得叮相(跌打损伤)，创伤出血，漆疮，能啥能累(湿疹)，麦蛮(风疹)。

【临床应用】

1. 治急性肠胃炎，痢疾，脱肛，牙痛，咽喉痛，乳腺炎，白带，月经过多，风湿性关节痛：用根 5 钱~1 两。水煎服。

2. 治漆过敏，皮肤湿疹，稻田皮炎：用毛果算盘子鲜枝水煎外洗患处。

3. 治过敏性皮炎：毛果算盘子叶、杠板归、千里光、盐肤木叶各 30~60g。煎水熏洗。

4. 治湿疹，烧伤：毛果算盘子鲜叶，水煎外洗。

5. 治疗疮溃烂不收口：漆大姑叶，煅存性，研末敷患处。

【用法用量】内服：煎汤，10~15g。外用：适量，捣敷或煎水洗。

【知识拓展】

著作摘要

(1) "凡患漆疮皮肤红肿作痒，取其叶煎水洗之。"(《岭南采药录》)

(2) "行气除湿，解毒止痒。"(《福建药物志》)

(3) "根：用于感冒，喉痛，腹泻，痢疾，白浊，白带，月经过多。""枝叶：用于湿疹，过敏性皮炎，外伤出血。"(《广西中药资源名录》)

金樱根 Jīnyīnggēn (附药：金樱子)

【来源】本品为蔷薇科植物金樱子 *Rosa laevigata* Michx. 的根。生于丘陵及山坡灌丛中。广西各地有分布。全年可采，洗净，切片，晒干用。

【别名】金樱、脱骨丹。

【壮名】壤棵旺，Raggovengj。

【性味】平，酸、涩。

【功效】固精涩肠，通调龙路，补血，止血。

【主治】濑精（滑精），濑幽（遗尿），阿意咪（痢疾），白冻（泄泻），兵淋勒（崩漏），隆白呆（带下），夺寸（子宫下垂），笨浮（水肿），仲嘿哼尹（痔疮），渗裆相（烧烫伤）。

【临床应用】

1. 治遗精：金樱子根60g，五味子9g，以猪精肉煮，服之。

2. 治小儿遗尿：金樱子根15～30g，鸡蛋1枚。同煮，去渣。连蛋带汤服。

3. 治妇女崩漏：①金樱根60～90g，猪瘦肉120g。加水同炖，去渣。服汤及肉。②金樱根60g，龙芽草30g。水煎，每日分2次服。

4. 治白带，腰痛：金樱根、旱莲草各15g，鸡血藤30g，党参9g。水煎服。

5. 治久痢，久泻：鲜金樱根及枸杞骨根各30g。红、白糖各少量，水煎服，每日1剂。服后如有头昏、气喘等副反应，可服用盐水解除。

【用法用量】内服：煎汤，15～30g。外用：适量。

【知识拓展】

著作摘要

（1）"治月经不调，遗精。"（《分类草药性》）

（2）"治烫伤，风湿骨痛，子宫下垂，敷疮疖。"（《陆川本草》）

（3）"涩精气，敛喘咳。"（《江西民间草药验方》）

附药：金樱子（芒旺，Makvengj）　为金樱子的成熟果实。性平，味酸、甜、涩。功效：固精涩肠，补虚。主治：濑精（遗精、滑精），隆白呆（带下病），约京乱（月经不调），夺寸（子宫脱垂），尊寸（脱肛），阿意咪（痢疾），白冻（泄泻）。用法用量：内服：煎汤，15～30g；或入丸、散剂；或熬膏。使用注意：有实火、邪热者慎用。

五倍子 Wǔbèizǐ

【来源】本品为漆树科植物盐肤木 *Rhus chinensis* Mill. 或青麸杨 *Rhus potaninii* Maxim. 叶上的虫瘿。生于丘陵、山地林中或灌丛。广西各地有分布。秋季采，置沸水中略煮或蒸至表面呈灰色，杀死蚜虫，取出，干燥。

【别名】百药煎、百虫仓。

【壮名】美使，Maeqcwj。

【性味】寒，酸、涩。

【功效】涩谷道，止汗，调气道，除湿毒，止血。

【主治】阿意勒（便血），阿意咪（血痢），白冻（泄泻），优平（盗汗），埃病（咳嗽），呗农（痈疮），能啥能累（湿疹）。

【临床应用】

1. 治泻痢不止：五倍子一两。半生半烧，为末，糊丸梧子大。每服三十丸，红痢烧酒下，白痢水酒下，水泻米汤下。

2. 治寐中盗汗：五倍子末、荞麦面等份。水和作饼，煨熟。夜卧待饥时，干吃二三个，勿饮茶水。

3. 治虚劳遗浊：五倍子一斤，白茯苓四两，龙骨二两。为末，水糊丸，梧子大。每服七十丸，食前用盐汤送下，日三服。

4. 治消渴饮水：五倍子为末，水服方寸匕，日二服。

5. 治小便尿血：五倍子末、盐梅捣和丸，梧子大，每空心酒服五十丸。

6. 治粪后下血，不拘大人小儿：五倍子末，艾汤服一钱。

7. 治孕妇漏胎：五倍子末，酒服二钱。

8. 治脱肛不收：五倍子末三钱，入白矾一块，水一碗，煎汤洗之。

9. 治产后肠脱：五倍子末掺之；或以五倍子、白矾煎汤熏洗。

10. 治牙缝出血不止：五倍子，烧存性，研末敷之。

11. 治金疮血不止：五倍子，生，为细散，干贴。

12. 治皮肤湿疹，牛皮癣，稻田皮炎：五倍子水煎外洗，或用五倍子研粉撒患处。

【用法用量】内服：煎汤，3~10g；研末，1.5~6g；或入丸、散剂。外用：适量，煎汤熏洗；研末撒或调敷。

【使用注意】外感风寒或肺有实热之咳嗽及积滞未清之泻痢忌服。

【知识拓展】

著作摘要

(1)"敛肺降火，涩肠止泻，敛汗止血，收湿敛痔。"(《广西中药资源名录》)

(2)"敛肺降火，化痰饮，止咳嗽，消渴，盗汗，呕血，失血，久痢，黄病，心腹痛，小儿夜啼，治眼赤湿烂，消肿毒，喉痹，敛溃疮、金疮，收脱肛、子肠坠下。"(《本草纲目》)

桃金娘果 Táojīnniángguǒ（附药：桃金娘根）

【来源】本品为桃金娘科植物桃金娘 *Rhodomyrtus tomentosa*（Ait.）Hassk. 的成熟果实。生于丘林及旷野间。除广西北部山区及石灰岩山地外，其余地区均产。秋季采，鲜用或晒干用。

【别名】稔果、稔子、稔子果、山多奶果、岗稔。

【壮名】芒您，Maknim。

【性味】平，甜、涩。

【功效】涩肠固精，调龙路、火路，补血止血。

【主治】阿意咪（痢疾），白冻（泄泻），勒内（贫血），阿意勒（便血），濑精（遗精），隆白呆（带下），兵淋勒（崩漏），外伤出血，渗裆相（烧烫伤）。

【临床应用】

1. 治崩漏：成熟稔子500g，焙干，蒸晒，每次取30g干稔果水煎，日分3次服。

2. 治痢疾：山多奶果实30~60g，洗净以适量水煎煮。临服时再加入蜂蜜和服。

3. 治劳伤咳血：桃金娘干果浸入尿两星期，晒干，新瓦上煅存性，研细末，每次9g，日2次，童便冲服。

4. 治鼻血：稔子干15g，塘虱鱼2条，以清水3碗煎至大半碗，服之则愈。

5. 治血虚：熟稔子果1kg，焙干，蒸晒3次，用好酒1kg浸一星期后，每日服3次，每次服30g。

6. 治贫血，月经过多，产后虚弱，神经衰弱，脱肛，遗精：用果实5钱~1两，水煎服。

【用法用量】内服：煎汤，6~30g（鲜品30~60g）。外用：适量，烧存性，研末调敷。

【使用注意】便秘者忌服。

【知识拓展】

著作摘要

（1）"根：用于痧气夹色，无黄疸肝炎，胃痛，泄泻，遗精，白带，月经不调，崩漏。""果实：用于贫血，遗精，崩漏。"（《广西中药资源名录》）

（2）"治血痢。"（《广西中药志》）

（3）"养血，明目。"（《本草纲目拾遗》）

附药：桃金娘根（芒您，Maknim）　为桃金娘的根。性平，味甜、涩。功效：涩谷道，补血，调龙路，除湿毒。主治：阿意咪（痢疾），白冻（泄泻），勒内（贫血），慢性肝炎，发旺（风湿痹痛），核难（腰肌劳损），兵淋勒（崩漏）。用法用量：内服：煎汤，15~30g；外用：适量。

石榴皮 Shíliúpí

【来源】本品为石榴科植物石榴 *Punica granatum* L. 的果皮。生于山坡向阳处或栽培于庭院等处。广西大部分地区有分布。秋季果实成熟，顶端开裂时采，除去种子及隔瓤，切瓣，晒干，或微火烘干用。

【别名】石榴壳、酸石榴壳、安石榴、酸石壳。

【壮名】芒十楼，Maksiglouz。

【性味】温，酸、涩。

【功效】涩肠止泻，固崩止遗，驱虫止痛。

【主治】白冻（久泻），阿意咪（痢疾，下痢不止），尊寸（脱肛），濑精（遗精、滑精），兵淋勒（崩漏），隆白呆（带下），胴西咪暖（肠道寄生虫病），腊胴尹（腹痛）。

【临床应用】

1. 治阿米巴痢疾：用果皮1~2两，水煎服。

2. 治腹痛腹泻，菌痢，便血，脱肛，绦虫病，蛔虫病，蛲虫病：用根皮或果皮3~5钱，水煎服。

3. 治暴泻不止，赤白痢：酸石榴皮，烧存性，不以多少，干为末。空心，米饮调下二钱。

4. 治产后泻：酸石榴皮（米醋炒）、香附子。上二味，为末，每服二钱，米饮下。

5. 治蛔虫病：酸石榴皮三分，槟榔（炮，锉）一分，桃符一两半（碎锉，分为五度用），胡粉一分（微炒，别研）。上四味，先粗捣筛前二味，后以胡粉拌匀，分为五服煎。每服，水一盏，入一分，酒半盏，同煎至七分，去渣，空心温服，至晚再服。

6. 治寸白虫病：紫槟榔十个，向阳石榴皮十七片。上水煎，露一宿（服），以下虫为度。

7. 治脱肛：石榴皮、陈壁土，加白矾少许浓煎熏洗，再加五倍子炒研，敷托上之。

【用法用量】内服：煎汤，3～10g。外用：适量，捣敷，或煎水洗。

【使用注意】泻痢初起忌服。带下色黄、气臭、舌苔黄腻者忌用。

【知识拓展】

著作摘要

（1）"疗下痢，止漏精。"（《名医别录》）

（2）"治日久水泻，同炒砂糖煨服，又治痢脓血，大肠下血。同马兜铃煎治小儿疳虫。"（《滇南本草》）

（3）"石榴皮味甘酸涩，性温，止下痢，治筋骨风、腰脚不遂、步行挛急疼痛。取汁点目，止泪下；煎服，下蛔虫，止泻痢。"（《本草纲目》）

番石榴叶 Fānshíliúyè

【来源】本品为桃金娘科植物番石榴 *Psidium guajava* Linn. 的叶。生于山坡、旷野，亦栽种于果园。广西主要分布于西南部和西部地区。全年可采，鲜用或阴干用。

【别名】番桃叶、鸡矢果、缅桃。

【壮名】盟您现，Mbawnimhenj。

【性味】平，甜、涩。

【功效】调谷道，收敛止泻，止血。

【主治】白冻（泄泻），阿意咪（痢疾），东郎（食滞），啊肉甜（糖尿病），优平（盗汗），中耳炎，能啥能累（湿疹），诺嚎哒（牙周炎），外伤出血，肾结石。

【临床应用】

1. 治腹泻：番桃嫩叶 15g，同白米少许，炒至微黄。水煎服。

2. 治痢疾：番桃叶、桉树叶各 30g。水煎服。

3. 治胃肠炎：番石榴叶 15g，生姜 6～9g，食盐少许。捣烂，炒热后水煎服。

4. 治腹痛：番石榴新芽适量，揉烂混以食盐服。

5. 治消化不良：番石榴 30～60g，水煎服；或用米少许，共炒至米黄后加水煎服。

6. 治毒蛇咬伤：番石榴叶适量，擂烂以滚水冲服。

7. 治牙痛，牙龈脓肿：番石榴叶 30～60g，加醋 125～250g，煎沸待冷含漱。

8. 治跌打扭伤，刀伤出血：鲜番石榴叶适量，捣烂敷患处。

【用法用量】内服：煎汤，3～5g（鲜品 15～30g）。外用：适量，煎水洗，或捣敷。炒番石榴叶收敛止泻作用增强，用于单纯性消化不良泄泻。

【使用注意】大便秘结，泻痢积滞未清者慎服。

【知识拓展】

著作摘要

（1）"治皮肤湿疹，瘙痒，热痱。"（《常用中草药手册》）

（2）"健脾涩肠。治痢疾，腹泻。"（《广西中药志》）

（3）"消肿解毒。治冻疮。"（《福建药物志》）

椿皮 Chūnpí

【来源】本品为楝科植物香椿 *Toona sinensis*（A. Juss）Roem. 的树皮或根皮。喜生于向阳山坡或灌丛中，有栽培。广西各地有分布。全年均可剥取，刮去粗皮，晒干用。

【别名】椿芽木、椿树。

【壮名】棵椿，Gocin。

【性味】温，苦、涩。

【功效】涩谷道，止血，祛风毒，除湿毒。

【主治】白冻（泄泻），阿意咪（痢疾），东郎（食滞），阿意勒（便血），隆白呆（带下），兵淋勒（崩漏）。

【临床应用】

1. 治胃及十二指肠溃疡出血：椿白皮20g，金银花藤20g，水煎服。

2. 治内痔出血：椿白皮30g，草红花、当归、灯心草、淡竹叶各10g，甘草5g，水煎调黄酒、红糖，饭后1小时服。

3. 治赤白带下：①白芍五钱，良姜（烧灰）三钱，黄柏（炒炭）二钱，椿皮一两半。上为末，粥丸，每服三五十丸，米饮下。②樗白皮12g，黄柏、黄芩各9g，鸡冠花、翻白草各15g。水煎服。

4. 治风湿腰腿痛，痢疾，肠炎，胃出血，便血，血崩，白带，产后脱肛：用根皮3~5钱，水煎服。

【用法用量】内服：煎汤，6~10g。外用：适量。

【知识拓展】

著作摘要

（1）"用于胃出血，直肠出血，产后腹痛，赤白带，遗精，白浊，痔疮，皮肤瘙痒。"（《广西中药资源名录》）

（2）"用于痢疾，胃肠炎，尿路感染，便血，崩漏。白带多，风湿痹痛。"（《广西药用植物名录》）

（3）"能涩血。"（《本草衍义补遗》）

锡叶藤 Xīyèténg

【来源】本品为五桠果科植物锡叶藤 *Tetracera asiatica*（Lour.）Hoogl. 或毛叶锡叶藤 *Tetracera scandens*（L.）Merr. 的根及茎叶。生于灌丛或疏林中。广西主要分布于西部、南部地区。全年可采，晒干用。

【别名】涩叶藤、糙米藤、水车藤、涩沙藤、擦锡藤。

【壮名】勾呀，Gaeunyap。

【性味】凉，苦、涩。

【功效】收敛止泻，固脱止遗，消肿止痛。

【主治】白冻（泄泻，久泻），阿意咪（痢疾，久痢），阿意勒（便血），漏精（遗精），尊寸（脱肛），夺寸（子宫脱垂），隆白呆（带下病），林得叮相（跌打损伤）。

【临床应用】

1. 治腹泻：锡叶藤15g，大飞扬30g。水煎服。

2. 治红白痢：锡叶藤叶9g，小凤尾30g，车前草15g。煎服。

3. 治子宫下垂：锡叶藤叶（干）60g，升麻（醋炒）15g，猪小肚（膀胱）1只。煎水空腹服。

4. 治耙齿插伤：锡叶藤适量，捣烂外敷患处。

【用法用量】内服：煎汤，15～30g。外用：适量。

【知识拓展】

著作摘要

(1) "叶：止泻止血，生肌收口。治腹泻，溃疡。"（《陆川本草》）

(2) "根：治脱肛，子宫下垂，久痢，遗精，跌打。"（《广西药用植物名录》）

(3) "收敛，止泻，固精。治肠炎腹泻，肝脾肿大，遗精。"（《常用中草药手册》）

第十七章　拔毒杀虫药

凡以拔毒疗疮、杀虫止痒为主要功效，主要用于疮痈疥癣等病证的药物，称为拔毒杀虫药。

本章壮药大多具有毒性，有拔毒疗疮、杀虫止痒的功效，主要用于呗农（痈疮）、呗疔（疔疮）、狠尹（疖肿）、疥疮、痂（癣证）、呗（无名肿毒）、东笃哈（虫蛇咬伤）等病症。

本章壮药以外用为主，有多种使用方法，可研末外敷，或用香油和茶水等液体辅料调敷，或制成软膏涂抹，或热敷，或煎汤熏洗患处等，兼可内服。个别有毒药物内服时宜做成丸剂、散剂使用，以利于药物缓慢溶解吸收。

因本章壮药大多具有不同程度的毒性，因此，无论外用或内服均应严格控制剂量和使用方法，防止发生毒性反应。制剂过程中应严格遵守炮制规范，以降低毒性，保证用药安全。

大蒜 Dàsuàn

【来源】本品为百合科植物大蒜 *Allium sativum* L. 的鳞茎。以独头紫皮者为佳。为栽培。广西大部分地区有种植。5 月叶枯时采挖，晾干。生用。

【别名】蒜、蒜头、独蒜、独头蒜。

【壮名】棵蒜，Gosueng。

【性味】热，辣。

【功效】解毒杀虫，调谷道、气道，消肿，止痢。

【主治】呗农呗疔（痈肿疔毒），痂（疥癣），白冻（泄泻），阿意咪（痢疾），东郎（食滞），钵痨（肺痨），喯百银（百日咳），胴西咪暖（钩虫、蛲虫病）。

【临床应用】

1. 治鼻衄，咯血，呕血，尿血：独头蒜两个，捣成泥状，分成两份。一份用八层麻纸包裹，置于百会穴。另一份用七层麻纸包裹，置于涌泉穴，然后在包裹之药上用热铁烙加温。

2. 治一切肿毒：独头蒜三四颗，捣烂，入麻油和研，厚贴肿处，干再易之。

3. 治蜈蚣咬人，痛不止：独头蒜，摩螫处，痛止。

4. 治妇人阴肿作痒：蒜汤洗之，效乃止。

5. 治小儿脐风：独头蒜，切片，安脐上，以艾灸之，口中有蒜气即止。

【用法用量】内服：煎汤，5 ~ 10g；或生食，或制成糖浆服。外用：适量，捣敷，或煎水洗。

【使用注意】阴虚火旺、目口舌有疾者，胃溃疡、十二指肠溃疡、肝病、眼病患者等忌食。

NOTE

【知识拓展】

1. 著作摘要

（1）"用于肺结核，感冒，肠炎，痢疾，阿米巴痢疾。"（《广西中药资源名录》）

（2）"除风，杀虫。"（《食疗本草》）

（3）"生者辛热，熟者甘温，除寒湿，辟阴邪，下气暖中，消谷化肉，破恶血，攻冷积。治暴泻腹痛，通关格便秘，辟秽解毒，消痞杀虫。外灸痈疽，行水止衄。"（《随息居饮食谱》）

蓖麻子 Bìmázǐ

【来源】 本品为大戟科植物蓖麻 *Ricinus Communis* L. 的成熟种子。野生或栽培。广西各地有分布。秋季果实变棕色，果皮未开裂时分批采摘，除去果皮，晒干用。

【别名】 红蓖麻、蓖麻仁、大麻子、红大麻子。

【壮名】 棵仲红，Gocoenghhongz。

【性味】 平，辣、甜；有小毒。

【功效】 解疮毒，杀虫，润谷道。

【主治】 呗农（疮疡肿毒），渗裆相（烧烫伤），能啥能累（湿疹），痂（癣），阿意囊（便秘），东朗（食积）。

【临床应用】

1. 治大便秘结：用油 10~20mL，内服。

2. 治疮疡化脓未溃：用种子捣烂敷疮的顶端；

3. 治疗疮脓肿：蓖麻子二十多颗，去壳，和少量食盐、稀饭捣匀，敷患处，日换两次。

4. 治烫火伤：蓖麻子、蛤粉等份。末，研膏。汤损用油调涂，火疮用水调涂。

5. 治口眼㖞斜：蓖麻子仁七七粒。研作饼，右㖞安在左手心，左㖞安在右手心，却以铜盂盛热水，坐药上，冷即换，五六次即正也。

【用法用量】 外用：适量，捣敷或调敷。内服：入丸剂，1~5g；生研或炒食。

【使用注意】 孕妇及便滑者忌服。

【知识拓展】

著作摘要

（1）"消肿拔毒，滑肠通便，杀虫。"（《广西本草选编》）

（2）"种子：用于痈疽肿毒，喉痹，瘰疬，大便燥结。""脂肪油（种子）：用于导泻。"（《广西中药资源名录》）

蟾蜍皮 Chánchúpí

【来源】 本品为蟾蜍科动物中华大蟾蜍 *Bufo bufo gargarizans* Cantor 或黑眶蟾蜍 *Bufo melanostictus* Schneider 等的皮。生于泥土中或栖居于石下或草间。广西各地有分布。春、夏捕捉，杀死，剥取外皮，贴于板上或撑开，干燥。

【别名】 蟾蜍、癞蛤蟆、虾蟆。

【壮名】能唝酬，Naenggoepsou。

【性味】凉，辣；有毒。

【功效】解热毒，散结肿，利水道。

【主治】呗疔（疔疮），呗农（痈疽），呗奴（瘰疬），恶疮，癌症，膨胀，笨浮（水肿），喯疳（疳积），唉病（咳嗽），墨病（哮喘）。

【临床应用】

1. 治慢性支气管炎：干蟾皮置新瓦上焙黄，研细末，每天 2 次，每次 3g，温开水送服。

2. 治疔毒：蟾蜍一个，黑胡椒七粒，鲜姜一片。将上药装入蟾蜍腹内，再放砂锅或瓦罐内，慢火烧焦研细末。每次五厘，日服二次。

3. 治癣：干蟾蜍烧灰，以猪脂和涂之。

【用法用量】内服：煎汤，3~6g；或研末服。外用：适量，贴敷或研末调敷。

【使用注意】本品有毒，内服切勿过量。表热、虚脱者及孕妇忌用。

【知识拓展】

著作摘要

（1）"发汗退热，除湿杀虫。"（《本草备要》）

（2）"杀疳虫，治鼠漏恶疮。烧灰敷一切有虫恶痒滋胤疮。"（《药性论》）

硫黄 Liúhuáng

【来源】本品为自然元素类矿物硫族自然硫。广西主要分布于宾阳、博白、罗城、德保、全州等地。全年可采挖。采后加热熔化，除去杂质，取出上层溶液、冷却后即得；或用含硫矿物经加工制得。生硫黄只作外用。若内服，则需与豆腐同煮，至豆腐呈绿色为度，取出漂净，阴干。用时研末。

【别名】黄牙、石硫黄、臭黄、舶来黄。

【壮名】黄中，Vuengzcungq。

【性味】温，淡、酸；有毒。

【功效】内服补阳虚、通谷道，外用解毒杀虫、止痒。

【主治】内服用于委约（阳痿），足冷，墨病（寒喘冷哮），阿意囊（虚寒便秘）；外治用于痂（疥癣），巧痂（秃疮），阴疽恶疮，能啥能累（湿疹）。

【临床应用】

1. 治心腹一切疢癖冷气及年高风秘、冷秘或泄泻等：硫黄（明净好者，研令极细，用柳木槌子杀过）、半夏（汤浸七次，焙干，为细末），上等份，以生姜自然汁同熬，入干蒸饼末搅和匀，入白内杵数百下，丸如梧桐子大。每服空心温酒或生姜汤下十五丸至二十丸，妇人醋汤下。

2. 治痰咳：硫黄、绿豆（纱布包好）各等量，加水煮沸 2 小时，取出硫黄干燥研粉，加 20% 酒制大黄，压片，每片含硫黄 0.25g，每次 4 片，每日 2 次，饭后服。

3. 治黄水疮：硫黄、雄黄、大黄各等量，共研细粉，凡士林适量，调涂患处。

4. 治病疡风病，白色成片：以布拭醋，磨硫黄、附子涂之，或硫黄、白矾擦之。

5. 治酒皶赤鼻：舶上硫黄、鸡心槟榔等份，片脑少许。为末，绢包，日日擦之，加蓖麻油更妙。

【用法用量】内服：入丸、散服，1~3g；外用：适量，研末撒敷或香油调涂。

【使用注意】阴虚火旺者及孕妇忌服。不宜与朴硝同用。

【知识拓展】

1. 著作摘要

(1) "除冷风，顽痹。生用治疗癣及疗寒热咳逆，炼服主虚损泄精。"（《药性论》）

(2) "疗心腹积聚，邪气，冷癖在胁，咳逆上气，脚冷疼弱无力，及鼻衄，恶疮，下部䘌疮，止血，杀疥虫。"（《名医别录》）

(3) "天生黄，治膈症。""舶上硫黄，灭斑，杀疮，通血，止泻痢。"（《本草纲目拾遗》）

2. 功用发挥　治疗慢性气管炎、高血压：用硫黄100g（打碎清水煮沸2小时，干燥后研粉过100目筛），20%酒制大黄粉20g，制片，每片0.3g（即含硫黄0.25g，大黄0.05g），每次4片，日二次开水送服。治疗慢性气管炎2120例，有效率89.91%；治疗Ⅰ、Ⅱ期高血压107例，有效率为93.4%。［玉林地区军民科研小组. 慢性气管炎、高血压. 广西卫生，1975，(5)：50.］

雄黄 Xiónghuáng

【来源】本品为硫化物类矿物雄黄族雄黄，主含二硫化二砷（As_2S_2）。广西主要分布于龙胜、河池、南丹等地。全年可采，采挖后，除去杂质。或由低品位矿石浮选生产的精矿粉。

【别名】明雄黄、黄金石、石黄、黄食石、熏黄。

【壮名】永黄，Yungzvuengz。

【性味】温，辣、苦；有毒。

【功效】解疮毒，除湿毒，祛瘴毒，杀虫。

【主治】呗哝（痈肿），呗叮（疔疮），东笃哈（蛇虫咬伤），胴西咪暖（虫积），腊胴尹（腹痛），狠尹（惊痫、惊风），瘴病（疟疾）。

【临床应用】

1. 治布鲁氏菌痢病后遗症：雄黄一两，大蒜六十瓣。将雄黄研细，大蒜捣烂，配制成六十丸，每次一丸，一日三次。连服二十天为一疗程。

2. 治痈疽坏烂及诸疮发毒：雄黄五钱，滑石倍用。上为末，洗后掺疮上，外用绵子覆盖相护。凡洗后破烂者，用此贴之。

3. 治蛇虫咬伤：雄黄0.3g，用开水磨，取药液内服。

【用法用量】内服：入丸、散剂，每次0.15~0.3g。外用：适量，研细末撒布或调敷，或配制眼剂外用。

【使用注意】内服宜慎；不可久用；阴亏血虚者及孕妇忌服。禁火煅。

【知识拓展】

著作摘要

(1) "治疥癣，风邪，癫痫，岚瘴，一切蛇虫犬兽咬伤。"（《日华子本草》）

（2）"治痈疽腐肉，并鼠瘘、疽、痔等毒。"（《本草正》）

（3）"治疟疾寒热，伏暑泄痢，酒饮成癖，惊痫，头风眩晕，化腹中瘀血，杀劳虫疳虫。"（《本草纲目》）

硼砂 Péngshā

【来源】本品为硼砂盐类硼砂族矿物硼砂。主要成分是四硼酸钠（$Na_2B_4O_7 \cdot 10H_2O$）。广西主要分布于南宁等地。一般于 8~11 月间采挖。矿砂溶于沸水中，滤去杂质，滤液放冷后析出结晶，取出干燥。

【别名】蓬砂、月石、盆砂、大朋砂、鹏砂。

【壮名】硼砂，Bungzsah。

【性味】凉，甜、咸。

【功效】外用解热毒，内服通气道、化痰止咳。

【主治】货烟妈（咽喉肿痛），口舌生疮，目赤翳障，埃病（咳嗽），比耐来（咯痰）。

【临床应用】

1. 治慢性气管炎：硼砂、南星、白芥子各等量，共研细末。每日二次，每服六分。

2. 解毒禽，并治恶疮疔毒：蓬砂四两，研细，真菜油一斤，瓶内浸之。遇有毒者，服油一小盏。

3. 治舌肿胀：硼砂为细末，用薄批生姜蘸药揩舌肿处，少时即退。

【用法用量】内服：入丸、散剂，1.5~3g。外用：适量，熏涂。

【使用注意】多作外用，内服宜慎。化痰可生用，外敷宜煅用。

【知识拓展】

著作摘要

（1）"生则化腐，煅枯则生肌。"（《本草求原》）

（2）"硼砂，化结痰，通喉闭，去目中翳障之药也。此剂淡渗清化，如诸病属气闭而呼吸不利，痰结火结者，用此立清。"（《本草汇言》）

（3）"消痰止嗽，破癥结喉痹。"（《日华子本草》）

断肠草 Duànchángcǎo

【来源】本品为马钱科植物胡蔓藤 *Gelsemium elegans* （Gardn. et Champ.） Benth. 的根和茎。生于山坡、丘陵、路边草丛或灌木丛中。广西大部分地区有分布。全年可采，除去泥沙及杂质，干燥。

【别名】钩吻、大茶药、大茶根、烂肠草。

【壮名】勾吻，Gaeunguenx。

【性味】寒，辣、苦；有大毒。

【功效】通龙路、火路，祛风毒，消肿止痛。

【主治】呗叮（疔疮），呗农（痈疮），呗奴（瘰疬），疥癣，能啥能累（湿疹），林得叮相（跌打损伤），夺扼（陈旧性骨折），发旺（风湿痹痛）。

【临床应用】

1. 治疗疮肿毒，疮疡溃烂，跌打肿痛，疥癣：用鲜叶捣烂外敷，或水煎外洗。

2. 治痈疮肿毒：生断肠草四两，黄糖五钱。共捣敷患处。

3. 治风湿关节痛：干断肠草一两，防风二钱，独活一钱。共研粗末，用纸卷烧烟熏患处。

4. 治刀伤：断肠草捣烂，敷伤口。

5. 治痈疽：断肠草晒干用，研末后，混合凡士林，制成软膏敷患处。

【用法用量】外用：适量，捣敷，或研末调敷，煎水洗，浸酒外搽或烧烟熏。

【使用注意】本品有剧毒，只作外用，切忌内服。

【知识拓展】

著作摘要

（1）"消肿拔毒，杀虫止痒。"（《广西本草选编》）

（2）"外治皮肤湿疹，麻风，跌打损伤，疮疡肿毒。"（《广西中药资源名录》）

（3）"攻毒拔毒，杀虫，止痒，散瘀止痛。治皮肤湿疹，跌打损伤，闭合性骨折。"（《常用中草药手册》）

一碗泡 Yīwǎnpào

【来源】本品为远志科植物齿果草 Salomonia cantoniensis Lour. 的全草。生于坡地潮湿处。广西大部分地区有分布。夏、秋采，鲜用或晒干用。

【别名】过路蛇、吹云草、莎萝莽、过山蛇、斩蛇剑。

【壮名】偶刮巴，Ngouxgvaqbyah。

【性味】平，微辣；有小毒。

【功效】清热解毒，消肿止痛。

【主治】呗农（痈疮肿毒），呗叮（疔疮），狠尹（疖肿），额哈（毒蛇咬伤），林得叮相（跌打损伤）。

【临床应用】

1. 治眼生白膜：吹云草煮沸，熏洗。

2. 治牙痛：吹云草煎浓汁含漱。

3. 治疮毒，蛇咬：吹云草捣烂外敷。

4. 治毒蛇咬伤，刀伤，无名肿毒：用鲜全草捣烂外敷。

5. 治毒蛇咬伤：一碗泡鲜全草1～3钱，水煎服。另用鲜品捣烂敷伤口周围。

【用法用量】内服：煎汤，3～10g。外用：适量，煎汤含漱，或煎水熏洗，或鲜品捣敷。

【知识拓展】

著作摘要

（1）"用于喉痛，咳嗽痰多，毒蛇咬伤，跌打损伤，痈疮肿毒。"（《广西中药资源名录》）

（2）"解毒，消肿，止痛。治毒蛇咬伤，无名肿毒。"（《广西植物名录》）

（3）"有麻醉镇痛作用。"（《南宁市药物志》）

海上霸王 Hǎishàngbàwáng

【来源】本品为萝藦科植物古钩藤 *Cryptolepis buchananii* Roem. et Schult. 的根。生于向阳山坡，攀援于其他树上。广西大部分地区有分布。全年可采，切片，晒干用，或鲜用。

【别名】大吸脓、白叶藤、白马连鞍、牛角藤。

【壮名】勾突，Gaeuduh。

【性味】寒，微苦；有毒。

【功效】解毒拔脓，散瘀止痛，调龙路、火路，利水道。

【主治】呗农（痈疮肿痛），痂（疥癣），林得叮相（跌打损伤），核尹（腰痛），腊胴尹（腹痛），笨浮（水肿）。

【临床应用】

1. 治痈疮肿痛：用鲜叶捣烂外敷。

2. 治湿疹：用茎叶水煎外洗，或用叶研粉撒布患处。

3. 治外伤骨折：用鲜根捣烂外敷。

4. 治跌打损伤，骨折，腰痛，腹痛：海上霸王根研末，每服 1 分；或每用 2 钱，泡酒 2 斤，每次 5mL，日服 3 次。

【用法用量】内服：研末，0.15～0.3g；或浸酒。外用：鲜品适量，捣敷；或干品研末敷。

【使用注意】孕妇慎服。

【知识拓展】

著作摘要

（1）"散瘀止痛，解毒拔脓。"（《广西本草选编》）

（2）"根、茎：用于甲状腺肿，肝硬化腹水。"（《广西中药资源名录》）

（3）"根、果实：用于跌打损伤，疮疖，骨折，乳汁不下。"（《广西药用植物名录》）

苦李根 Kǔlǐgēn

【来源】本品为鼠李科植物长叶冻绿 *Rhamnus crenata* Sieb. et Zucc. 的全株。生于向阳山坡、疏林、土坡草丛或灌木丛中。广西大部分地区有分布。全年可采，洗净，鲜用，或晒干用。

【别名】长叶冻青、黄药、黎辣根、黎罗根。

【壮名】棵斜，Gose。

【性味】寒，苦、涩；有毒。

【功效】祛湿毒，散结肿，杀虫止痒。

【主治】能啥能累（湿疹），痂（疥癣），呗农显（脓疱疮）。

【临床应用】

1. 治皮肤湿疹，疥癣，脓疱疮：用根或全株适量，水煎外洗。

2. 治疥疮，顽癣，湿疹，脓疱疮：用根水煎洗患处，或根研末加猪油调敷，也可用根磨醋或浸酒精搽患处。

【用法用量】外用：适量，煎水洗，或根研末加猪油调敷，也可用根磨醋或浸酒精搽。

【使用注意】本品有毒，不可内服。

【知识拓展】

著作摘要

（1）"用于湿热黄疸，水肿，蛊胀，小儿疳积；外治癣疥，湿疹。"（《广西中药资源名录》）

（2）"清热解毒，杀虫止痒。用于急性肝炎，肝硬化腹水；外用治疮疖，湿疹，疥癣。"（《广西药用植物名录》）

南酸枣 Nánsuānzǎo

【来源】本品为漆树科植物南酸枣 Choerospondias axillaris（Roxb.）Burtt et Hill 的树皮、根皮或果核。生于村边、路旁或山岭疏林中。广西各地有分布。夏、秋果实成熟时采，晒干用或鲜用。

【别名】五眼果、山枣木、山枣、酸枣。

【壮名】芒灭，Makmej。

【性味】寒，酸、涩。

【功效】清热解毒，收敛止血。

【主治】渗裆相（烧烫伤），外伤出血，疮疡溃烂，兵嘿细勒（疝气）。

【临床应用】

1. 治外伤出血：用果核煅炭研粉外敷。

2. 治烧烫伤：用树皮或根皮熬成膏外涂，或用果核煅炭研粉调香油外涂。

3. 治疮疡溃烂，疝气：用根皮适量，水煎外洗。

【用法用量】外用：适量，果核煅炭研末调敷。

【知识拓展】

著作摘要

（1）"树皮：用于烧、烫伤，外伤出血。""叶：用于痢疾。""果实（广枣）：用于气滞血瘀，胸闷作痛，心悸气短，心神不安；外治疮疡溃烂。"（《广西中药资源名录》）

（2）"清热解毒，收敛止血，消食滞。"（《广西本草选编》）

（3）"行气活血，养心安神，消积，解毒。"（《浙江民间常用草药》）

附 录

中文笔画索引

NOTE

汉语拼音索引

拉丁学名索引

壮药名索引

（按拼音顺序排列）

NOTE

壮文名索引

NOTE

主要参考书目

［1］易自刚，徐冬英，冼寒梅主编．壮医方药学［M］．南宁：广西民族出版社，2006

［2］广西壮族自治区革委会卫生局主编．广西本草选编［M］．南宁：广西人民出版社，1974

［3］广西中药资源普查办公室主编．广西中药资源名录［M］．南宁：广西民族出版社，1993

［4］广西中医药研究所主编．广西民间常用草药［M］．南宁：广西人民出版社，1964.

［5］广西卫生厅主编．广西中药志［M］．南宁：广西人民出版社，1959

［6］梁启成，钟鸣主编．中国壮药学［M］．南宁：广西民族出版社，2005

［7］方鼎．壮族民间用药选编［M］．南宁：广西人民出版社，1985

［8］林昌何主编．广西药用动物［M］．南宁：广西人民出版社，1976

［9］滕红丽，梅之南主编．中国壮药资源名录［M］．北京：中医古籍出版社，2014

［10］覃海宁，刘演主编．广西植物名录［M］．北京：科学出版社，2010

［11］广东中医研究所、华南植物研究所主编．岭南草药志［M］．上海：上海科学技术出版社，1961

［12］福建省中医研究所中草药会主编．福建民间草药［M］．福州：福建人民出版社，1959

［13］贵阳市卫生局编．贵阳民间药草［M］．贵阳：贵州人民出版社，1959

［14］周德生，吴泽君主编．湖南药物志［M］．长沙：湖南科学技术出版社，2004

［15］萧步丹．岭南采药录［M］．广州：广东科技出版社，2009

［16］甘肃省革委会卫生局主编．甘肃中草药手册［M］．兰州：甘肃人民出版社，1970

［17］四川中药志协作编写会主编．四川中药志［M］．成都：四川人民出版社，1979

［18］谢宗万主编．全国中草药汇编［M］．北京：人民卫生出版社，1996

［19］广州部队后勤部卫生部主编．常用中草药手册［M］．北京：人民卫生出版社，1969

［20］山东中草药手册编写小组．山东中草药手册［M］．青岛：山东人民出版社，1970

［21］江西省中医药研究所主编．江西民间草药［M］．南昌：江西人民出版社，1960

［22］陕西省革命委员会卫生局主编．陕西中草药［M］．北京：科学出版社，1971

［23］安徽省革委会卫生局主编．安徽中草药编写组．安徽中草药［M］．合肥：安徽人民出版社，1975

［24］浙江省卫生局主编．浙江民间常用草药［M］．杭州：浙江人民出版社，1972

［25］龚鹤鸣．江西民间草药验方［M］．南昌：江西人民出版社，1963

［26］浙江省卫生厅主编．浙江中药资源名录［M］．杭州：浙江人民出版社，1960

［27］陕西省中医研究所革命委员会主编．陕西草药［M］．西安：陕西人民出版社，1970

［28］内蒙古自治区革命委员会主编．内蒙古中草药［M］．呼和浩特：内蒙古自治区人民出版社，1972

［29］四川中药志协作编写会主编．四川中药志［M］．成都：四川人民出版社，1982

［30］福建省中医药研究院主编．福建药物志［M］．福州：福建科学技术出版社，1994

［31］庄兆祥，李宁汉．香港中草药［M］．北京：商务印书馆，1983

［32］李时珍．本草纲目［M］．北京：中医古籍出版社，2015

［33］云南省卫生局革委会主编．云南中草药［M］．昆明：云南人民出版社，1971

［34］香港宏业书局主编．香港中草药手册［M］．香港：香港宏业书局，1976

［35］中国医学科学院陕西分院中医研究所主编．陕西中药志［M］．陕西人民出版社，1962

［36］云南省卫生局主编．云南中草药选［M］．昆明：云南人民出版社，1975

［37］高雅风．中国动物药［M］．长春：吉林人民出版社，1981

［38］浙江省卫生厅主编．天目山药用植物志［M］．杭州：浙江人民出版社，1960

［39］周萍．中国民间百草良方［M］．长沙：湖南科学技术出版社，2002

［40］南京中医药大学主编．中药大辞典［M］．上海：上海科学技术出版社，2006

［41］浙江药用植物志编写会主编．浙江药用植物志［M］．杭州：浙江科学技术出版社，1980

［42］广州部队后勤部卫生部编．常用中草药手册［M］．北京：人民卫生出版社，1969

［43］缪希雍．本草经疏［M］．北京：中国中医药出版社，1997

［44］杨济秋．贵州民间方药集［M］．贵阳：贵州人民出版社，1978

［45］甘慈尧．浙南本草新编［M］．北京：中国中医药出版社，2016

［46］赵肯堂．内蒙古药用动物［M］．呼和浩特：内蒙古人民出版社，1981

［47］唐慎微．证类本草［M］．北京：华夏出版社，1993

［48］纪加义，赵玉清．山东药用动物［M］．青岛：山东科学技术出版社，1979

［49］浙江省卫生厅主编．浙江天目山药植志［M］．杭州：浙江人民出版社，1960

［50］湖北省卫生局主编．湖北中草药志［M］．武汉：湖北人民出版社，1982

NOTE